SpringerWienNewYork

Stephan Becker
Michael Ogon (Hrsg.)

Ballonkyphoplastie

SpringerWienNewYork

Dr. med. Stephan Becker
Univ.-Doz. Dr. med. Michael Ogon
Wirbelsäulenzentrum, 3. Orthopädische Abteilung,
Orthopädisches Spital Speising, Wien, Österreich

SpringerWienNewYork ist ein Unternehmen von
Springer Science + Business Media
springer.at

Druck und Bindung: Druckerei Theiss GmbH, 9431 St. Stefan, Österreich
Gedruckt auf säurefreiem, chlorfrei gebleichtem Papier – TCF
SPIN: 11339335

Mit zahlreichen (teils farbigen) Abbildungen

Bibliografische Informationen der Deutschen Bibliothek
Die Deutsche Bibliothek verzeichnet diese Publikation in der Deutschen Nationalbibliografie; detaillierte bibliografische Daten sind im Internet über http://dnb.ddb.de abrufbar.

ISBN-10 3-211-23592-2 SpringerWienNewYork
ISBN-13 978-3-211-23592-8 SpringerWienNewYork

Vorwort

Die Osteoporose ist eine der bedeutendsten Erkrankungen weltweit. Aufgrund der Überalterung der Bevölkerung wird dieses Problem eines der führenden im 21. Jahrhundert sein. Ganz entscheidende Bedeutung kommt hierbei der osteoporotischen Fraktur bei, die einen entscheidenden Einfluss auf die Lebensqualität und die Mortalität der Patienten und einen nicht zu unterschätzenden sozioökonomischen Einfluss besitzt. Für die Behandlung osteoporotischer Wirbelfrakturen haben sich in den letzten Jahren minimal-invasive Techniken etabliert, die das perioperative Risiko für den Patienten herabsetzen und eine frühe Mobilisation erlauben. Dieses Buch widmet sich der Kyphoplastie und alternativen minimal-invasiven Verfahren zur Stabilisation der osteoporotischen Wirbelfraktur. Die Kyphoplastie ist ein entscheidendes minimal-invasives Tool in den Händen operativ tätiger Ärzte, mit dem ein weiterer Schritt in der Versorgung der osteoporotischen Wirbelfraktur gemacht wurde. Das Potential dieser Technik bei der Versorgung von Wirbelfrakturen auch bei jungen Patienten kann heute noch nicht vorausgesagt werden, erste Erfahrungen geben auch auf diesem Gebiet neue Hoffnung.

In enger interdisziplinärer Zusammenarbeit kann und muss ein Patient mit osteoporotischer Wirbelfraktur heute umfassend und adäquat therapiert werden. In unserem Buch kommen orthopädische Chirurgen, Unfallchirurgen und Neurochirurgen mit Erfahrungen auf dem Gebiet der minimal-invasiven Stabilisation der osteoporotischen Wirbelfraktur, sei es durch Kyphoplastie, Vertebroplastie oder Lordoplastie, zu Wort. Ergänzt wird dieses interdisziplinäre operative Therapieschema durch Grundlagenbeiträge über Biomechanik der Wirbelsäule und des Zementes sowie eine aktuelle postoperative Nachbehandlung. Ein wichtiges Kapitel wurde der aktuellen medikamentösen Therapie der Osteoporose gewidmet.

Wir hoffen, durch den interdisziplinären Charakter unseres Buches ein weites Spektrum von Kollegen unterschiedlichster Fachrichtung anzusprechen und den wichtigen interdisziplinären Ansatz bei der Behandlung der Osteoporose darzustellen, sodass diese Erfahrung letztendlich unseren Patienten zugute kommt.

Wien, Oktober 2005

Stephan Becker und *Michael Ogon*

Inhaltsverzeichnis

Autorenverzeichnis

Prof. Dr.-Ing. Gamal Baroud
Laboratoire de Biomécanique, Département de génie mécanique, Faculté de génie,
Université de Sherbrooke, 2500 boul. de l'Université, Sherbrooke, Québec, Kanada J1K 2R1

Silke Becker, Bsc Physiotherapie
Wirbelsäulenzentrum, 3. Orthopädische Abteilung, Orthopädisches Spital Speising, Speisingerstraße 109,
1130 Wien, Österreich

Dr. med. Stephan Becker
Wirbelsäulenzentrum, 3. Orthopädische Abteilung, Orthopädisches Spital Speising, Speisingerstraße 109,
1130 Wien, Österreich

PD Dr. med. Ulrich Berlemann
Das Rückenzentrum Thun, Bahnhofstrasse 3, 3600 Thun, Schweiz

Dr. med. Michael Bierschneider
Berufsgenossenschaftliche Unfallklinik Murnau, Prof.-Küntscher-Straße 8, 82418 Murnau, Deutschland

Prof. Dr. Sc. Tech. Mark Bohner
Head Bone Substitute Materials, Dr Robert Mathys Stiftung, Bischmattstrasse 12, 2544 Bettlach, Schweiz

Dr. med. Bronek Bosczyk
Orthopädische Universitätsklinik, Inselspital, 3010 Bern, Schweiz

Priv.-Doz. Dr. med. Paul F. Heini
Orthopädische Universitätsklinik, Inselspital, 3010 Bern, Schweiz

Paul A. Hulme, M.Sc.
M.E. Müller Institute for Surgical Technology and Biomechanics, Stauffacherstrasse 78, 3014 Bern, Schweiz

Dr. Hans Jaksche
Berufsgenossenschaftliche Unfallklinik Murnau, Prof.-Küntscher-Straße 8, 82418 Murnau, Deutschland

Dr.Christian Muschitz
Ludwig Boltzmann Institut für Altersforschung, II. Medizinische Abteilung, KH Barmherzige Schwestern,
Stumpergasse 13, 1060 Wien, Österreich

Univ.-Doz. Dr. med. Michael Ogon
Wirbelsäulenzentrum, 3. Orthopädische Abteilung, Orthopädisches Spital Speising, Speisingerstraße 109,
1130 Wien, Österreich

Dr. med. Rene Orler
Orthopädische Universitätsklinik, Inselspital, 3010 Bern, Schweiz

Univ. Prof .Dr. Heinrich Resch
Ludwig Boltzmann Institut für Altersforschung, II. Medizinische Abteilung, KH Barmherzige Schwestern,
Stumpergasse 13, 1060 Wien, Österreich

Frauke Schmidt
Lehr- und Forschungsbereich Biomedizintechnik, Fachbereich Angewandte Naturwissenschaften und Technik, Fachhochschule Aachen, Abteilung Jülich, Ginsterweg 1, 52428 Jülich, Deutschland

Dr. med. Othmar Schwarzenbach
Das Rückenzentrum Thun, Bahnhofstrasse 3, 3600 Thun, Schweiz

Kapitel 1

Epidemiologie der Osteoporose

S. Becker und M. Ogon

Die Zahl der Osteoporoseerkrankungen hat in dem letzten Jahrzehnt weltweit sehr stark an Bedeutung gewonnen, sodass die Osteoporose durch die WHO in den Kreis der 10 wichtigsten Krankheiten weltweit aufgenommen wurde. Die zunehmende Überalterung in den nächsten Dekaden stellt wahrscheinlich eine der wichtigsten Veränderungen unserer Gesellschaft dar. Die Frakturinzidenz bedingt durch die Osteoporose nimmt mit zunehmendem Alter exponentiell zu [Felsenberg 2002]. Die Wirbelsäule ist der häufigste Ort für osteoporotische Frakturen [Dennison 2002]. Studien aus den USA zeigen bei 25% der Frauen über 75 und bei über 50% der Frauen über 80 Hinweise auf Wirbelfrakturen. Am häufigsten betroffen ist dabei die mittlere BWS und der thorakolumbale Übergang [Melton 1989; Kanis 1992; Lee 1996].

1998 wurde durch die European Commission for Employment and Social Affairs ein Consensus Papier erarbeitet, das den damaligen Stand der Osteoporose in den damaligen EU-Ländern widerspiegelt [European Commission 1998]. Da im Allgemeinen die Osteoporose eine Alterserkrankung ist, müssen zur Abschätzung des Risikos sowie des weiteren epidemiologischen Verlaufs das Bevölkerungswachstum in der EU in der Zukunft analysiert werden. Da bekannter Weise die Bevölkerung in den Industriestaaten zunehmend überaltert, hat die European Commission of Health sich dieses Problems angenommen und analysiert. Aus dieser Analyse geht hervor, dass die Bevölkerung der EU (ohne die 2004 neu hinzu gekommenen Staaten) bis 2015 auf ca. 390 Mio. Bewohner anwachsen und danach aufgrund der nachlassenden Geburtenrate bis 2050 auf ca. 170 Mio. Frauen und 163 Mio. Männern absinken wird. Gleichzeitig verschiebt sich aber das Verhältnis arbeitende Bevölkerung zu Rentnern; insbesondere wird aufgrund des zunehmenden Alters der Anteil der Rentner über 80 Jahren, also der Bevölkerungsschicht mit dem geschlechtsunabhängig höchsten Osteoporoserisiko, von 8,9 Mio. Frauen und 4,5 Mio. Männern 1995 auf 26,4 Mio. Frauen und 17,4 Mio. Männern bis 2050 ansteigen. Dies stellt eine Verdreifachung der Bevölkerung dieser Altersgruppe dar, in urbanisierten Ländern wird der Anteil der über 80-Jährigen dann 5–10% der Gesamtbevölkerung ausmachen.

Inzidenz und Prävalenz der Wirbelfraktur

Pro Jahr erleiden 700.000 Menschen in den USA und 490.000 Menschen in der EU (vor 2004) eine osteoporotische Wirbelfraktur [Riggs 1995; O'Neill 1996]. Bei Frauen über 50 Jahren lag die Inzidenz 1993 bei 18 von 1000 Personenjahren [Melton 1993] und somit bereits damals doppelt so hoch wie die Inzidenz von Schenkelhalsfrakturen (6,2 von 1000 Personenjahren). Weiterhin ist zu berücksichtigen, dass nur jede dritte osteoporotische Fraktur richtig diagnostiziert wird und nur 10% der Frakturen eine stationäre Behandlung benötigen [Cooper 1992]. Es liegen Zahlen aus England vor, dass lediglich bei jeder 10. Fraktur eine richtige Diagnose gestellt wird [Van Staa 2001]. Selbst wenn eine Fraktur im Röntgen vorliegt, wird diese nicht in allen Fällen vom befundenden Radiologen beschrieben und taucht entsprechend selten in den Krankenunterlagen auf [Gehlbach 2000]. Weitere Daten zeigen, dass das Risiko, im weiteren Leben eine spontane osteoporotische Wirbelfraktur zu erleiden, bei weißhäutigen Frauen über 50 Jahren bei 40% liegt [Riggs 1995; Melton 1989, 1992]. Etwa 8% aller mit Vitamin D und Calcium behandelter Frauen erleiden eine osteoporotische Wirbelfraktur innerhalb eines Jahres nach Therapiebeginn [Lindsay 2004]. Nach bereits stattgehabter Spontanfraktur müssen mindestens 20% der Patienten innerhalb eines Jahres mit einer erneuten Fraktur rechnen [Lindsay 2001]. Prinzipiell sind alle osteoporotischen Patienten gefährdet, insbesondere, wenn sie schon eine Fraktur erlitten haben. In diesem Fall besteht ein Risiko von 50–100%, eine erneute Fraktur an anderer anatomischer Lokalisation zu erleiden [Klotzbücher 2000; Wu 2002].

Die Osteoporose-Prävalenz, d.h. die Anzahl der Personen, die zu einem bestimmten Zeitpunkt an Osteoporose leiden, wird in der EU von 23,7 Mio. im Jahre 2000 auf 37,3 Mio. im Jahre 2050 voraussichtlich ansteigen, was einer Zunahme von 57% entspricht [European Commission 1998]. Bis 2020 stellen die Männer den zahlenmäßig größten Anteil der Rentner. Dieses Verhältnis verschiebt sich bis in das Jahr 2050 zugunsten der Frauen. Dementsprechend nimmt dann die Osteoporose-Hochrisiko-Population, also die Frauen im Rentenalter, stark zu, was die o.g. Prävalenzzahlen erklärt. Die Progressionsanalyse der Prävalenz der Wirbelfrakturen innerhalb der ersten 10 Jahre nach Therapiebeginn mit Vitamin D und Calcium zeigte bei Frauen ohne bisherige Fraktur eine Prävalenz für eine Fraktur von 33% nach 5 Jahren und 55% nach 10 Jahren, d.h. die Hälfte der ohne Bisphosphonate behandelten Frauen erleidet innerhalb der ersten 10 Jahre nach Therapiebeginn eine osteoporotische Wirbelfraktur. 11% dieser Frauen werden innerhalb der ersten 5 Jahre und 29% innerhalb der ersten 10 Jahre sogar zwei und mehr Wirbelfrakturen aufweisen [Lindsay 2004].

Geschlechtsspezifische Unterschiede

Es steht unzweifelhaft fest, dass mit zunehmendem Alter das Osteoporoserisiko und somit die Gefahr an osteoporotischen Frakturen zunimmt. Im Allgemeinen werden dabei Frauen als Hochrisikogruppe angesehen, obwohl hier genaue vergleichende epidemiologische Daten an der Wirbelsäule fehlen; die vorhandenen Daten bei Männern sind insgesamt dürftig und inkonsistent [Harvey 2004]. Während bei Männern die Inzidenz nur 1,9fach niedriger als bei Frauen ist [Melton 1993], zeigte die EVOS Studie bei Männern zwischen 50 und 64 Jahren eine höhere Prävalenz hinsichtlich der Entstehung einer kyphotischen Deformität als bei gleichalten Frauen [EVOS 1998]. Nach 65 Jahren jedoch zeigen wiederum Frauen eine höhere Prävalenz hinsichtlich einer pathologischen Kyphose [O'Neill 1996]. Somit bleibt festzustellen, dass Osteoporose nicht nur ein Problem von Frauen ist.

Sozialwirtschaftliche Konsequenzen

Diese Überalterung der Bevölkerung in den Industriestaaten hat weitreichende Folgen für die Sozialwirtschaft [Barrett-Connor 1995; Lippuner 1997]. Bereits 1998 hat die oben genannte Kommission die damaligen EU-Länder aufgrund ihres Verhältnisses „arbeitende Bevölkerung zu Rentnern" in 3 Gruppen unterteilt, die die Belastung für das jeweilige Gesundheitssystem darstellen [European Commission 1998].

In der Hochrisikogruppe, d.h. Länder mit einer Zunahme des Verhältnisses Arbeitnehmer zu Rentner von 157–171% innerhalb des nächsten Jahrzehnts, liegt an der Spitze Deutschland, gefolgt von Irland, Luxemburg, den Niederlanden und Spanien. Diese Länder müssen ihr Bruttosozialprodukt (BSP) voraussichtlich um mehr als 2% steigern, um den steigenden Kosten im Gesundheitsbereich gerecht zu werden.

Das beste Verhältnis Arbeitnehmer/Rentner mit einem Zuwachs Arbeitnehmer zu Rentner von 85–121% haben Belgien, Dänemark, Frankreich, Schweden und Großbritannien mit einer Zunahme des BSP von 1–1,5%, diese Länder könnten nach Einschätzung der EU-Kommission durch eine Umverteilung von Ressourcen die aufkommenden Kosten evtl. noch abfangen. Alle andern, hier nicht genannten EU-Länder vor 2004 liegen zwischen diesen beiden Gruppen im Mittelfeld.

Diese Bevölkerungsentwicklung in den Industrieländern, die sich in gleichem Masse sicher auch weltweit übertragen lässt, zeigt die Herausforderung für die Gesundheitssysteme, die anfallenden Kosten bei Alterserkrankungen zu meistern.

In Bezug auf die Osteoporose ergeben sich als Beispiel der größten Volkswirtschaft in der EU, der Bundesrepublik Deutschland, die folgenden Zahlen; eine Studie errechnete 1998 die Frakturhäufigkeit für Deutschland und die EU [EVOS 1998] wie folgt:

- 4,1 Mio. Menschen litten 1998 in der EU an einer alten oder frischen Wirbelkörperfraktur (2,2 Mio. Frauen/1,9 Mio. Männer). Weiter waren 6,4 Mio. Menschen (4,8 Mio. Frauen/1,6 Mio. Männer) älter als 50 Jahre frakturgefährdet. Jährlich erleiden in Deutschland über 74.000 Frauen eine neue Wirbelkörperfraktur (WKF), d.h. es geschehen:
- 204 WKF am Tag, 9 WKF pro Stunde und alle 7 Minuten eine neue WKF [Felsenberg 2002]. 2002 wurde die Frakturhäufigkeit in der EU (155 Mio. Frauen und Männern zwischen 50

und 79 Jahren) in einer prospektiven Studie wie folgt berechnet:

- 1,4 Mio. WKF pro Jahr, 3835 pro Tag, 160 pro Stunde und 3 Frakturen pro Minute [EPOS – European Prospective Osteoporosis Study, Felsenberg 2002].

Bezüglich der Kosten bei Osteoporose wurden 2001 für Deutschland 150 Mio. Euro unmittelbare Therapiekosten und 5 Mrd. Euro Folgekosten (z.B. nach Fraktur) berechnet. Im Vergleich beliefen sich für das gleiche Jahr die Therapiekosten bei Herz-Kreislauferkrankungen auf 2,3 Mio. Euro und bei Rheumaerkrankungen auf 700 Mio. Euro. Interessant ist sicher der Vergleich der Kosten bei Schenkelhalsfraktur zu Wirbelfraktur. Im Schnitt treten im Jahr 150.000 Schenkelhalsfrakturen auf, wobei der größte Anteil der Frakturen osteoporotisch bedingt ist. Alleine diese Frakturen verschlingen pro Jahr rund 3,3 Mrd. Euro Therapiekosten. Da alle diese Frakturen stationär behandelt werden, ist hier die Kostenlage eindeutig. Für die ganze EU wurde 2002 [Dennison 2002] diesbezüglich bei geschätzten 450.000 neu auftretenden osteoporotischen Wirbelfrakturen pro Jahr 340 Mio. Euro und für die USA 13 Mrd. Dollar [Riggs 1995] veranschlagt. Wie schon gezeigt, spiegeln diese Daten die hohen Dunkelziffern nicht wieder und die Therapiekosten sind deshalb auch nur schwer festzulegen, sie liegen sicher um einiges höher. Die in Zukunft auftretenden Kosten bei Verdoppelung allein der über 80-Jährigen sind immens. Aus diesem Grund sind in den letzten Jahren in der EU Prävention und Aufklärungs- sowie Therapieprogramme bei Osteoporose angelaufen.

Literatur

Barrett-Connor E (1995) The economic and human costs of osteoporotic fracture. Am J Med 98(2A): 3–8

Cooper C, Atkinson EJ, O'Fallon WM, Melton LJ 3rd (1992) Incidence of clinically diagnosed vertebral fractures: a population-based study in Rochester, Minnesota, 1985–1989. J Bone Miner Res 7(2): 221–7

Dennison E, Cooper C (2002) Epidemiology of osteoporotic fractures. Horm Res 54 [Suppl] 1: 58–63

European Commission. Directorate-General for Employment, Industrial Relations and Social Affairs. Directorate V/F.2. Report on osteoporosis in the European Community 1998. Luxembourg: Office for Official Publications of the European Communities. ISBN 92-828-5333-0

EVOS (1998) Europäische Studie zur vertebralen Osteoporose – Ergebnisse aus den deutschen Studienzentren. Med Klin 93 [Suppl II]: 3–66

Felsenberg D, Silman AJ, Lunt M, et al (2002) For the European Prospective Osteoporosis Study (EPOS) Group. Incidence of vertebral fracture in Europe: results from the European Prospective Osteoporosis Study (EPOS). J Bone Miner Res 17: 716–24

Felsenberg D, Wieland E, Hammermeister Ch, Armbrecht G, Gowin W, Raspe H; EVOS Gruppe in Deutschland (1998) Prävalenz der vertebralen Wirbelkörperdeformationen bei Frauen und Männern in Deutschland. Med Klin 93 [Suppl II]: 31–4

Gehlbach SH, Bigelow C, Heimisdottir M, May S, Walker M, Kirkwood JR (2000) Recognition of vertebral fracture in a clinical setting. Osteoporos Int 11(7): 577–82

Harvey N, Cooper C (2004) Epidemiology of vertebral fractures. Adv Osteoporotic Fract Manag 3(3): 78–83

Kanis JA, Pitt FA (1992) Epidemiology of osteoporosis. Bone 13 [Suppl 1]: S7–15

Lee YL, Yip KM (1996) The osteoporotic spine. Clin Orthop (323): 91–7

Klotzbuecher CM, Ross PD, Landsman PB, Abbott TA 3rd, Berger M (2000) Patients with prior fractures have an increased risk of future fractures: a summary of the literature and statistical synthesis. J Bone Miner Res 15(4): 721–39

Lindsay R, Pack S, Li Z (2004) Longitudinal progression of fracture prevalence through a populationof postmenopausal women with osteoporosis. Osteoporos Int

Lindsay R, Silverman SL, Cooper C, Hanley DA, Barton I, Broy SB, Licata A, Benhamou L, Geusens P, Flowers K, Stracke H, Seeman E (2001) Risk of new vertebral fracture in the year following a fracture. JAMA 285(3): 320–3

Lippuner K, von Overbeck J, Perrelet R, Bosshard H, Jaeger P (1997) Incidence and direct medical costs of hospitalizations due to osteoporotic fractures in Switzerland. Osteoporos Int 7(5): 414–25

Melton LJ 3rd, Chrischilles EA, Cooper C, Lane AW, Riggs BL (1992) Perspective. How many women have osteoporosis? J Bone Miner Res 7(9): 1005–10

Melton LJ 3rd, Kan SH, Frye MA, Wahner HW, O Fallon WM, Riggs BL (1989) Epidemiology of vertebral fractures in women. Am J Epidemiol 129(5): 1000–11

Melton LJ 3rd, Lane AW, Cooper C, Eastell R, O'Fallon WM, Riggs BL (1993) Prevalence and incidence of vertebral deformities. Osteoporos Int 3(3): 113–9

O'Neill TW, Felsenberg D, Varlow J, Cooper C, Kanis JA, Silman AJ (1996) The prevalence of vertebral deformity in european men and women: the European Vertebral Osteoporosis Study. J Bone Miner Res 11(7): 1010–8

Riggs BL, Melton LJ 3rd (1995) The worldwide problem of osteoporosis: insights afforded by epidemiology. Bone 17 [Suppl 5]: 505–11

van Staa TP, Dennison EM, Leufkens HG, Cooper C (2001) Epidemiology of fractures in England and Wales. Bone 29(6): 517–22

Wu F, Mason B, Horne A, Ames R, Clearwater J, Liu M, Evans MC, Gamble GD, Reid IR (2002) Fractures between the ages of 20 and 50 years increase women's risk of subsequent fractures. Arch Intern Med 162(1): 33–6

Kapitel 2

Medikamentöse Therapie der Osteoporose

H. Resch und C. Muschitz

Die medikamentöse Therapie der Osteoporose ist gegenwärtig einem grundlegenden Wandel unterzogen. Heute stehen Substanzen zur Verfügung, die das vertebrale Frakturrisiko innerhalb von Monaten halbieren. Diese Substanzen wirken auf zellulärer Ebene entweder durch eine Hemmung der Knochenresorption durch direkte oder indirekte Effekte auf die Osteoklasten oder, im Falle von Teriparatide, durch eine fast exklusive Osteoblasteninduktion. Als letzte Entwicklung ist stabiles Strontium als Salz der Raneliksäure anzusehen. Strontiumranelat ist die erste Substanz, die simultan die Knochenneubildung steigert und die Knochenresorption verringert. Darüber hinaus sind zur Zeit rekombinante monoklonale Antikörper in Entwicklung, die auf Zytokin-Ebene die Osteoklastenregulation beeinflussen. Somit können die osteotropen Substanzen in Zukunft nicht wie bisher in zwei (resorptionshemmende und knochenformationsfördernde Verbindungen) sondern in 4 Kategorien (dual acting bone agents – DABAs und Zytokine oder Biologicals) unterteilt werden.

Die Palette der momentan zur Therapie der postmenopausalen Osteoporose zur Verfügung stehenden Medikamente [Dimai 2002] umfasst gegenwärtig mehrere Bisphosphonate, einen Selektiven Östrogen Rezeptor Modulator (Raloxifen), Teriparatid, rhPTH (1–34), eine rekombinante Form des nativen Parathormons, unterschiedliche Calcitonine (Lachs-Calcitonin, Elcatonin), Fluoride (Natriumfluorid, Dinatriummonofluorphosphat), und Strontiumranelat. Nach den letzten Diskussionen um mögliche Nebenwirkungen von konjugierten Östrogenen und Östrogenderivaten entweder mit oder ohne Gestagen bleibt für die Hormontherapie in der Behandlung der Osteoporose nur eine sehr kleine selektive Indikationsstellung. Nach den Kriterien der Evidence-based Medicine zeigt sich, dass Bisphosphonate, Raloxifen, Parathormon, und auch Strontiumranelat eine eindeutige Potenz zur Reduktion des vertebralen Frakturrisikos aufweisen. Schwächere Evidenz zur Reduktion des vertebralen Frakturrisikos besteht für Calcitonin, sowie die Östrogen- bzw. Hormonersatztherapie. Alendronat, Risedronat und Strontiumranelat weisen auch Potenz zur Reduktion des Schenkelhalsfraktur-Risikos auf. Zur adjuvanten Behandlung stehen einzeln oder in Kombination vorliegende Vitamin D- und Calcium-Formulierungen zur Verfügung, welche im Falle von Calcium- und/oder Vitamin-D-Mangelzuständen ebenfalls Potenz zur Beeinflussung des Frakturrisikos erkennen lassen. Welchem Medikament letztlich der Vorzug zu geben ist, hängt vom Geschlecht und Alter des Patienten, dem Frakturrisikoprofil, den Knochendichte-Messwerten und möglicher vorhandener Kontraindikationen ab.

Pathomechanismus und pharmakologische Effekte

Unabhängig von ätiologischen Faktoren liegt allen Formen der Osteoporose eine Störung des Knochenremodellings zu Grunde. Der permanente Erneuerungsprozess am Knochen des Erwachsenen, der durch gekoppelte An- und Abbauvorgänge gekennzeichnet ist, läuft nicht regelrecht ab. Die permanente Knochenerneuerung ist aber notwendig, da ein nicht dynamischer Knochen an biomechanischer Qualität verliert. Im Erwachsenenskelett sind zu jedem Zeitpunkt bis zu einer Million Umbaueinheiten aktiv. Jede dieser Einheiten auch „basic multicellular units/BMU" bezeichnet, beginnt mit einer durch Osteoklasten induzierten Knochenresorption, gefolgt von einer osteoblastären Knochenmatrix-Neuformation und schließlich beendet durch einen zweiphasigen Mineralisierungsvorgang der neusynthetisierten Matrix [Parfitt 1979]. Diese Vorgänge werden übergeordnet hormonell, sowie durch mechanische Reize und physikalische Beanspruchungen des Knochens gesteuert [Klaushofer

1996]. Lokal sind eine Vielzahl von Zytokinen und anderen regulatorischen Proteinen wirksam. Die Reifung und Aktivierung der Osteoklasten wird besonders durch proinflammatorische Zytokine sowie durch das RANK/RANK Ligand/Osteoprotegerin System beeinflusst [Hofbauer 2004]. Während Antiresorptiva aus der Bisphosphonat-Familie oder Raloxifen einerseits rein zellulär am überaktiven Osteoklasten wirken und letztlich zu Apoptose führen, andererseits aber auch die Differenzierung und Vorstufen der Osteoklasten abregulieren, gilt der monoklonale RANKL-Antikörper als einer der stärksten Regulationshemmer der Osteoklastenneogenese und führt ebenso zu einer Hemmung überschießender Knochenresorption [Lacey 1998]. Die Generierung und Differenzierung von Osteoblasten wird vornehmlich durch das sogenannte bone morphogenetic protein (BMP) initiiert. Pharmakotherapeutisch ist hier der Wirkansatz der Knochenanabolika wie der Fluoride, aber auch Teriparatide anzusehen. Als Schlüssel-Progenitorzelle, aus der sich aktive Osteoblasten unter Teriparatide entwickeln, gilt die ruhende Knochenbelegzelle.

Therapeutische Ziele

Prinzipiell soll zwischen den Begriffen Prävention und Therapie der Osteoporose unterschieden werden [Marcus 2002]. Unter Prävention der postmenopausalen Osteoporose ist der Einsatz knochenwirksamer Medikamente zur Verhinderung eines weiteren Knochenmasseverlustes zu verstehen, solange per definitionem noch keine Osteoporose vorliegt. Unter Therapie der postmenopausalen Osteoporose ist hingegen der Einsatz knochenwirksamer Therapeutika zur Verhinderung erstmaliger oder weiterer Frakturen zu verstehen, wenn zumindest nach den densitometrischen Kriterien von einer Osteoporose oder/und Fragilitätsfrakturen ausgegangen werden muss. Unter dem Begriff der „Sekundärprävention" versteht man den Einsatz knochenspezifischer Substanzen bei Patienten mit bereits vorhandenen osteoporotischen Frakturen zur Verhinderung weiterer Frakturen.

Im Wesentlichen kann man 4 verschiedene Therapieziele verfolgen, die in der Folge entsprechend ihrer klinischen Bedeutung für den Patienten gereiht sind:

1) Schmerzbehandlung

Hier bewirken vor allem moderne Analgetika und Opoide in sämtlichen galenischen Formen, wobei die transkutane Applikation die höchste Patientencompliance aufweist, einen raschen – für den Patienten spürbaren – Effekt und lassen dadurch in der Folge eine raschere Mobilisierung zu. Die aus der Vergangenheit bekannten limitierenden Nebenwirkungen sind durch die gute Steuerbarkeit der Dosierung und modernen Galenik in den Hintergrund getreten. Gegenwärtig lässt sich lediglich für das (Lachs-)Calcitonin ein weitgehend gesicherter analgetischer Effekt nachweisen, welcher unter anderem durch eine zentral wirksame Komponente erklärt werden kann [Lyritis 1999; Yoshimura 2000]. Der vielfach postulierte analgetische Effekt von Bisphosphonaten ist eher spekulativ und konnte bislang nicht überzeugend nachgewiesen werden [Rovetta 2000].

2) Senkung des Frakturrisikos

Frakturen nach inadäquatem oder so genanntem Bagatell-Trauma stellen die Komplikation der Osteoporose schlechthin dar. Typische Lokalisationen Osteoporose assoziierter Frakturen sind Brust- und Lendenwirbelkörper, distaler Radius, sowie der Schenkelhals. Darüber hinaus ist jede osteoporotische Fraktur mit einer Zunahme des Risikos für weitere Frakturen um das fünf bis siebenfache assoziiert [Klotzbuecher 2000; Khan 2001]. Die nachhaltige Reduktion des Frakturrisikos ist daher auch im Sinne einer Sekundärprävention vorrangiges Ziel einer Osteoporose-Therapie. Es findet sich heute gut belegte Evidenz, dass einige der Substanzen das vertebrale Frakturrisiko innerhalb von Monaten halbieren können. Prinzipiell sollte jedoch bedacht werden, dass die Beeinflussung extraskelettaler Faktoren unabhängig von der Pharmakotherapie zu einer Verringerung des Frakturrisikos führen kann [Valtola 2002; Frost 2001].

3) Steigerung der Knochendichte

Die Zunahme der Knochendichte unter einer osteoprotektiven Therapie ist in der Regel mit einer Abnahme des Frakturrisikos assoziiert. Das Ausmaß der Frakturrisiko-Änderung im Verhältnis zur Knochendichtezunahme kann jedoch je nach eingesetzter Substanz sehr unterschiedlich sein [Wasnich 2000; Cummings 2001, 2002; Hochberg 1999; Meunier 2004]. Substanzen, die sowohl zu einer deutlichen Zunahme der KMD als auch zu einer deutlichen Hemmung der Resorptionsmarker führen, scheinen aber besonders effektiv im Hinblick auf die Reduk-

Tabelle 1. Indikationen für eine medikamentöse Therapie der Osteoporose (bei Vorliegen einer Kombination der Befunde der Spalten 1,2 und 3 sowie nach Ausschluss sekundärer Osteoporosen und Differenzialdiagnosen)

Befund	und Zusatzbefund	und DXA-T-Score
Postmenopausale Frau/ alter Mann	Wirbelkörperfraktur (radiologisch gesichert)	< –2
	Niedrig traumatische, periphere Fraktur (Radius, Humerus, Schenkelhals oder Tibia)	< –2,5
	Untergewicht (BMI < 20)	
	Hohes Sturzrisiko (2 oder mehr häusliche Stürze in den letzten 6 Monaten)	
Beginn einer chronischen Glukokortikoidtherapie (> 7,5 mg Prednisolonäquivalent > 6 Mon.) oder Frakturen unter einer Glukokortikoidtherapie (unabhängig von Dosis und Dauer)		< –1,5
	Nachweis einer Wirbelkörperfraktur	< –1,0
Mehr als 6 Monate bestehende chronische Glukokortikoidtherapie (> 7,5 mg Prednisolonäquivalent)		< –2,5
	Nachweis einer Wirbelkörperfraktur	< –1
Hohes Risiko einer sekundären Osteoporose		in Abhängigkeit von der Grundkrankheit

tion nicht-vertebraler Frakturen zu sein [Hochberg 2002]. Der alleinige Algorithmus der Knochendichte-Änderung als Kriterium für die Effektivität einer osteoprotektiven Therapie ist trotzdem nur eingeschränkt geeignet, um daraus einen sicheren Effekt auf das Frakturrisiko ableiten zu können, da damit keinerlei biomechanische Veränderungen oder Veränderungen der Materialeigenschaften des Knochengewebes objektiviert werden können.

4) Beeinflussung biochemischer Knochenstoffwechselmarker

Die biochemischen Marker des Knochenumsatzes umfassen Marker des Knochenanbaues (e.g. alkalische Phoshatase, Osteocalcin, PICP TypI Prokollagen) sowie des Knochenabbaues (Crosslinks, ICTP, Kollagentelopeptid). Der diagnostische Wert solcher Marker ist fraglich, da bislang weder ein direkter Zusammenhang mit der Knochenmineraldichte, noch mit dem Frakturrisiko gezeigt werden konnte [Marcus 1999; Looker 2000]. Als Monitoring-Methode zur Beurteilung der Wirksamkeit einer Therapie werden diese Marker jedoch vor allem in größeren Studienpopulationen vielfach eingesetzt [Miller 1999], über das individuelle Ansprechen einer Therapie ist aber leider kaum eine Aussage möglich. Zusätzlich ist beim Einsatz der Knochenstoffwechselmarker zu bedenken, dass die entsprechenden Labor-Assays bisher nicht standardisiert werden konnten. Unter antiresorptiven Therapieformen scheint eine Abnahme der Resorptionsmarker mit einer Zunahme der KMD als auch einer Reduktion des Frakturrisikos assoziiert zu sein [Meunier 2004]. Osteoanabol wirksame Substanzen bewirken eine Zunahme sowohl der Resorptions- als auch der Formationsmarker und führen sowohl zum Anstieg KMD als auch zu einer Abnahme des Frakturrisikos [Finkelstein 1994; Neer 2001].

Indikationsstellung für eine Osteoporosetherapie

Grundlage für die Indikationsstellung einer Osteoporose-Therapie ist auch laut WHO der T-Score, der durch die Knochendichtemessung errechnet wird und die vier diagnostischen Kategorien „Normal, Osteopenie, Osteoporose, und schwere (oder manifeste) Osteoporose" definiert. Diese Kategorien sind durch die Abweichung der mittels Dual X-ray Absorptiometry (DXA) gemessenen Knochenmineraldichte vom mittleren Normwert knochengesunder junger Erwachsener definiert. Das Ausmaß der Abweichung (in Standarddeviationen) wird als T-Score ausgedrückt. Die Zuordnung einer postmenopausalen Frau zu einer dieser Kategorien ist somit nach einer Densitometrie mittels DXA-Methode sowie Vorliegen einer sorgfältigen Frakturanamnese möglich. Da jede dieser vier Kategorien mit einer Empfehlung zum weiteren (therapeutischen) Vorgehen verknüpft ist, kann daraus auch eine Entscheidung bezüglich des weiteren Managements abgeleitet werden [Kanis 1994]. Ist eine Patientin der Kategorie „Osteoporose" zuzuordnen, so ist eine adäquate Therapie zu beginnen, während die Zuordnung zur Kategorie „Normal" mit der Empfehlung „Keine Therapie notwendig" verknüpft ist. Dieser Algorithmus ermöglicht zwar eine gewisse Entscheidungshilfe, versagt aber, wenn trotz normaler Knochenmineraldichte eine Fraktur nach einem Bagatelltrauma eingetreten ist. Ebenso blieben alle jene postmenopausalen Frauen unberücksichtigt, welche neben einer höhergradigen Osteopenie bereits einen oder mehrere Risikofaktoren für osteoporosebedingte Frakturen aufweisen [Black 2001]. Unter Berücksichtigung aktueller epidemiologischer Erkenntnisse scheint daher eine geringfügige Adaptierung des ursprünglichen Schemas sinnvoll, und ein Therapiebeginn somit unter folgenden Bedingungen indiziert [American Association of Clinical Endocrinologists 2001] (s. Tabelle 1 und 2).

Therapieoptionen

Basismedikation Calcium-Vitamin D

Calcium

Das Skelett eines erwachsenen Menschen enthält im Durchschnitt 1.000–1.300 g Calcium, und der durch Knochenumbauvorgänge sowie durch Ausscheidung bedingte tägliche Verlust beträgt rund 250–300 mg [Mundy 1999]. Diese Calciummenge sollte somit dem täglichen Bedarf für eine ausgeglichene Calcium-Bilanz entsprechen. Da die transintestinale Calcium-Resorption etwa 30% beträgt, ist für eine entsprechend höhere Zufuhr zu sorgen. In der Postmenopause ist durch den beschleunigten Knochenresorptionsprozess auch der tägliche Calciumverlust sowie der Bedarf an neu in das Skelett zu integrierendes Calcium gesteigert [Rodriguez-Martinez 2002].

Der tägliche Bedarf an Calcium beträgt bei postmenopausalen Frauen etwa 1000–1200 mg täglich. Die tägliche Kalziumdosis sollte sich nach der durchschnittlich mit der Nahrung zugeführten Calcium-Menge orientieren. Es sollte darauf geachtet werden, dass einige Nahrungsbestandteile, wie etwa Oxalsäure (Spinat, Rhabarber) oder Phytinsäure (Kleie, Vollkornprodukte), verstärkt zur Bildung von nichtresorbierbaren Calcium-Komplexen führen kann.

Es gibt Evidenz, dass sowohl der postmenopausale Knochendichteverlust als auch das vertebrale Frakturrisiko [Cummings 1997] bei Frauen durch adäquate Calciumsubstitution reduziert werden kann [Dawson-Hughes 1990; Recker 1996; Reid 1995]. Darüber hinaus ist belegt, dass der Effekt einer adäquaten Calcium-Supplementation auf die Knochenmineraldichte innerhalb des ersten Therapiejahres am ausgeprägtesten ist [Mackerras 1997].

Die Möglichkeit einer Überdosierung mit nachfolgender Hyperkalziämie ist aufgrund der intestinalen Resorptionsmechanismen für Calcium eher unwahrscheinlich und erst ab einer täglichen Zu-

Tabelle 2. Knochenmineraldichtewerte und Frakturrisiko

Diagnostische Kategorie	T-Score (DXA-Methode)	Frakturrisiko	Konsequenz
Normale KMD	> – 1,0	Niedrig	Keine Intervention
Osteopenie	–1,0 bis –2,5	Mittelgradig	a) Prävention v.a. bei perimenopausalen Frauen b) Feststellen der Dynamik des Knochenverlustes c) Behandlung v.a. älterer Patienten bei stattgefundener „fragility fracture"
Osteoporose	< –2,5	Hoch	a) Bei jüngeren Patienten: Beseitigung auslösender oder verstärkender Faktoren b) Therapie i.e.S., speziell bei Patienten < 75a
Manifeste Osteoporose	< –2,5 + 1-e oder mehrere „fragil. fract."	Sehr Hoch	a) Beseitigung auslösender/verstärkender Ursachen b) Therapie i.e.S. dringend indiziert

fuhr von über 2.500 mg zu erwarten [The North American Menopause Society 2001]. Die Frage eines erhöhten Nierensteinrisikos unter Calcium Gaben kann bislang nicht schlüssig beantwortet werden, führt aber bis zu einer täglichen Zufuhr von 1.500 mg möglicherweise sogar zu einer Abnahme desselben.

Kombination Calcium mit Vitamin D

Die Kombination adäquater Dosen von Kalzium und Vitamin-D hat sich sowohl zur Prävention als auch zur Therapie der postmenopausalen Osteoporose als sinnvoll erwiesen. Der positive Effekt auf das knöcherne Skelett scheint hierbei in erster Linie durch die additive Wirkung von Calcium und Vitamin D sowie durch eine Senkung der Serum-Parathormonkonzentration bedingt sein [Dawson-Hughes 1997], welche üblicherweise altersabhängig ansteigt. Insbesondere die kombinierte Gabe von 1200 mg Calcium mit 800 I.E. (20 µg) Vitamin-D3 täglich scheint das Risiko von Schenkelhalsfrakturen und anderen nicht-vertebralen Frakturen bei postmenopausalen Frauen im höheren Lebensalter und Vitamin-D-Mangelstatus reduzieren zu können [Chapuy 1992, 1994].

In prospektiven, randomisierten und placebokontrollierten Untersuchungen mit sehr geringen Patientenzahlen konnte ein signifikanter Effekt einer Medikation mit aktivem Vitamin D (Calcitriol) Supplementation unter entsprechender Korrektur der täglichen Calcium-Zufuhr auf die Knochenmineraldichte bzw. das Frakturrisiko postmenopausaler Frauen gezeigt werden [Aloia 1988; Gallagher 1990].

Hormonersatztherapie – Grundlegender Wandel in der Bewertung

Die positive Wirkung einer HRT auf den Knochenstoffwechsel und die Frakturrate ist gerade in der jüngsten Literatur gut belegt und unumstritten. Trotzdem sollte nach dem letzten Stand der Diskussion über Nutzen und Risiko von konjugierten Östrogenen und Östrogenderivaten entweder mit oder ohne Gestagen zur Prävention der postmenopausalen Osteoporose eine sehr genaue Indikationsstellung und ein sehr sorgfältiges Therapiemonitoring erfolgen.

In sämtlichen klinischen Therapie-Studien hat sich gezeigt, dass eine HRT zu einem Anstieg der Knochenmasse führt. Die neueren prospektiven Daten zeigen trotz aller Diskussionen zusätzlich einwandfrei eine Reduktion der Inzidenz vertebraler und nichtvertebraler Frakturen [Rossouw 2002]. Vorteile einer Hormonersatztherapie sind weiters eine Verbesserung der Lebensqualität und eine Abnahme der Inzidenz kolorektaler Karzinome. Dem steht eine heftige Diskussion über eine Zunahme von vermehrten kardio- und cerebrovasculären und venösen thrombo-embolischen Ereignissen gegenüber [Cauley 2003], wobei die Risken hinsichtlich Myokardinfarkt und Mammakarzinom in Metaanalysen relativiert und sogar revidiert worden sind. Somit ist eine individuelle Nutzen-Risikoabwägung einer HRT in der osteologischen Indikation anzuraten zumal in den letzten 5 Jahren große Therapiestudien andere nicht endokrine Therapieoptionen zur Hebung der Knochenmasse und Senkung des Frakturrisikos aufgezeigt haben. Außer Zweifel steht allerdings, dass die HRT in der Prävention einer Osteoporose bei postmenopausalen Frauen mit hohem Frakturrisiko, die eine Unverträglichkeit oder Kontraindikation gegenüber den anderen zur Osteoporoseprävention zugelassenen Arzneimitteln aufweisen, eingesetzt werden können.

Substanzen mit Hemmung der Knochenresorption

Bisphosphonate

Bisphosphonate sind Analoga von Pyrophosphaten, welche erstmals Anfang der sechziger Jahre beschrieben wurden. Ihre Wirkung beruht auf einer Hemmung der Knochenresorption, welche sowohl direkt über einen Effekt am Osteoklasten, als auch indirekt über primäre Wirkung am Osteoblasten erzielt wird [Russel 1999]. Die Bisphosphonate stellen zur Zeit den Goldstandard in der Therapie der Osteoporose dar. Die Therapiestudien über die Effekte auf Knochenmasse und Risikoreduktion von vertebralen und peripheren Frakturen waren wegweisend, und jede neue pharmakologische Substanz muss sich mit den Resultaten aus den großen Therapiestudien messen, bevor sie einen definierten Stellenwert in der Osteoporosetherapie einnehmen kann. Gegenwärtig stehen peroral und parenteral verabreichbare Bisphosphonate (IEClodronat, Pamidronat, Ibandronat, Zoledronat) zur Verfügung.

Zur Therapie der postmenopausalen Osteoporose sind allerdings nur die peroral verfügbaren Formen (Alendronat, Etidronat, Risedronat, Ibandronat) zugelassen und registriert.

Ältere Frauen bzw. Patienten mit hohem vertebralen und peripheren Frakturrisiko stellen die primäre Indikation für orale Bisphosphonate dar. Sowohl Alendronat als auch Risedronat haben in zahlreichen Studien bezüglich der klinischen Relevanz vergleichbare Resultate in der Potenz vertebrales (35–50%) und nicht-vertebrales Frakturrisikos (30–35%) senken zu können [Cranney 2002; Reginster 2000]. Die Effekte sind bereits nach den ersten 6 Monaten nachweisbar. Obwohl die oralensowie in zunehmendem Ausmaß auch parenterale Bisphosphonate weit verbreitete Therapieoptionen darstellen, gibt es noch keine einheitlichen Richtlinien für eine optimale Behandlungsdauer. Es gibt zwar Daten, die zeigen, dass eine 10-jährige Alendronat [Bone 2004] und mittlerweile 8-jährige Risedronat-Therapie [Sorensen 2003] zu anhaltenden Anstiegen der Knochendichte führen, jedoch zeigen sich mit zunehmendem Verständnis der Knochenstruktur Bedenken hinsichtlich der Langzeitsuppression des Knochenumbaus. Die Frage, die noch nicht beantwortet werden kann, ist ob eine langfristige Anhebung der Knochenmineralisation die Entstehung von Mikrofissuren begünstigen kann [Mashiba 2000]. Sowohl für Alendronat als auch Risedronat existieren nun auch (Alendronat 70 mg, Risedronat 35 mg [Schnitzer 2000; Brown 2002], 1x wöchentlich-Dosierungen, die die tägliche perorale Gabe von Bisphosphonaten in den Hintergrund drängen, wenn auch Studien mit vergleichbaren Frakturdaten noch fehlen. Bei unerwünschten gastrointestinalen Nebenwirkungen der oralen Therapeutika, Patienten mit eingeschränkter Compliancefähigkeit und/oder gastrointestinalen Resorptionsstörungen gewinnen parenteral applizierbare Bisphosphonate an Bedeutung [Recker 2004], obwohl sie rein formal für die Therapie der Osteoporose bisher nicht zugelassen sind (z.B.: Ibandronat, Zoledronat) [Rosen 2001].

Ibandronat ist ein hochpotentes Aminobisphosphonat der 3. und letzten Generation. Die Eigenschaften von Ibandronat liegen in der speziellen Struktur begründet, die eine niedrige aber hocheffiziente Dosierung mit verlängerten Applikationsintervallen, verbunden mit einer ausgezeichneten Verträglichkeit, ermöglicht.

Die Zulassung zur Behandlung der Osteoporose beruht auf den Ergebnissen einer oralen Frakturstudie mit einer kontinuierlichen und einem intermittierenden Applikationsregime [Chestnut 2004].

Die Inzidenz neuer vertebralen Frakturen konnte um –62% im kontinuierlichen Therapiearm resp. um –50% im intermittierenden Therapiearm reduziert werden.

Die Inzidenz extravertebraler Frakturen war in einem selektierten Hochrisikokollektiv um –69% reduziert. In einer weiterführenden non inferiority Studie konnte gezeigt werden, dass monatliche Dosierungen von 50 mg/50 mg an 2 aufeinander folgenden Tagen, 100 mg respektive, 150 mg gleichwertig beziehungsweise dem täglichen kontinuierlichen Regime mit 2,5 mg in Bezug auf Knochendichte und Knochenumbauparameter überlegen sind [Recker et al. 2004a].

In einer zweiten non inferiority Studie wurde auch die parenterale intravenöse Gabe von 2 mg / 2 Monate und 3 mg/3 Monate als Bolusinjektion geprüft [Recker et al. 2004b].

Ibandronat ist unter dem Warenzeichen Bonviva für die Behandlung der Osteoporose und als Bondronat für die Therapie von malignen Knochenveränderungen nach Mammacarcinom zugelassen.

Selektive Östrogen Rezeptor Modulatoren (SERMs)

Raloxifen, ein selektiver Östrogen Rezeptor Modulator wirkt je nach Gewebe östrogen-agonistisch oder östrogen-antagonistisch Raloxifen wirkt am Knochen sowie auf den Lipidmetabolismus östrogen-agonistisch, am Endometrium sowie dem Brustdrüsengewebe aber östrogen-antagonistisch [Mitlak 1999]. Die Wirksamkeit dieser Substanz im Hinblick auf eine Senkung des vertebralen Frakturrisikos konnte bei postmenopausalen Frauen klar gezeigt werden [Ettinger 1999]. Bemerkenswert dabei ist, dass die sehr deutliche Senkung des Frakturrisikos nur mit einer Zunahme der lumbalen KMD einhergeht [Cummings 2002]. Eine Senkung des Schenkelhalsfrakturrisikos konnte bislang nicht nachgewiesen werden. Neben den Effekten auf das Knochengewebe zeigt sich in derselben Studienpopulation auch eine 76%ige Senkung des Mammakarzinom-Risikos, und eine 90%ige Senkung des Östrogen-Rezeptor positiven Mamma Carcinom Risikos. Darüber hinaus kann eine signifikante Senkung des Risikos cardiovaskulären Risikos bei jenen Frauen gezeigt werden, welche bereits ein erhöhtes Risiko für cardiovaskuläre Ereignisse aufwiesen [Barrett-Connor 2002]. Neben einer guten gastrointestinalen Verträglichkeit besteht allerdings ein geringes Risiko venöser thrombo-embolischen Ereignisse.

Calcitonine

Gegenwärtig stehen in Österreich ein intranasal zu applizierender Lachscalcitonin-Spray (Salm-Calcitonin), subcutan zu applizierende Lachscalcitonine (Salm-Calcitonin), sowie ein subcutan zu applizierendes synthetisches Aal-Calcitonin-Derivat zur Verfügung. Die Verabreichung des Nasalsprays sollte in einer Dosis von 200 I.U. täglich erfolgen. Zu berücksichtigen ist, dass die positiven Effekte auf die Knochendichte und vertebrales Frakturrisiko unter einer Dosierung von 200 IU täglich und kontinuierlich erzielt wurden [Chestnut 2000]. Der Effekt auf die Knochendichte scheint unter diesen Voraussetzungen auch nach 5-jähriger Anwendung noch nachweisbar. Eine Reduktion des Schenkelhalsfrakturrisikos konnte bislang allerdings nicht schlüssig nachgewiesen werden.

Tibolon

Tibolon ist ein synthetisches Steroid welches östrogene, progestagene und in geringerem Ausmaße auch androgene Wirkung aufweist. In einigen Staaten, darunter auch Österreich, ist dieses Steroid auch zur Prävention der postmenopausalen Osteoporose registriert. Die positive Wirkung von Tibolon auf den Knochen dürfte in erster Linie durch Stimulation der Östrogen-Rezeptoren mediiert werden [Kloosterboer 2001].

Tibolon scheint in einer Dosierung von 1,25 mg bzw. 2,5 mg täglich eine Zunahme der Knochenmineraldichte sowohl am Achsenskelett, als auch am Unterarm und dem Schenkelhals zu bewirken [Berning 1996; Gallagher 2001]. Dieser Effekt dürfte in erster Linie durch eine Hemmung der Knochenresorption bedingt sein [Bjarnason 1997]. Die Frage, ob Tibolon auch eine Senkung des Frakturrisikos bewirkt, kann derzeit nicht beantwortet werden, da diesbezüglich keine aussagekräftigen Studien zur Verfügung stehen.

Substanzen mit Steigerung der Knochenformation

PTH

Mit der Entwicklung und Zulassung von Terriparatid [rhPTH (1–34)], einer rekombinanten Form des nativen Parathormons bestehend aus den ersten 34 N-terminalen Aminosäuren, ist nach den Fluoriden [Dobnig 1997] erstmals eine unbestritten wirksame knochenanabole Therapie einer schon fortgeschrittenen Osteoporose möglich.

Im Gegensatz zur historischen Fluortherapie besteht nun erstmals die Möglichkeit, nicht nur die Mineralisation zu verändern sondern auch die Knochenstruktur günstig zu beeinflussen. Dieser Wirkungsmechanismus unterscheidet sich deutlich von dem der Bisphosphonate, die überwiegend die Knochenumbaurate senken, den mittleren Mineralisationsgrad der Knochenmatrix erhöhen, jedoch zu keiner Zunahme der eigentlichen Knochenmasse führen. Die primäre Zielzelle für Parathormon ist der Osteoblast. Hier wird das Hormon über den Typ I PTH/PTHRP-Rezeptor gebunden und löst über eine Aktivierung von Signaltransduktions-Mechanismen die weiteren Effekte aus [Schmidt 1995]. In weiterer Folge wird die Produktion von verschiedenen Wachstumsfaktoren wie IGF-1, IGF-2 und TGF-3 stimuliert [Rubin 2002]. Einen der ersten zellulären Effekte, die man nach wenigen Tagen intermittierender PTH-Gabe finden kann, ist eine Transformierung von ruhenden Knochenbelegzellen in aktive Osteoblasten [Dobnig 1995]. Die Substanz wird subcutan in fixer Dosierung (20 mycrogramm/Tag) verabreicht (mittels Pen). Gemäß der Datenlage ist die Therapiedauer auf 18 Monate beschränkt und muss von einer antiresorptiven Therapie gefolgt sein, will man die neue Knochenmasse erhalten. Am Ende der bislang größten Therapiestudie [Neer 2001] war die Knochendichte an der Wirbelsäule um 9,7% (gegenüber 1,1% in der Placebogruppe), am Schenkelhals um 2,8% (gegenüber –0,7% in der Placebogruppe) angestiegen. Die relative Reduktion der Frakturrate neu aufgetretener Wirbelfrakturen betrug 65%, die Reduktion multipler Wirbelkörperfrakturen sogar 73%. Die Zahl der nicht-vertebralen Frakturen war zu klein, um auf die Wirksamkeit der Substanz an verschiedenen Frakturlokalisationen zu schließen.

Kombinationstherapien

Bislang konnten nur in einigen wenigen prospektiven, randomisierten Studien die Effekte einer kombinierten Anwendung antiresorptiv wirkender Substanzen untersucht werden. Die kombinierte oder konsekutive Anwendung einer antiresorptiven mit einer anabolen Substanz wurde bislang in keiner adäquaten Untersuchung geprüft. Daten im Hinblick auf eine mögliche Beeinflussung des Frakturrisikos liegen in keiner Studie vor.

PTH und Antiresorptiva

Lange Zeit herrschte die Meinung, dass eine Hemmung der Knochenresorption und eine gleichzeitige Stimulation der Knochenformation einen besseren Effekt als die jeweilige Monotherapie erzielen müsste. Zwei rezente Publikationen dürften diese Hypothese jedoch nicht bestätigen. Eine PTH-Behandlung alleine war, im Vergleich zu einer Monotherapie mit Alendronat oder einer Kombination beider Substanzen von höheren Anstiegen der lumbalen Knochendichte begleitet [Schmidt 1995; Rubin 2002].

Werden hingegen resorptionshemmende Substanzen nach Behandlung mit PTH verabreicht, zeigt sich eine Erhaltung der Knochendichte bzw. sogar eine weitere Steigerung, während die BMD-Zuwächse nach Beendigung der PTH-Therapie ohne anschließende antiresorptive Therapie langsam verloren gehen [Finkelstein 2003; Black 2003].

Fluoride

Fluoride entfalten ihre Wirkung am Knochen über eine Stimulation der Osteoblasten-Differenzierung und -Proliferation [Farley 1983]. In dosisabhängiger Art und Weise reagiert jedoch insbesondere der trabekuläre Knochen nicht nur mit einer Zunahme der KMD [Riggs 1990, 1994; Pak 1995], sondern auch in Form radiologisch und histologisch verifizierbarer dysmorpher Veränderungen der Mikroarchitektur [Fratzl 1994; Kleerekoper 1996]. Ob diese scheinbar widersprüchlichen Effekte letztlich eine Frage der Dosierung, der verwendeten Fluoridverbindung, der Galenik, oder der Kombination einzelner dieser Faktoren sind, konnte bislang nicht sicher geklärt werden [Haguenauer 2000]. Das optimale therapeutische Fenster dürfte jedoch zwischen 20 bis 30 mg verfügbaren Fluorids täglich liegen. Eine abschließende Beurteilung der Wirksamkeit von Natriumfluorid im Hinblick auf das Frakturrisiko ist derzeit jedoch nicht möglich.

In Anbetracht der unbestrittenen Datenlage anderer Therapeutika hinsichtlich auf die Wirkung von Knochendichte und Frakturrisikoreduktion ist die Fluoridtherapie zur Zeit eindeutig in den Hintergrund gerückt.

Substanzen mit synchroner Wirkung auf Knochenformation und Knochenresorption

Strontiumranelat ist die erste Substanz, die simultan die Knochenneubildung steigert und die Knochenresorption verringert, was zu einem positiven, physiologischen Gleichgewicht des Knochenstoffwechsels und zu einer deutlich besseren Knochenqualität führt.

In-vitro steigert Strontiumranelat die Replikation präosteoblastischer Zellen, wodurch es zu einer Zunahme der Kollagensynthese und Synthese von Knochenmatrixproteinen kommt [Boivin 1996]. Gleichzeitig bewirkt die Hemmung der Osteoklastendifferenzierung sowie ein direkt hemmender Effekt auf die Osteoklasten eine Verringerung der Knochenresorption. In klinischen Studien [Meunier 2002, 2004] konnte gezeigt werden, dass diese Substanz bei postmenopausalen Frauen neben Anstiegen der Knochendichte (7,3% jährlich) auch eine Senkung des relativen vertebralen Frakturrisikos (44%) erzielt. Die Substanz selbst wird peroral in einer Dosierung von 2 g täglich verabreicht. Die Therapiedauer wird 3 Jahre betragen, signifikante Nebenwirkungen sind bislang keine bekannt. Die TROPOS-Studie [Reginster 2004], (mehr als 5000 Frauen), zeigte eine im Vergleich zu Placebo signifikante Abnahme des relativen Risikos für eine oder mehrere nicht-vertebrale Frakturen um 16% ($p < 0{,}05$). Außerdem errechnete sich in den ersten 18 Monaten der Studie eine signifikante Abnahme des Risikos für Hüftgelenkfrakturen um 41% ($p < 0{,}025$). Die BMD am Femurhals nahm in der SR-Gruppe signifikant stärker zu und zeigte eine relative Änderung im Vergleich zu Placebo um 6,54% ($p < 0{,}001$). Im Vergleich zu Placebo stiegen auch die Serumspiegel der knochenspezifischen alkalischen Phosphatase in der Sr-Gruppe an, während NTX im Urin abnahm. Auch dies bestätigt den umfassenden Wirkungsmechanismus von SR. Zudem erwies sich Strontiumranelat als gut verträglich.

Die Substanz selbst wird peroral in einer Dosierung von 2 g täglich verabreicht. Die Therapiedauer wird 3 Jahre betragen, signifikante Nebenwirkungen sind bislang keine bekannt.

Substanzen mit biologischer Wirkung (Biologika)

Der RANKL-Antikörper – neue Therapieansätze in der Behandlung der Osteoporse

Die Entdeckung des „Rezeptor-Aktivators des nukleären Faktor κB-Liganden" (RANKL) aus der TNF-Superfamilie führte zu einem besseren Verständnis der Zellbiologie der Osteoklasten. RANKL führt zu einer Aktivierung von RANK, welcher ebenfalls auf reifen osteoklastischen Zellen bzw.

deren Vorstufen vorkommt. Dieser Mechanismus fördert nicht nur die Formation und die Aktivierung, sondern auch das Überleben von Osteoklasten durch Supprimierung der Apoptose [Hsu 1999]. RANKL selbst wiederum wird von Osteoblasten zur Erhaltung der osteotropen Homöostase exprimiert. Das sekretorische Glycoprotein Osteoprotegerin (OPG) ist der natürliche Antagonist des RANKL. Dessen Aktivität wird ebenfalls durch Cytokine und Hormone gesteuert [Simonet 1997]. Störungen dieser Balance führen unweigerlich über eine gesteigerte Knochenresorption zur Entwicklung von Knochenerkrankungen.

Einen neuen therapeutischen Ansatz in der Behandlung der Osteoporose oder anderen, mit einer erhöhten Knochenresorption einher gehenden Erkrankungen wie etwa das multiple Myelom oder Knochenmetastasen von Mamma- und Prostatacarcinomen bietet ein monoklonaler Antikörper mit der Bezeichnung AMG 162. Tierexperimente mit Mäusen mit inaktivem RANKL konnten durch die Nicht-Aktivierung von Osteoklasten eine künstliche Osteopetrose aufgrund der erhaltenen Osteoblastenfunktion aufzeigen [Kong 1999]. Der Antikörper bindet sich an den RANKL blockiert so die Fusion und Aktivierung von RANK.

Die erste Dosisfindungsstudie wurde im Frühjahr 2004 publiziert [Bekker 2004] und konnte bei postmenopausalen Frauen placebokontrolliert bei einer einmaligen subcutanen Injektion dosisabhängig eine rasche Wirkung (innerhalb von zwölf Stunden) sowie eine nachhaltige andauernde Verminderung (bis zu sechs Monaten) der serum- und urinspezifischen Knochenmarker (NTX) nachweisen. Die Knochenformationsmarker (BALP), das intakte Parathormon und Serum-Kalziumspiegel haben sich unter der Antikörpertherapie nach anfänglichen Schwankungen nicht wesentlich verändert, was als Hinweis auf die antiresorptive Potenz von AMG 162 interpretiert wird. Die Injektion wurde von allen Probandinnen gut toleriert, keine einzige hatte signifikante Veränderungen der Serumchemie oder der T- bzw. B-Lymphozyten. Der Antikörper konnte neun Monate post injectionem laborchemisch nicht mehr nachgewiesen werden.

Aufgrund dieser Datenlage wurde im Herbst 2004 die erste doppelblinde, placebokontrollierte Phase III Studie an etwa 7000 unbehandelten Patientinnen mit manifester Osteoporose durchgeführt.

Die Osteoporose beim Mann

Prävention und Therapie

Die Prinzipien zur Fraktur-Prävention sind bei Männern und Frauen ähnlich; es gilt vorerst Risikofaktoren zu minimieren. Es sollte besonders auf Rauchgewohnheiten, eine unzureichende Zufuhr von Kalzium und/oder Vitamin D, übermäßigen Alkohol-Konsum und unzureichende Bewegung geachtet werden. Aktuelle Richtlinien empfehlen 1.200 mg Kalzium pro Tag sowie Vitamin D-Gaben von 400–600 IU nach dem 50. Lebensjahr [Dawson-Hughes 1997].

Derzeit liegen speziell zur Behandlung von Männern mit Osteoporose nur wenige Studien vor. In der ersten groß angelegten, zwei Jahre dauernden Studie mit einem Bisphosphonat bei Männern mit Osteoporose zeigte sich, dass Alendronat eine signifikante Steigerung der Knochendichte sowohl lumbal als auch im Hüftbereich bewirkte, unabhängig von den Testosteron und Estradiol-Spiegeln im Serum. Die Studie ergab zusätzlich Abnahme von Wirbelkörper-Frakturen über den Zeitraum von 2 Jahren [Kurland 2000]. Positive Effekte von Alendronat und auch Risedronat auf die Knochendichte und eine Abnahme der Inzidenz von vertebralen Frakturen konnten gleichermaßen bei Männern mit einer durch Glukokortikoide hervorgerufenen Osteoporose beobachtet werden.

Die Therapie mit Parathormon, welche schon in der Vergangenheit exzellente Zuwächse der Knochendichte sowie ein Abnahmen der Fraktur-Inzidenz bei postmenopausalen Frauen mit Osteoporose gezeigt hatte, scheint auch bei Männern großes Potenzial zu haben [Orwoll 2000].

Literatur

Aloia JF, Vaswani A, Yeh JK, Ellis K, Yasumura S, Cohn S (1988) Calcitriol in the treatment of postmenopausal osteoporosis. Am J Med 84: 401–8

American Association of Clinical Endocrinologists (2001) Medical guidelines for clinical practice for the prevention and management of postmenopausal osteoporosis. Endocrine Pract 4(7): 294–312

Barrett-Connor E, Grady D, Sashegyi A, Anderson PW, Cox DA, Hoszowski K, Rautaharju P, Harper KD (2002) Raloxifene and cardiovascular events in osteoporotic postmenopausal women. JAMA 287(7): 847–57

Bekker P, Holloway D, Rasmussen A, Murphy R, Martin S, Leese P, Holmes G, Dunstan C, DePaoli A (2004) A single-dose-controled study af AMG 162, a fully human monoclonal antibody to RANKL, in postmenopausal women. J Bone Miner Res 19: 1059–66

Berning B, Kuijk CV, Kuiper JW, Bennink HJ, Kicovic PM, Fauser BC (1996) Effects of two doses of tibolone on trabecular and cortical bone loss in early postmenopausal women: a two-year randomized, placebo-controlled study. Bone 19(4): 395–9

Bjarnason NH, Bjarnason K, Hassager C, Christiansen C (1997) The response in spinal bone mass to tibolone treatment is related to bone turnover in elderly women. Bone 20(2): 151–5

Black DM, Greenspan SL, Ensrud KE, Palermo L, McGowan JA, Lang TF, Garnero P, et al (2003) The effects of parathyroid hormone and alendronate alone or in combination in postmenopausal osteoporosis. N Engl J Med 349: 1207–15

Black DM, Steinbuch M, Palermo L, Dargent-Molina P, Lindsay R, Hoseyni MS, Johnell O (2001) An assessment tool for predicting fracture risk in postmenopausal women. Osteoporos Int 12: 519–28

Boivin G, Deloffre P, Perrat B, Panczer G, Boudeulle M, Mauras Y, Allain P, Tsouderos Y, Meunier PJ (1996) Strontium distribution and interactions with bone mineral in monkey Iliac bone after Strontium Salt (S12911) Administration. J Bone Miner Res 11(9): 1302–11

Bone HG, Hosking D, Devogelaer JP, Tucci JR, Emkey RD, Tonino RP, Rodriguez-Portales JA, Downs RW, Gupta J, Santora AC, Liberman UA (2004) Ten years experience with alendronate for osteoporosis in postmenopausal women. N Engl J Med 350: 1189–99

Brown JP, Kendler DL, McCLung MR, Emkey RD, Adachi JD, Bolognese MA, Li Z, Balske A, Lindsay R (2002) The efficacy and tolerability of risedronate once a week for the treatment of postmenopausal osteoporosis. Calcif Tissue Int 71: 103–11

Cauley JA, Robbins J, Chen Z, Cummings SR, Jackson RD, LaCroix AZ, Le Boff M; Women's Health Initiative Investigators, et al (2003) Women's Health Initiative Investigators: effects of estrogen plus progestin on risk of fracture and bone mineral density: the Women's Health Initiative randomized trial. JAMA 290: 1729–38

Chapuy MC, Arlot ME, Delmas PD, Meunier PJ (1994) Effect of calcium and cholecalciferol treatment for three years on hip fractures in elderly women. BMJ 308: 1081–2

Chapuy MC, Arlot ME, Duboeuf F, Brun J, Crouzet B, Arnaud S, Delmas PD, Meunier PJ (1992) Vitamin D3 and calcium to prevent hip fractures in elderly women. N Engl J Med 327: 1637–42

Chesnut CH III, Silverman S, Andriano K, et al (2000) (PROOF Study Group). A randomized trial of nasal spry salmon calcitonin in postmenopausal women with established osteoporosis: the Prevent Recurrence of Osteoporotic Fractures Study. Am J Med 109: 267–76

Chestnut CH, Skag A, Christiansen C, et al (2004) Effects of oral ibandronate administered daily or intermittently on fracture risk in postmenopausal osteoporosis. J Bone Miner Res 19: 1241–9

Cranney A, Wells G, Willan A, Griffith L, Zytaruk N, Robinson V, Black D, et al (2002) Meta-analysis of alendronate for the treatment of postmenopausal women. Endocr Rev 23: 508–16

Cumming RG, Nevitt MC (1997) Calcium for prevention of osteoporotic fractures in postmenopausal women. J Bone Miner Res 12: 1321–29

Cummings SR, Karpf DB, Harris F, Genant HK, Ensrud K, LaCroix AZ, Black DM (2002) Improvement in spine bone density and reduction in risk of vertebral fractures during treatment with antiresorptive drugs. Am J Med 112: 281–9

Cummings SR (2001) The paradox of small changes in bone density and reductions in risk of fracture with raloxifene. Ann N Y Acad Sci 949: 198–201

Dawson-Hughes B, Dallal GE, Krall EA, Sadowski L, Sahyoun N, Tannenbaum SA (1990) A controlled trial of the effect of calcium supplementation on bone density in postmenopausal women. N Engl J Med 323: 878–83

Dawson-Hughes B, Harris SS, Krall EA, Dalla GE (1997) Effect of calcium and vitamin D supplementation on bone density in men and women 65 years of age or older. NEJM 337: 670–6

Dimai HP, Pietschmann P, Resch H, Klaushofer K (2002) Leitfaden zur medikamentösen Therapie der postmenopausalen Osteoporose. Für die EBM-Arbeitsgruppe der Österr. Ges. zur Erforschung des Knochens und Mineralstoffwechsels (AuSBMR). Wien Med Wochenschr 152 (23–24): 596

Dobnig H, Turner RT (1995) Evidence that intermittent treatment with parathyroid hormone increases bone formation in adult rats by activation of bone lining cells. Endocrinology 136: 3632–8

Dobnig H, Turner RT (1997) The effects of programmed administration of human parathyroid hormone fragment (1–34) on bone histomorphometry and serum chemistry in rats. Endocrinology 138: 4607–12

Ettinger B, Black DM, Mitlak BH, Knickerbocker RK, Nickelsen T, Genant HK, Christiansen C, Delmas PD, Zanchetta JR, Stakkestad J, Glueer CC, Krueger K, Cohen FJ, Eckert S, Ensrud K, Avioli LV, Lips P, Cummings SR (1999) Reduction of vertebral fracture risk in postmenopausal women with osteoporosis treated with raloxifene: results from a 3-year randomized clinical trial. JAMA 282: 637–45

Farley JR, Tarbaux N, Baylink DJ (1983) Fluoride directly stimulates proliferation and alkaline phosphatase activity of bone-forming cells. Science 222: 330–2

Finkelstein JS, Hayes A, Hunzelman JL, Wyland JJ, Lee H, Neer RM, et al (2003) The effects of parathyroid hormone, alendronate, or both in men with osteoporosis. N Eng J Med 349: 1216–26

Finkelstein JS, Klibanski A, Schaefer EH, Hornstein MD, Schiff I, Neer RM (1994) Parathyroid hormone for the prevention of bone loss induced by estrogen deficiency. N Engl J Med 331(24): 1618–23

Fratzl P, Roschger P, Eschberger J, Abendroth B, Klaushofer K (1994) Abnormal bone mineralization after fluoride treatment in osteoporosis: a small-angle x-ray scattering study. J Bone Miner Res 9(10): 1541–9

Frost HM (2001) Should future risk-of-fracture analyses include another major risk factor? The case for falls. J Clin Densitom 4(4): 381–3

Gallagher JC, Baylink DJ, Freeman R, McClung M (2001) Prevention of bone loss with tibolone in postmenopausal women: results of two randomized, double-blind, placebo-controlled, dose-finding studies. J Clin Endocrinol Metab 86(10): 4717–26

Gallagher JC, Goldgar D (1990) Treatment of postmenopausal osteoporosis with high doses of synthetic calcitriol. Ann Int Med 113: 649–55

Haguenauer D, Welch V, Shea B, Tugwell P, Adachi JD, Wells G (2000) Fluoride for the treatment of postmenopausal osteoporotic fractures: a meta analysis. Osteoporos Int 11: 727–38

Hochberg MC, Greenspan S, Wasnich RD, Miller P, Thompson DE, Ross PD (2002) Changes in bone density and turnover explain the reduction in incidence of non-vertebral fractures that occur during treatment with antiresorptive agents. J Clin Endocrinol Metab 87(4): 1586–92

Hochberg MC, Ross PD, Black D, Cummings SR, Genant HK, Nevitt MC, Barrett-Connor E, Musliner T, Thompson D (1999) Larger increases in bone mineral density during alendronate are associated with a lower risk of new vertebral fractures in women with postmenopausal osteoporosis. Fracture Intervention Trial Research Group. Arthritis Rheum 42(6): 1246–54

Hofbauer LC, Kuhne CA, Viereck V (2004) The OPG/RANKL/RANK system in metabolic bone diseases. J Musculoskelet Neuronal Interact 4(3): 268–75

Hsu H, Lacey DL, Dunstan CR, et al (1999) Tumor necrosis factor receptor family member RANK mediates osteoclast differentiation and activation induced by osteoprotegerin ligand. Proc Natl Acad Sci USA 96: 3540–5

Kanis JA, WHO Study Group (1994) Assessment of fracture risk and its application to screening for postmenopausal osteoporosis: synopsis of a WHO report. Osteoporos Int (4): 368–81

Khan SA, de Geus C, Holroyd B, Russel AS (2001) Osteoporosis follow-up after wrist fractures following minor trauma. Arch Intern Med 161: 1309–12

Klaushofer K, Peterlik M (1996) Pathophysiology of osteoporosis. In: Bröll H, Dambacher MA (eds) Osteoporosis: a guide to diagnosis and treatment. Krager, Basel

Kleerekoper M (1996) Fluoride and the skeleton. Crit Rev Clin Lab Sci 33(2): 139–61

Kloosterboer HJ (2001) Tibolone: a steroid with a tissue-specific mode of action. Steroid Biochem Mol Biol 76: 231–8

Klotzbuecher CM, Ross PD, Landsman PB, Abbot TA III, Berger M (2000) Patients with prior fractures have an increased risk of future fractures: a summary of the literature and statistical synthesis. J Bone Miner Res 15: 721–39

Kong YY, Yoshida H, Sarosi I, Tan HL, Timms E, Capparelli C, Morony S, Oliveira-dos SA, Van G, Khoo W, Wakeham A, Dunstan CR, LAcey DL, Mak TW, Boyle WJ, Penninger JM (1999) OPGL is a key regulator of osteoclastogenesis, lymphocyte development and lymph node organogenesis. Nature 397: 315–23

Kurland ES, Cosman F, McMahon DJ, Rosen CJ, Lindsay R, Bilezikian JP, et al (2000) Parathyroid hormone as a therapy for idiopathic osteoporosis in men: effects on bone mineral density and bone markers. J Clin Endocrinol Metab 85: 3069–76

Lacey DL, et al (1998) Osteoprotegerin (OPG) ligand is a cytokine that regulates osteoklast differentiation and activation. Cell 93: 165–76

Looker AC, Bauer DC, Chesnut III CH, Gundberg CM, Hochberg MC, Klee G, Kleerekoper M, Watts NB, Bell NH (2000) Clinical use of biochemical markers of bone remodeling: current status and future directions. Osteoporos Int 11: 467–80

Lyritis GP, Ioannidis GV, Karachalios T, Roidis N, Kataxaki E, Papaiannou N, Kaloudis J, Galanos A (1999) Analgesic effect of salmon calcitonin suppositories in patients with acute pain due to recent osteoporotic vertebral crush fractures: a prospective double-blind, randomized, placebo-controlled clinical study. Clin J Pain 15(4): 284–9

Mackerras D, Lumley T (1997) First- and second-year effects in trials of calcium supplementation on the loss of bone density in postmenopausal women. Bone 21(6): 527–33

Marcus R, Holloway L, Wells B, Greendale G, James MK, Wasilauskas C, Keleghan J (1999) The relationship of biochemical markers of bone turnover to bone density changes in postmenopausal women: results from the Postmenopausal Estrogen/Progestin Interventions (PEPI) trial. J Bone Miner Res 14: 1583–95

Marcus R, Wong Mayme, Heath H, Stock JL (2002) Antiresorptive treatment of postmenopausal osteoporosis: comparison of study designs and outcomes in large clinical trials with fracture as an endpoint. Endocr Rev 23: 16–37

Mashiba T, Hirano T, Turner CH, Forwood MR, Johnston CC, Burr DB (2000) Suppressed bone turnover by bisphosphonates increases microdamage accumulation and reduces some biomechanical properties in dog rib. J Bone Miner Res 15: 613–20

Meunier PJ, Roux C, Seemann E, Ortalani S, et al (2004) The effects of strontium ranelate on the risk of vertebral fracture on women with postmenopausal osteoporosis. N Engl J Med 350: 459–68

Meunier PJ, Slosman DO, Delmas PD, et al (2002) Strontium ranelate: Dose dependent effects in established postmenopausal vertebral osteoporosis – A 2 year randomized placebo controlled trial. J Clin Endocrinal Metab 87: 2060–6

Miller PD, Barran DT, Bilezikian JT (1999) Practical clinical applications of biochemical markers of bone turnover: consensus of an expert panel. J Clin Densitom 2: 323–42

Mitlak BH, Cohen FJ (1999) Selective estrogen receptor modulators: a look ahead. Drugs 57: 653–63

Mundy GR, Guise TA (1999) Hormonal control of calcium homeostasis. Clin Chem 45(8): 1347–52

Neer RM, Arnaud CD, Zanchetta JR, Prince R, Gaich GA, Reginster JY, Hodsman AB, Eriksen EF, Ish-Shalom S, Genant HK, Wang O, Mitlak BH (2001) Effect of parathyroid hormone (1–34) on fractures and bone mineral density in postmenopausal women with osteoporosis. N Engl J Med 344(19): 1434–41

Orwoll E, Ettinger M, Weiss, et al (2000) Alendronate for the treatment of osteoporosis in men. N Engl J Med 343: 604–10

Pak CYC, Sakhaee K, Adams-Huet B, Piziak V, Peterson RD, Poindexter JR (1995) Treatment of postmenopausal osteoporosis with slow-release sodium fluoride. Ann Int Med 123: 401–8

Parfitt AM (1979) Quantum concept of bone remodelling and turnover: implications for the pathogenesis of osteoporosis. Calcif Tissue Int 28: 1–5

Recker RR, Hinders S, Davis KM, Heaney RP, Stegman MR (1996) Correcting calcium nutritional deficiency prevents spine fractures in elderly women. J Bone Miner Res 11: 1961–6

Recker RR, Kendler DL, Adami S, Hughes C, Dumont E, Schimmer RC, Cooper C (2004a) Monthly oral ibandronate significantly reduces bone resorption in postmenopausal osteoporosis: 1-year results from MOBILE. Poster SA406, presented at: 26th Annual Meeting of the American Society for Bone Mineral Research, October 1–5, Seattle, WA

Recker RR, Reid DM, Sambrook, P, Hughes C, Ward P, Bonvoisin B, Adami S (2004b) Intermittent intravenous ibandronate injection regimens provide at least equivalent efficacy to daily Oral Ibandronate: 1-year results from DIVA. Arthritis Rheum 50 [Suppl]: S513

Reginster J, Minne HW, Sorensen OH, Hooper M, Roux C, Brandi ML, Lund B, Ethgen D, Pack S, Roumagnac I, Eastell R (2000) Randomized trial of the effects of risedronate on vertebral fractures in women with established postmenopausal osteoporosis. Vertebral Efficacy with Risedronate Therapy (VERT) Study Group. Osteoporos Int 11: 83–91

Reginster J-Y, Sawicki A, Devogelaer JP, et al (2004) Stontium ranelate reduces the risk of hip fracture in women with postmenopausal osteoporosis. Oral presentation, 26th Annual Meeting of the ASBMR. Seattle, Abstract 855

Reid IR, Ames RW, Evans MC, Gamble GD, Sharpe SJ (1995) Long-term effects of calcium supplementation on bone loss and fractures in postmenopausal women: a randomized controlled trial. Am J Med 98(4): 331–5

Riggs BL, Hodgson SF, O'Fallon WM, Chao EY, Wahner HW, Muhs JM, Cedel SL, Melton LJ III (1990) Effect of fluoride treatment on the fracture rate in postmenopausal women with osteoporosis. N Engl J Med 322: 802–9

Riggs BL, O'Fallon WM, Lane A, Hodgson SF, Wahner HW, Muhs J, Chao E, Melton LJ III (1994) Clinical trial of fluoride therapy in postmenopausal osteoporotic women: extended observations and additional analysis. J Bone Miner Res 9(2): 265–75

Rodriguez-Martinez MA, Garcia-Cohen EC (2002) Role of Calcium and vitamin D in the prevention and treatment of osteoporosis. Pharmacol Ther 93: 37–49

Rosen LS, Gorden D, Kamisnki M, et al (2001) Zoledronat acid versus pamidronate in the treatment of skeletal metastases in patients with breast cancer or osteolytic lesions of multiple myeloma: a phase III, double-blind, comparative trial. Cancer J 7: 377–87

Rossouw JE, Anderson GL, Prentice RL, LaCroix AZ, Kooperberg C, Stefanick ML, Jackson RD, et al (2002) Risks and benefits of estrogen plus progestin in healthy postmenopausal women: principal results from the Women's Health Initiative randomized controlled trial. JAMA 288: 321–33

Rovetta G, Monteforte P, Balestra V (2000) Intravenous clodronate for acute pain induced by osteoporotic vertebral fracture. Drugs Exp Clin Res 26(1): 25–30

Rubin MR, Cosman F, Lindsay R, Bilezikian JP (2002) The anabolic effects of parathyroid hormone. Osteoporos Int 13: 267–77

Russel RG, Rogers MJ (1999) Bisphosphonates: from the laboratory to the clinic and back again. Bone 25(1): 97–106

Schmidt IU, Dobnig H, Turner RT (1995) Intermittent parathyroid hormone treatment increases osteoblast number, steady state messenger ribonucleic acid levels for osteocalcin, and bone formation in tibial metaphysis of hypophysectomized female rats. Endocrinology 136: 5127–34

Schnitzer T, Bone HG, Cepaldi G (2000) Therapeutic equivalence of alendronate 70 mg once-weekly and alendronate 10 mg daily in the treatment of osteoporosis. Aging 12: 1–12

Simonet, et al (1997) Osteoprotegerin: a novel secreted protein involved in the regulation of bone density. Cell 89: 309–19

Sorensen O, Goemare S, Wenderoth D, Chines A, Roux C (2003) Sustained effect of risedronate: a 7-year study in postmenopausal women. Calcif Tissue Int 72: 402, P-275

The North American Menopause Society (2001) The role of calcium in peri- and postmenopausal women. Consensus opinion of the North American Menopause Society 8: 84–95

Valtola A, Honkanen R, Kroger H, Tuppurainen M, Saarikoski S, Alhava E (2002) Lifestyle and other factors predict ankle fractures in perimenopausal women: a population-based prospective cohort study. Bone 30(1): 238–42

Wasnich RD, Miller PD (2000) Antifracture efficacy of antiresorptive agents are related to changes in bone density. J Clin Endocrinol Metab 85: 231–6

Yoshimura M (2000) Analgesic mechanism of calcitonin. J Bone Miner Metab 18(4): 230–3

Kapitel 3

Klinik und Mortalitätsrisiko der osteoporotischen Wirbelfraktur

S. Becker und M. Ogon

Die klinische Diagnose der Wirbelfraktur

Im Allgemeinen wird eine Fraktur über die Schmerzlokalisation klinisch identifiziert. Bei osteoporotischen Wirbelfrakturen ist dieses einfache klinische Merkmal jedoch relativ unzuverlässig – bis zu 20% der Frakturen werden radiologisch als Zufallbefunde erhoben, ohne dass sich der Patient eines Schmerzereignisses bewusst ist [Cooper 1992]. Ein weiteres Problem ist die verzögerte Diagnosestellung, da osteoporotische Frakturen im Allgemeinen spontan ohne Trauma auftreten und z.T. auch gut auf Schmerzmittel ansprechen, werden viele Frakturen nicht oder nur verzögert radiologisch erfasst. Es wurde auch gezeigt, dass viele Patienten nie zu einem Arzt gehen, sondern durch Physiotherapeuten oder Masseure behandelt werden [Ross 1991]. Patienten mit fortgeschrittenem Wirbelkörperkollaps und daraus resultierender Deformität zeigen jedoch eine höhere Schmerzhaftigkeit und werden demzufolge auch eher diagnostiziert und behandelt als Patienten mit einfacheren Frakturen [Watts 1991].

Man kann vom Verlauf her 2 Patientengruppen unterscheiden: Die erste Gruppe der Patienten sind die gerade beschriebenen Fälle mit ausgeprägtem Wirbelkollaps und sofortigen persistierenden Schmerzen, die sich in den darauffolgenden Wochen und Monaten langsam bessern. Die zweite Patientengruppe betrifft Fälle mit nur leichter Fraktur und leichten Schmerzen. Diese Gruppe entwickelt aber oft erneute rezidivierende Schmerzen, welche bis zu 18 Monaten dauern können. Weiterhin ist diese Gruppe gekennzeichnet durch einen progredienten Kollaps von einem oder mehrere Wirbeln [Lyritis 1989] sowie einem progressiven Verlust der physiologischen Haltung [Ryan 1994]. Dabei können in diesem Zeitraum auch mehrere Frakturereignisse im selben Wirbel auftreten. Diese Inhomogenität der Symptomatik führt in der Regel zu einer verzögerten Diagnose, sodass Patienten mit Wirbelfrakturen oft erst 4 Wochen nach dem Schmerzereignis einer Diagnostik und Therapie zugeführt werden [Cooper 1992]. Im eigenen Patientengut liegt der Zeitraum zwischen Schmerzereignis und Vorstellung in unserer Klinik ebenso bei 4–6 Wochen [Becker 2004]. Die klinische Auswirkung dieser beiden Verläufe sind vielfältig, sie reicht von wenig deformierten Kompressionsfrakturen und „Pseudoarthrosen“ mit persistierender Instabilität [McKiernan 2003] bis hin zu multiplen Frakturen mit Haltungsverlust [Heini 2004] und Frakturen mit konsekutiver Neurokompression (Abb. 1).

Neurologische Ausfälle bei rein osteoporotischen Sinterungsfrakturen sind selten, können jedoch auftreten [Leech 1990; Heggeness 1993; Korovessis 1994], auch komplette Lähmungen sind als Einzelfälle beschrieben [O'Connor 2002].

Die Schmerzlokalisation ist oft typisch im Bereich des frakturierten Wirbels lokalisiert, ohne dass eine radikuläre Symptomatik besteht [Silverman 1992]. Ein wichtiges klinisches Zeichen ist die Palpation und Perkussion: Frische osteoporotische Frakturen zeigen immer eine lokal schmerzhafte klinische Untersuchung. Thorakolumbale Frakturen können aus eigener Erfahrung allerdings neben dem Lokalbefund auch oft weitergeleitete Schmerzen in den lumbosakralen Übergang haben. Im Allgemeinen gilt jedoch: Ohne lokalen Schmerz besteht keine Indikation für eine Operation. Wirbelsäulenbeschwerden können bekannterweise multiple Ursachen haben, deshalb ist die lokale Schmerzauslösung auf Palpation und Perkussion das einzige obligatorische klinische Zeichen für eine akute osteoporotische Wirbelfraktur.

Die Schmerzdauer variiert entsprechend den oben gezeigten Gruppen, in der Literatur finden sich Schmerzangaben von bis zu 6 Monaten [Ringe 1987], im eigenen Patientengut sehen wir jedoch Patienten, die bis zu 12 Monate nach osteoporotischer Fraktur noch lokale Schmerzen im Frakturbe-

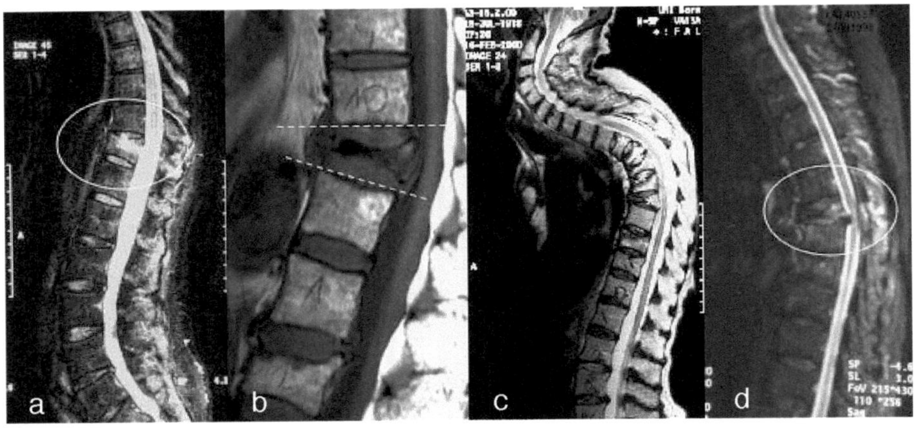

Abb. 1. Spektrum der Wirbelsäulenprobleme im Zusammenhang mit Osteoporose [Bilder von P. F. Heini, Bern]. **a** Einfache Wirbelfraktur bei persistierenden Schmerzen über 2 Monate. **b** Pseudoarthose von BWK 11-6 Monate nach Fraktur. Die Instabilität provoziert Schmerzen bei Positionswechsel. **c** Multiple Wirbelfrakturen im Bereich der Brustwirbelsäule mit konsekutiver Störung der Balance und massiver Hyperlordose der HWS. **d** BKW 7 Fraktur mit Spinalstenose und Myelonkompression, der Patient zeigt eine Gangataxie

reich besitzen. Nach einem solch langen Zeitraum sollte jedoch immer an multiple Frakturen oder an eine verzögerte Knochenbruchheilung, z.B. nach Cortisoneinnahme, gedacht werden.

Der Verlauf des Schmerzes wird in der Literatur unterschiedlich beschrieben, aber alle Autoren sind sich einig, dass in den ersten 14 Tagen nach Fraktur weder Schmerz, noch Analgetikaverbrauch eine deutliche Änderung zeigen [Gennari 1991; Lyritis 1990; Montagnini 1989]. Signifikante Schmerzreduktionen treten unter konservativer Therapie erst in der 3. Woche nach der osteoporotischen Fraktur auf, so wurde nach 30 Tagen eine Schmerzreduktion um 40% beschrieben [Gennari 1991].

Klinische Konsequenzen der Wirbelfraktur

Neben der Kyphose der Wirbelsäule und der daraus resultierenden biomechanischen Veränderungen (s. Kap. 4) ist auf orthopädischem Gebiet insbesondere das Risiko einer Zweitfraktur an einem anderen Teil des Skeletts zu beachten. Bei dem Vorliegen einer Wirbelfraktur führt das bei der Kyphose veränderte Gangbild mit veränderter Statik zu einer deutlichen Gangunsicherheit und einem erhöhten Sturzrisiko [Lynn 1997; Skelton 2001]. Dies führt dazu, dass etwa ein Drittel der Patienten neben der Wirbelfraktur im weiteren Verlauf eine oder mehrere periphere Frakturen erleiden. Am häufigsten betroffen sind hier das Handgelenk vor dem Oberarmkopf, gefolgt von Schenkelhals- und Tibiafrakturen [Vega 1990]. Eine gezielte Nachbehandlung mit Schulung des Gleichgewichtes ist deshalb bei diesen Patienten unumgänglich. Aufgrund der Wichtigkeit der Nachbehandlung haben wir diesem Thema ein eigenes Kapitel (s. Kap. 12) gewidmet.

Ein weiteres Organsystem, welches unmittelbar eine erhöhte Mortalität nach Wirbelfrakturen bedingt ist die Lunge. Eine Kyphose reduziert signifikant die Vitalkapazität (VC) sowie das forcierte exspiratorische Volumen (FEV1) [Culham 1994; Di Bari 2004; Schlaich 1998]. Es konnte eine Reduktion der VC von bis zu 10% in Patienten mit einem osteoporotischen Wirbelbruch nachgewiesen werden [Leech 1990; Schlaich 1998]. Gerade die Reduktion der VC deutet dabei auf eine restriktive Lungenerkrankung hin [Schlaich 1998]. Bei einer Reihenuntersuchung von COPD (chronic pulmonary lung disease) Patienten wurde eine signifikante Häufung von osteoporotischen Wirbelfrakturen entdeckt [Papaioannou 2003]. Eine entsprechende Reduktion der Lungenfunktion konnte auch bei Patienten mit anderen restriktiven Lungenerkrankungen aufgrund kyphotischer Fehlstellung (M. Bechterew, schwerer Kyphoskoliose etc.) festgestellt werden [Kafer 1977; Kroker 1991; Leech 1985]. Von der Skoliosenchirurgie her wissen wir, dass die Lungenfunktion mit einer Aufrichtung des Thorax zunimmt [Kovac 2001], diese Tatsache ist auf die osteoporotische Kyphose übertragbar.

Neben den genannten physischen Veränderungen ist auch die Psyche des Patienten betroffen. Die Veränderung der äußeren Erscheinung und Haltung führen zu sozialer Isolation und Verlust des Selbstwertgefühls, Verlust der Unabhängigkeit und Antriebsverlust [Linnel 1991] – und letztlich zu einer Einbuße der Lebensqualität [Cook 1993; Silverman 1992].

Die Mortalität nach osteoporotischen Wirbelfrakturen (Tabelle 3)

Die Mortalität nach Wirbelfrakturen ist aufgrund der oben beschriebenen Begleiterkrankungen, insbesondere aufgrund der Lungenveränderungen erhöht. So ist in vielen Studien eine erhöhte Mortalität nach Wirbelfrakturen beschrieben [Hasserius 2003; Chesnut 1997; Lyles 1993; Gold 1996; Ismail 1998], in Zahlen ausgedrückt, konnte eine bis zu 23% erhöhte Mortalität (15–37%) 5 Jahren nach Fraktur festgestellt werden [Browner 1991; Cooper 1993; Kado 1999). Nach osteoporotischen Frakturen wurde eine erhöhte Mortalität aufgrund von Lungenerkrankungen und Lungenkrebs festgestellt.

Aufgrund der Kyphose und der damit einhergehenden Restriktion der Lungenfunktion leiden Patienten nach osteoporotischer Wirbelfraktur häufiger an Lungenerkrankungen und haben ein um das

Tabelle 3. A Überlebensrate nach osteoporotischen Wirbelfrakturen. **B** Überlebensrate nach Schenkelhalsfrakturen. **C** Überlebensrate nach Handgelenksfraktur. Nach Cooper et al. (1992)

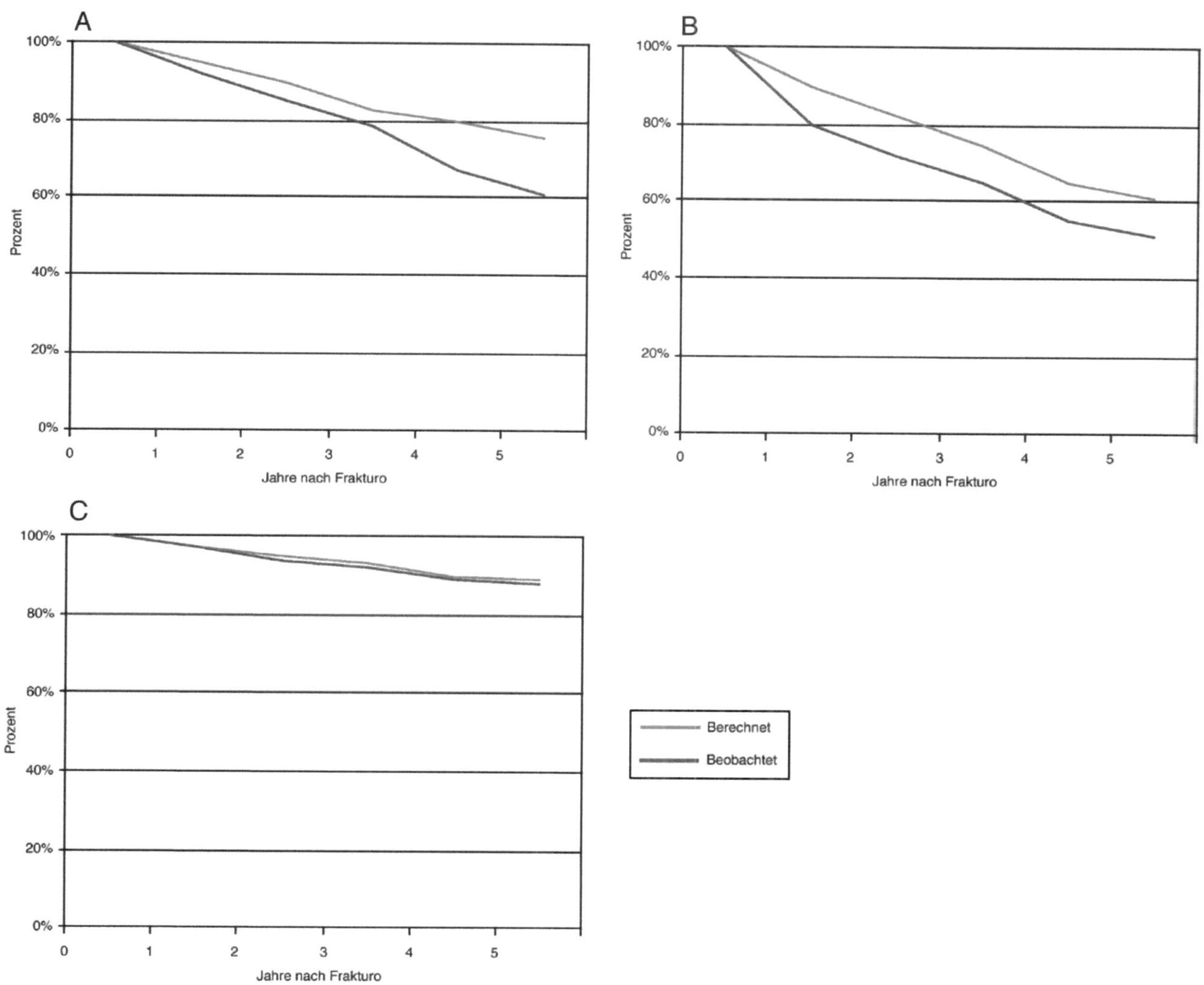

2,1fach erhöhtes Mortalitätsrisiko gegenüber Gesunden [Kado 1999]. Dabei ist die Schwere der Kyphose entscheidend. Fortgeschrittene Kyphosen zeigen eine signifikante Zunahme des Mortalitätsrisikos (2,6fach erhöhtes Risiko gegenüber Gesunden [Kado 1999]).

Das verstärkte Auftreten von Lungenkrebs (1,4-fach erhöhtes Risiko) [Cooper 1993; Kado 1999] kann nur als sekundäre Erscheinung einer paraneoplastischen Osteoporose gewertet werden, so scheint bei diesen Patienten eine Osteoporose und eine entsprechende Wirbelfraktur vor klinischer Manifestation des Lungenkrebses vorzuliegen.

Damit ist die Mortalitätsrate nach Wirbelfraktur vergleichbar der Mortalitätsrate nach Schenkelhalsfraktur, lediglich ist die Mortalitätsrate nach Schenkelhalsfrakturen in den ersten 6 Monaten höher als die eher linear verlaufende Mortalitätsrate nach Wirbelfraktur [Cooper 1993]. Alle diesbezüglichen Studien haben jedoch nicht berücksichtigt, dass die Patienten nach Wirbelfraktur aufgrund der veränderten Statik ein erhöhtes Sturzrisiko haben und das Mortalitätsrisiko aufgrund der kombinierten Verletzung sicher noch höher beziffert werden muss.

Literatur

Becker S, Chavanne A, Meissner J, Bretschneider W, Ogon M (2004) Die minimal-invasive chirurgische Versorgung osteoporotischer Wirbelfrakturen mit Vertebroplastie und Kyphoplastie. J Miner Stoffwechs 11 [Sonderheft 1]: 4–7

Browner WS, Seeley DG, Vogt TM, Cummings S (1991) Non-trauma mortality in elderly women with low bone mineral density. Lancet 338: 355–8

Chesnut CH 3rd, Bell NH, Clark GS, Drinkwater BL, English SC, Johnson CC Jr, Notelovitz M, Rosen C, Cain DF, Flessland KA, Mallinak NJ (1997) Hormone replacement therapy in postmenopausal women: urinary N-telopeptide of type I collagen monitors therapeutic effect and predicts response of bone mineral density. Am J Med 102(1): 29–37

Cook DJ, Guyatt GH, Adachi JD, Clifton J, Griffith LE, Epstein RS, Juniper EF (1993) Quality of life issues in women with vertebral fractures due to osteoporosis. Arthritis Rheum 36(6): 750–6

Cooper C, Atkinson EJ, O'Fallon WM, Melton LJ 3rd (1992) Incidence of clinically diagnosed vertebral fractures: a population-based study in Rochester, Minnesota, 1985–1989. J Bone Miner Res 7(2): 221–7

Cooper C, Atkinson EJ, Jacobson SJ, et al (1993) Population-based study of survival after osteoporotic fractures. Am J Epidemiology 137(9): 1001–5

Culham EG, Jimenez HA, King CE (1994) Thoracic kyphosis, rib mobility, and lung volumes in normal women and women with osteoporosis. Spine 19(11): 1250–5

Di Bari M, Chiarlone M, Matteuzzi D, Zacchei S, Pozzi C, Bellia V, Tarantini F, Pini R, Masotti G, Marchionni N (2004) Thoracic kyphosis and ventilatory dysfunction in unselected older persons: an epidemiological study in Dicomano, Italy. J Am Geriatr Soc 52(6): 909–15

Gennari C, Agnusdei D, Camporeale A (1991) Use of calcitonin in the treatment of bone pain associated with osteoporosis. Calcif Tissue Int 49 [Suppl 2]: 9–13

Gold DT (1996) The clinical impact of vertebral fractures: quality of life in women with osteoporosis. Bone 18 [Suppl 3]: 185–9

Hasserius R, Karlsson MK, Nilsson BE, Redlund-Johnell I, Johnell O (2003) Prevalent vertebral deformities predict increased mortality and increased fracture rate in both men and women: a 10-year population-based study of 598 individuals from the Swedish cohort in the European Vertebral Osteoporosis Study. Osteoporos Int 14(1): 61–8

Heggeness MH (1993) Spine fracture with neurological deficit in osteoporosis. Osteoporos Int 3(4): 215–21

Heini PF, Orler R (2004) Vertebroplastie bei schwerer Osteoporose. Technik und Erfahrungen mit multisegmentaler Injektion [Vertebroplasty in severe osteoporosis. Technique and experience with multi-segment injection]. Orthopäde 33(1): 22–30

Ismail AA, O Neill TW, Cooper C, Finn JD, Bhalla AK, Cannata JB, Delmas P, Falch JA, Felsch B, Hoszowski K, Johnell O, Diaz-Lopez JB, Lopez Vaz A, Marchand F, Raspe H, Reid DM, Todd C, Weber K, Woolf A, Reeve J, Silman AJ (1998) Mortality associated with vertebral deformity in men and women: results from the European Prospective Osteoporosis Study (EPOS). Osteoporos Int 8(3): 291–7

Kado DM, Browner WS, Palermo L, et al (1999) Vertebral fractures and mortality on older women. Arch Int Med 159: 1215–20

Kafer ER (1977) Respiratory and cardiovascular function in scoliosis: a review. Bull Eur Physiopath Respir 13: 299–321

Korovessis P, Maraziotis T, Piperos G, Spyropoulos P (1994) Spontaneous burst fracture of the thoracolumbar spine in osteoporosis associated with neurological impairment: a report of seven cases and review of the literature. Eur Spine J 3(5): 286–8

Kovac V, Puljiz A, Smerdelj M, Pecina M (2001) Scoliosis curve correction, thoracic volume changes, and thoracic diameters in scoliotic patients after anterior and after posterior instrumentation. Int Orthop 25(2): 66–9

Kroker PB, Sybrecht GW (1991) Thoraxwanderkrankungen. In: Classen M, Diehl V, Kochsiek E (Hrsg) Innere Medizin. Urban und Schwarzenberg, München, 1: 1157–60

Leech JA, Dulberg C, Kellie S, et al (1990) Relationship of lung function to severity of osteoporosis in women. Am Rev Respir Dis 141: 68–71

Leech JA, Ernst P, Rpgala EJ, et al (1985) Cardiorespiratory status in relation to mild deformity in adolescent idiopathic scoliosis. J Pediatr 106: 143–9

Linnel PW, Hermansen SE, Elias MF, et al (1991) Quality of life in osteoporotic women. J Bone Min Res 6 [Suppl 1] 96: 106

Lyles KW, Gold DT, Shipp KM, Pieper CF, Martinez S, Mulhausen PL (1993) Association of osteoporotic vertebral compression fractures with impaired functional status. Am J Med 94(6): 595–601

Lynn SG, Sinaki M, Westerlind KC (1997) Balance characteristics of persons with osteoporosis. Arch Phys Med Rehabil 78: 273–7

Lyritis 2 GP, Magiasis B, Eliopoulos A, Tsekoura M, Ioakimidis D (1990) Analgesic effect of salmon calcitonin in cases of osteoporotic vertebral fractures. In: Christiansen C, Overgaard K (eds) Osteoporosis 1990. Osteopress, Copenhagen, pp 1392–5

Lyritis GP, Mayasis B, Tsakalakos N, Lambropoulos A, Gazi S, Karachalios T, Tsekoura M, Yiatzides A (1989) The natural history of the osteoporotic vertebral fracture. Clin Rheumatol 8 [Suppl 2]: 66–9

McKiernan F, Jensen R, Faciszewski T (2003) The dynamic mobility of vertebral compression fractures. J Bone Miner Res 18(1): 24–9

Montagnani M, Gonnelli A, Francini G, Piolini M, Gennari C (1989) Analgesic effect of salmon calcitonin nasal pray on bone pain. In: Mazzuoli GF (ed) Calcitonin 1988 New Therapeutic Perspectives: the Nasal Spray. Sandoz AG, Basel, pp 126–33

O'Connor PA, Eustace S, O'Byrne J (2002) Spinal cord injury following osteoporotic vertebral fracture: case report. Spine 27(18): 413–5

Papaioannou A, Parkinson W, Ferko N, Probyn L, Ioann dis G, Jurriaans E, Cox G, Cook RJ, Kumbhare D, Adachi JD (2003) Prevalence of vertebral fractures among patients with chronic obstructive pulmonary disease in Canada. Osteoporos Int 14(11): 913–7

Ringe JD (1987) Clinical evaluation of salmon calcitonin in bone pain. In: Christiansen C, Johansen JS, Riis BJ (eds) Osteoporosis 1987. Osteopress, Copenhagen, pp 1262–4

Ross PD, Ettinger B, Davis JW, Melton LJ 3rd, Wasnich RD (1991) Evaluation of adverse health outcomes associated with vertebral fractures. Osteoporos Int 1(3): 134–40

Ryan PJ, Blake G, Herd R, Fogelman I (1994) A clinical profile of back pain and disability in patients with spinal osteoporosis. Bone 15(1): 27–30

Schlaich C, Minne HW, Bruckner T, et al (1998) Reduced pulmonary function in patients with spinal osteoporotic fractures. Osteoporos Int 8: 261–7

Silverman SL (1992) The clinical consequences of vertebral compression fracture. Bone 13 [Suppl 2]: S27–31

Skelton DA (2001) Effects of physical activity on postural stability. Age and Ageing 30(S4): 33–9

Vega E, Mautalen C, Ghiringhelli G, Fromm G (1990) Other sceletal fractures in osteoporotic females with vertebral fractures. In: Christiansen C, Overgaard K (eds) Osteoporosis 1990. Osteopress, Copenhagen, pp 504–6

Watts NB, Genant HK, Harris ST, et al (1991) Clinical correlates of radiographically apparent vertebral fractures. Calcif Tiss 42 [Suppl]: 39

Kapitel 4

Biomechanik

Zur Biomechanik der Zementinjektion in der Vertebroplastik

G. Baroud und F. Schmidt

Die Vertebroplastik ist ein relativ neues Verfahren zur Behandlung von Wirbelsäulenfrakturen, die auf Osteoporose oder andere pathologische Befunde zurückzuführen sind [Cotten 1996; Deramond 1998; Heini 2000; Jensen 1997; Mathis 2001]. Bei diesem Verfahren wird Knochenzement unter Druck durch eine Kanüle in die poröse Struktur der Spongiosa eingespritzt. Dabei wird das Knochenmark aus den Hohlräumen des Wirbelkörpers verdrängt (Abb. 2). Die in situ Aushärtung des Zementes in diesen Hohlräumen verstärkt den geschwächten Wirbelkörper [Heini 2000, 2001; Jensen 1997; Krause 1982; Mathis 2001; San Millan Riuz 1999; Wilson 2000] (Abb. 2).

Bis jetzt gelang es noch nicht, einheitliche Standards für das Verfahren der Zementinjektion zu entwickeln. Außerdem gibt es noch keine eindeutigen Erkenntnisse darüber, wie die Parameter für eine reproduzierbare und gefahrlose Injektion mit vorhersehbarem Ausgang zu wählen sind und wie der Knochenzement sich unter diesen Parametern verhält. Auf Grund der momentanen Situation ist der Ausgang einer Zementinjektion oft unvorhersehbar.

Im Folgenden stellen wir verschiedene Studien vor, die zu einem besseren Verständnis und damit zu einer Verbesserung des Injektionsprozesses beigetragen haben.

Zunächst untersuchten wir die Injektionsdruck- und Injektionsvolumenverläufe für eine erfolgreiche in vivo Zementinjektion, eine unzureichende in vivo Injektion (Abbruch des Einspritzvorganges auf Grund eines zu hohen Injektionsdruckes) und eine riskante in vivo Injektion (Abbruch, da Zement aus dem Wirbelkörper austrat). Da der Injektionsdruck für den Ausgang der Injektion von großer Bedeutung zu sein schien, wurde dieser in einer anschließenden theoretischen Studie genauer analysiert. Dazu wurde der Injektionsdruck in einen extravertebralen Bestandteil (Zementzufuhr durch

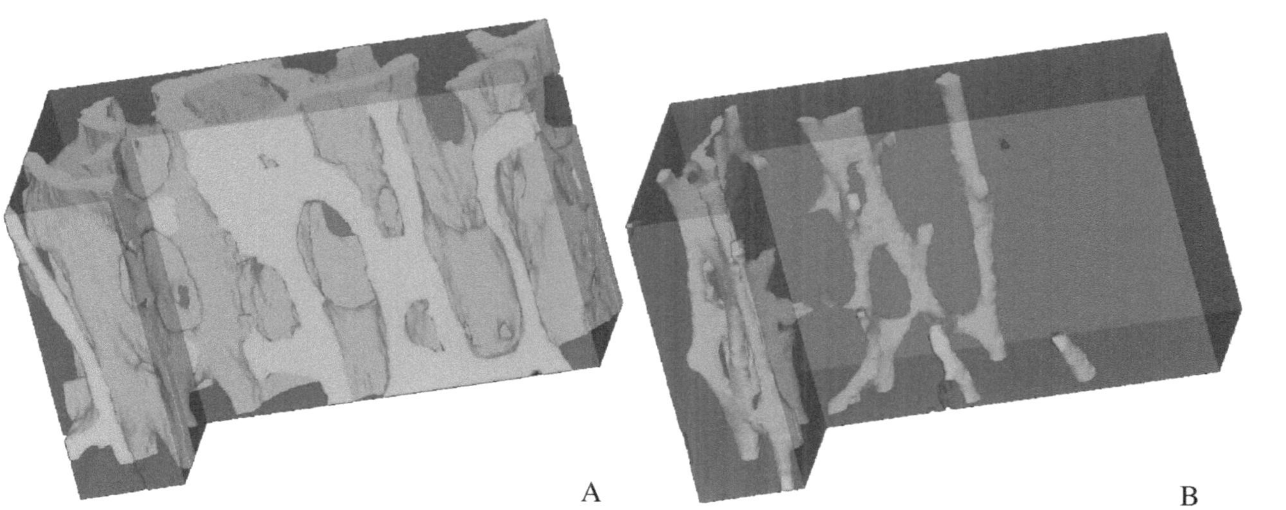

Abb. 2. Bilder einer dreidimensionalen Rekonstruktion der Trabekel der Spongiosa eines gesunden (**A**) und eines osteoporotischen Knochens (**B**). Der Knochen ist hier türkis und das Knochenmark violett dargestellt

die Kanüle) und einen intravertebralen Bestandteil (Ausbreitung des Zementes in der Spongiosa) aufgeteilt. Aufbauend auf der theoretischen Betrachtung wurden in einem ex vivo Experiment die verschiedenen Druckkomponenten erfasst und ausgewertet. Wir stellten fest, dass der größte Teil des Injektionsdruckes zur Zementzufuhr benötigt wird.

Um das Risiko eines Zementaustrittes aus dem Wirbelkörper besser verstehen zu können, haben wir sowohl mit einem theoretischen als auch mit einem experimentellen Ansatz versucht, den Einfluss unterschiedlicher Parameter (insbesondere der Zementviskosität) auf das Extravasationsverhalten des Zementes zu ermitteln.

Basierend auf den neu gewonnenen Erkenntnissen präsentieren wir im letzten Abschnitt eine neu entwickelte Injektionskanüle, von der wir uns eine deutliche Verringerung des Injektionsdruckes erhoffen. In einer weiteren Studie wurden die Injektionsdrücke, die für eine Injektion durch die neue Kanüle notwendig waren, mit denen der konventionellen Kanüle verglichen. Dazu wurden ex vivo Versuche unter simulierten klinischen Bedingungen durchgeführt.

In vivo Messungen des Injektionsdruckes und -volumens über der Zeit für drei mögliche Abläufe einer Vertebroplastik

Die hier dargestellten Daten der Injektionsverläufe für eine erfolgreiche, eine unzureichende und eine riskante Vertebroplastik sind repräsentative Fälle, die aus mehreren durchgeführten Behandlungen ausgewählt wurden. Einzelheiten über die verwendete Technik und die Richtlinien zur Patientenauswahl sind in Heini et al. [Heini 2000] dargestellt.

Zur Aufzeichnung der Daten wurde ein Palm Pilot verwendet, an den ein selbst entwickeltes, kalibriertes und sterilisierbares Injektionsgerät mit Kraft- und Verschiebungssensoren angeschlossen war. In dieses Gerät wurde eine 5 ml Standardspritze, gefüllt mit niedrig viskösem Acrylzement (Palacos E-flow, Essex Chemie, Luzern, Schweiz), eingesetzt (Abb. 3). Es wurde versucht, zwei Spritzen nacheinander in einem Zeitraum von 2 bis 5 Minuten nach der Vermengung des flüssigen Monomers mit dem Pulver durch eine Biopsiekanüle (8G, Somatex, Berlin, Deutschland) in Einheiten von jeweils 0,4 bis 1 ml zu injizieren.

Durch taktiles und visuelles Feedback ist der Arzt meist in der Lage innerhalb der ersten 20 Sekunden der Injektion, den Ausgang der Behandlung vorherzusagen. Die Injektion wird als erfolgreich betrachtet, wenn die erforderlichen Drücke moderat und die Zementexpansion in der Spongiosa homogen sind. Unter einer unzureichenden Vertebroplastik versteht man eine Injektion, die in einem frühen Stadium auf Grund eines zu hohen Injektionsdruckes abgebrochen wird. Bei einer riskanten Injektion wird der Injektionsvorgang frühzeitig beendet, weil Zement z.B. durch Versorgungsblutgefäße aus dem Wirbelkörper austritt und das Leben des Patienten gefährdet.

Aus Übersichtsgründen werden hier in Abb. 4 nur der Druck- und Volumenverlauf der erfolgreichen Injektion dargestellt und anschließend mit den Verläufen der unzureichenden und der riskanten Injektion verglichen. Die weiteren Versuchsergebnisse sind in [Baroud et al. 2004a] veröffentlicht.

Bei der erfolgreichen Injektion wurden insgesamt 8,4 ml Zement in den Wirbelkörper eingespritzt. Die wichtigsten Erkenntnisse, die man aus dem Druck- und Volumenverlauf (Abb. 4) gewonnen hat, waren, (1) dass der erforderliche Injektionsdruck mit der Zeit auf Grund der fortschreitenden Polymerisation massiv zunimmt sowie (2) dass dieser Druck Werte von ca. 1,7 MPa (1 MPa = 10 atm = 147 Psi = 7600 mm Hg) leicht erreichen kann und sich somit der vom Menschen applizierbaren Grenze nähert. Der Druck- und Volumenverlauf der

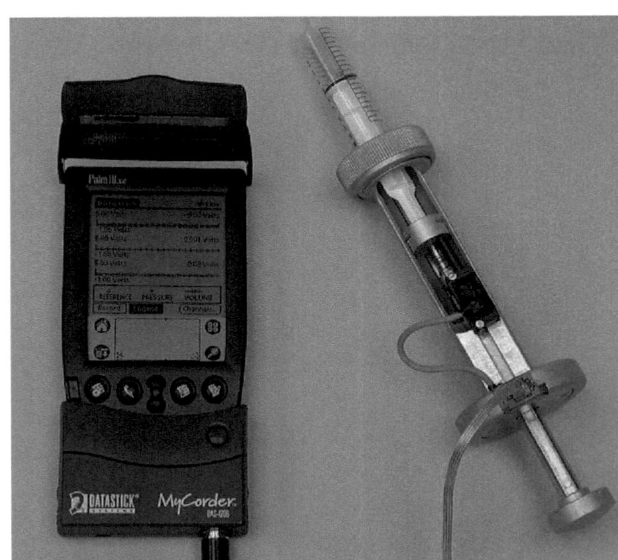

Abb. 3. Einrichtung zur Messung des Injektionsdruckes und des Injektionsvolumens. Die Einrichtung besteht aus einem Injektionsinstrument, in das eine 5ml Spritze eingelegt wird, und einem Palm Pilot

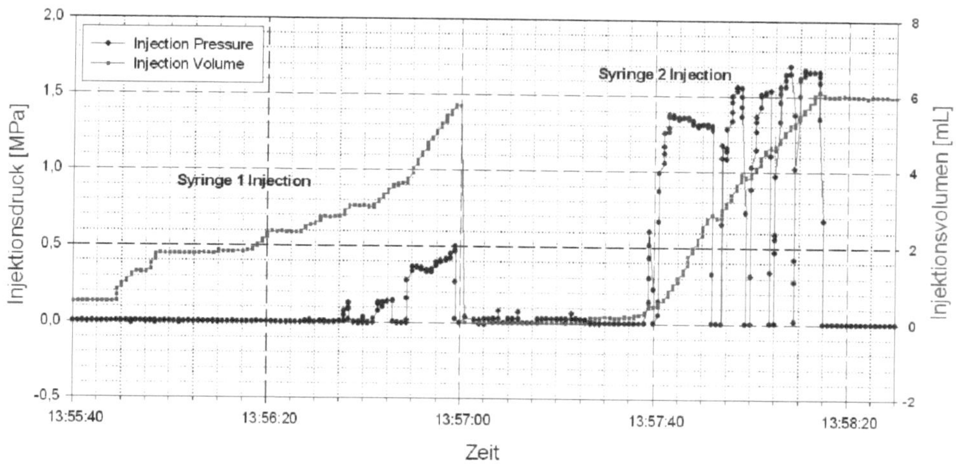

Abb. 4. Zeitliche Verläufe des Injektionsdruckes und des Injektionsvolumens für eine erfolgreiche Injektion

unzureichenden Injektion zeigte, dass trotz einer deutlich geringeren Injektionsrate der Injektionsdruck über 2 MPa stieg und deswegen die Injektion abgebrochen werden musste. Im Fall der riskanten Injektion waren die Verläufe ähnlich denen der erfolgreichen Behandlung, so dass hier wahrscheinlich andere Faktoren als der Druck verantwortlich für das Austreten des Zementes aus dem Wirbelkörper waren.

Zusammenfassend kann jedoch gesagt werden, dass der Injektionsdruck in den meisten Fällen eine wichtige Rolle für den Ausgang einer Vertebroplastik spielt.

Analyse der Injektionsdrücke während der Vertebroplastik

Um die Druckmechanismen der Vertebroplastik besser verstehen zu können, haben wir den Gesamtdruck, der mit dem Injektionsdruck im Gleichgewicht steht, in zwei Komponenten aufgeteilt: (1) in den extravertebralen Druck, der bei der Zementzufuhr von der Spritze durch die Kanüle zur Überwindung der Reibung zwischen dem Zement und der Kanülenwand und des Widerstandes auf Grund von Übergangseffekten im Bereich der geometrischen Kontraktion notwendig ist, und (2) den intravertebralen Druck. Dieser Druck ist erforderlich, damit sich der Zement in den Hohlräumen der Spongiosa ausbreitet und das Knochenmark verdrängt.

$$P_{inj} = P_{extra} + P_{intra} \quad \text{(I)}$$

mit P_{inj} = Injektionsdruck P_{extra} = extravertebraler Druck
P_{intra} = intravertebraler Druck

Der intravertebrale Druck kann jedoch noch weiter aufgeteilt werden in (a) den reinen Infiltrationsdruck (Füllung der Spongiosa mit Zement) und (b) den Kompaktadruck als hydrostatischer Widerstand basierend auf der Verdrängung des Knochenmarks aus dem Wirbelkörper in die Umgebung. Der hydrostatische Widerstand hängt sehr stark von der Trabekelstruktur und der Porosität der Kompakta ab. Damit erhält man folgende Gleichung:

$$P_{inj} = P_{extra} + P_{inf} + P_{komp} \quad \text{(II)}$$

mit P_{inf} = Infiltrationsdruck P_{komp} = Kompaktadruck

Um die verschiedenen Komponenten des Injektionsdruckes zu analysieren, haben wir ein theoretisches Modell aufgebaut. In diesem Modell wird jedoch der Kompaktadruck nicht berücksichtigt, weil er sehr komplex und kaum mathematisch beschreibbar ist. Mit Hilfe dieses Modells war es uns möglich, die Relation zwischen dem extravertebralen Druck und dem Infiltrationsdruck sowie die Bedeutung der physikalischen Eigenschaften des Zementes und der anderen Injektionsparameter für den Injektionsdruck aufzuzeigen.

Der Ansatz für das Modell war das Kräftegleichgewicht zwischen der Injektionskraft, basierend auf P_{inj} und den Kräften hervorgerufen durch den Infiltrationsdruck P_{inf} und durch den extravertebralen Druck P_{extra} [Baroud 2003]. Zur Beschreibung des Infiltrationsdruckes wurde das Gesetz von Darcy (Eindringen einer Flüssigkeit in ein poröses Material) und für den extravertebralen Druck das Gesetz von Hagen-Poisseuille (Strömung einer Newtonschen Flüssigkeit durch ein zylindrisches Rohr) verwendet:

$$F(P_{inj}) = F(P_{extra}) + F(P_{inf})$$
$$\Rightarrow P_{inj}\pi r_s^2 = P_{inf}\pi r_k^2 + \int_0^l 2\pi\gamma r_k \mu \, dl \quad \text{(III)}$$

mit r_s = Radius der Spritze r_k = Radius der Kanüle
γ = Schergeschwindigkeit
μ = Zementviskosität l = Länge der Kanüle

Bei einer erfolgreichen Füllung durchdringt der Zement die Spongiosa gleichmäßig. Daher kann das Gesetz von Darcy in Kugelkoordinaten integriert werden. Auf Grund der hohen Viskosität des Zementes kann der Fluss in der Kanüle als laminar angenommen und das Gesetz von Hagen-Poiseuille über die Länge der Kanüle integriert werden. Damit erhält man aus Gleichung (III) folgende Gleichung für den Injektionsdruck:

$$\Rightarrow P_{inj} = \underbrace{\mu \frac{Q}{4\pi\kappa} \cdot \left(\frac{1}{r_k} - \frac{1}{r}\right)}_{\text{Summand 1}} + \underbrace{\mu \frac{8Q}{\pi r_k^4} l}_{\text{Summand 2}} \quad \text{(IV)}$$

mit μ = Zementviskosität Q = Volumenstrom
κ = Knochenpermeabilität
r = Radius der sich ausdehnenden Zementwolke

Der Summand 1 stellt den Infiltrationsdruck P_{inf} und der Summand 2 den extravertebralen Druck P_{extra} dar. Die Gleichung (IV) zeigt, dass der Injektionsdruck von einer Kombination geometrischer (z.B. Länge und Radius der Kanüle) und physikalischer Faktoren (z.B. Viskosität und Volumenstrom) abhängt.

Setzt man die aus der Literatur [Baroud 2003, 2004a, 2004b; Krause 1982; Naumann 1999] entnommenen Werte für μ, Q und κ sowie die geometrischen Dimensionen einer 8-gauges Kanüle (l = 200 mm, r_k = 2 mm) in die Gleichung (IV) ein, so erhält man ein sehr interessantes und überraschendes Ergebnis:

Der Infiltrationsdruck trägt nur zwischen 0% zu Beginn und 5,6% am Ende der Injektion zum gesamten Injektionsdruck bei. Somit muss der extravertebrale Druck, der zur Überwindung der Reibung und des Widerstandes auf Grund der Übergangseffekte notwendig ist, mit ca. 95% des benötigten Injektionsdrucks als begrenzender Faktor für die Zementeinspritzung in der Vertebroplastik betrachtet werden. Damit wird deutlich, dass die Zementzufuhr durch die Kanüle in Bezug auf den Injektionsdruck *die* Schlüsselstelle ist.

Experimentelle Erfassung der verschiedenen Druckkomponenten während einer Zementinjektion

Aufbauend auf den Resultaten der theoretischen Betrachtung der Injektionskräfte, haben wir in einem ex vivo Experiment mit Wirbelkörpern, die aus Kadavern entnommen wurden, den Injektionsdruck und den intravertebralen Druck an der lateralen Kompakta des Wirbelkörpers während des Injektionsprozesses gemessen. Unsere Vermutung ausgehend von dem theoretischen Model war, dass die Injektionsdrücke deutlich höher sein würden als die intravertebralen Drücke.

Für die Versuche wurden fünfzehn Lendenwirbel aus drei osteoporotischen Wirbelsäulen entnommen. Die mineralische Knochendichte variierte zwischen 0,136 und 0,620 g/cm^2. Die Injektionskanüle mit angeschlossener Spritze wurde so im Wirbelkörper platziert, dass sie durch den rechten Pediculus arcus vertebrae eintrat und ihr Ende sich möglichst genau ein Drittel der Gesamtbreite von der rechten, lateralen Seite und ein Drittel der Gesamtlänge von der frontalen Seite entfernt befand. Zur Messung des intravertebralen Druckes an der linken, lateralen Kompakta wurde ein Drucksensor über eine Öffnung in der Kompakta an den Wirbelkörper angeschlossen. Die gesamte Versuchsanordnung wurde in einem servohydraulischen Prüfstand installiert, mit dessen integrierter Kraftmesszelle der Injektionsdruck gemessen wurde. Der schematische Versuchsaufbau ist in Abb. 5 dargestellt. An-

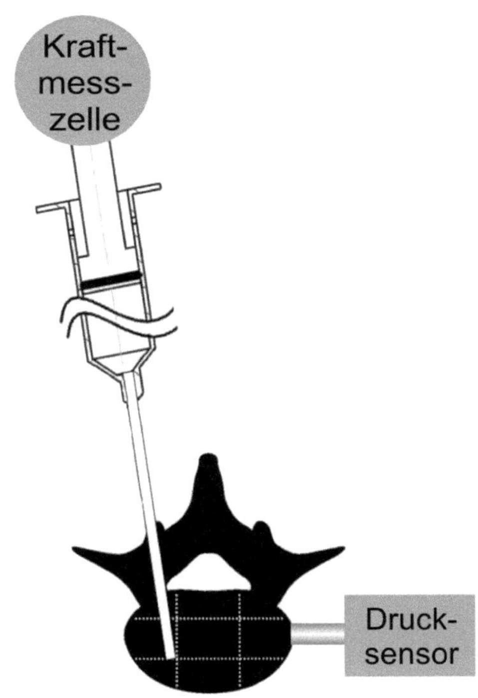

Abb. 5. Schematische Darstellung des Versuchsaufbaus zur Messung des intra- und extravertebralen Druckes

statt Zement wurde in den Versuchen ein Silikonöl mit einer ähnlichen Viskosität wie der Zement (100 Pa·s) verwendet, was den Vorteil hatte, dass man durch die konstante Viskosität reproduzierbarere Ergebnisse bekam. Genauere Informationen über die Versuchsvorbereitung und den Versuchsaufbau können dem Artikel von Baroud et al. [Baroud 2005a] entnommen werden.

Die Injektion des Silikonöls erfolgte unter kontrollierten kinematischen Bedingungen. Der von der Kraftmesszelle aufgenommene Druck, der notwendig war, um das Silikonöl einzuspritzen, entspricht dem Druck, den ein Arzt während der Vertebroplastik manuell auf die Spritze ausüben muss. Mit dem Drucksensor wurde der intravertebrale Druck, der in Folge der Zementausbreitung im Wirbelkörper an der lateralen Kompakta entstand, aufgezeichnet.

Nach Beginn des Einspritzvorganges erreichte der Injektionsdruck schnell ein relativ konstantes Niveau von (344 ± 62) kPa und veränderte sich im Laufe der Injektion kaum. Im Gegensatz zum Injektionsdruck stieg der intravertebrale Druck an der kortikalen Schale während der Injektion signifikant an. Mit Maximalwerten von $(3{,}54 \pm 2{,}92)$ kPa war er jedoch im Vergleich zum Injektionsdruck sehr gering. Die zu Beginn dieser Studie aufgestellte Hypothese wurde sehr deutlich bestätigt, da der gemessene Injektionsdruck ca. 97-mal größer war als der intravertebrale Druck.

Zur weiteren Kontrolle wurde Silikonöl unter den gleichen Bedingungen wie in den ex vivo Wirbelkörperexperimenten in Luft injiziert und dabei ebenfalls der Injektionsdruck gemessen. Der Vergleich der aufgenommenen Drücke beider Experimentreihen (Wirbelkörper vs. Luft) ergab keinen signifikanten Unterschied. Dies bekräftigt die Richtigkeit unserer eingangs aufgestellten Vermutung.

Im folgenden Abschnitt werden die Schlussfolgerungen aus dieser Studie präsentiert. Das Experiment bestätigt deutlich, dass der größte Teil des Injektionsdruckes für den Transport des Zementes durch die Kanüle benötigt wird. Der intravertebrale Druck scheint minimal zu sein. Das Problem einer unzureichenden Füllung des Wirbelkörpers auf Grund eines zu hohen Injektionsdrucks kann nicht mit dem Anstieg des intravertebralen Druckes zusammen hängen und ist demnach nur durch eine Veränderung des notwendigen extravertebralen Druckes zu erklären, der als Schlüsselfaktor des Einspritzprozesses betrachtet werden muss. Methoden wie z.B. die Öffnung der Kompakta zur Druckentlastung oder das Schaffen einer Kavität in der Spongiosa zur Verbesserung des Füllvorgangs tragen kaum zur Reduzierung des Risikos einer unzureichenden Füllung bei.

Obwohl der intravertebrale Druck minimal ist, könnte seine Veränderung während des Einspritzvorganges sehr wohl einen nicht unbedeutenden Einfluss auf die Uniformität der Ausbreitung des Zementes in der Spongiosa haben. Öffnungen der Kompakta oder Hohlräume in der Spongiosa könnten Druckgradienten aufbauen, welche dem Zement eine bevorzugte Ausbreitungsrichtung vorgeben könnten. Dies ist von besonderer Bedeutung, wenn der Zement zu einem frühen Zeitpunkt nach der Vermengung des Pulvers mit dem Monomer injiziert wird.

Analyse des Risikos einer Extravasation von Zement aus dem Wirbelkörper

In vorhergehenden Experimenten [Baroud 2004a; Heini 2000; Jensen 1997; Mathis 2001] wurde deutlich, dass der Austritt von Zement aus dem Wirbelkörper z.B. durch Blutgefäße oder eine Frakturlinie ein häufig auftretendes, ernsthaftes Problem in der Vertebroplastik darstellt, welches mit einer Beschädigung von Nerven, einer Lungenembolie oder sogar dem Tod des Patienten enden kann. In diesem Abschnitt betrachten wir sowohl auf theoretischer als auch auf experimenteller Ebene den Einfluss verschiedener Faktoren auf das Extravasationsrisiko.

Da der Zement generell den Weg des geringsten Widerstandes nimmt, wurde in dem theoretischen Modell ein „Austrittsrisikofaktor", das Verhältnis aus dem zur gleichmäßigen Ausbreitung des Zementes notwendigen Druck und dem Druck, der benötigt wird, um Zement in den Extravasationspfad zu injizieren, analytisch berechnet [Bohner 2003]. Außer den geometrischen Faktoren wie z.B. dem Durchmesser des Extravasationspfades oder der Porosität der Spongiosa, die vom Orthopäden nicht beeinflusst werden können und deswegen hier nicht weiter erläutert werden, spielt vor allem das Verhältnis der Zementviskosität μ_z zur Viskosität des Knochenmarks μ_k eine große Rolle. Aus qualitativen Berechnungen geht hervor, dass ein niedriges Verhältnis μ_z/μ_k das Extravasationsrisiko deutlich vergrößert, während eine Erhöhung des Verhältnisses ein niedrigeres Risiko zur Folge hat. Für den Orthopäden bedeutet dies, dass er einen möglichst hochviskösen Zement verwenden sollte. Betrachtet man die Abhängigkeit der Zementviskosität von der Zeit nach Vermengung des Pulvers mit dem Monomer (μ_z steigt mit der Zeit an) [Baroud 2004a], so besteht eine Möglichkeit die Zementviskosität zu erhöhen darin, dass mit der Injektion bis zu einem späteren Zeitpunkt gewartet wird. Auf Grund der strukturviskösen Eigenschaft des Zementes wäre es außerdem von Vorteil, wenn man den Zement mit einer niedrigen Fließrate, d.h. mit einem niedrigen Injektionsdruck, einspritzen könnte.

Obwohl ein höher visköser Zement das Extravasationsrisiko reduzieren würde, ergeben sich durch seine Verwendung auch gewisse Einschränkungen. So könnten z.B. die Trabekel während des Einspritzvorganges auf Grund zu großer Belastung brechen, so dass man keine optimale Verbindung zwischen Knochen und Zement mehr hat, oder das Zufuhrsystem wegen der großen Kräfte versagt (Versagen der Spritze).

In Experimenten mit einem Extravasationsmodell konnten wir bestätigen, dass ein erhöhtes Verhältnis der Zementviskosität zur Viskosität des Knochenmarkes, bzw. ein späterer Injektionszeitpunkt das Risiko eines Zementaustrittes verringern. Das Extravasationsmodell bestand aus einem porösen Keramikfilter bzw. aus einem Aluminiumschaum mit einer Porosität ähnlich der der Spongiosa. Der Austrittspfad wurde durch eine zylindrische Bohrung im Probekörper simuliert. Für die Tests wurde mit Hilfe einer Materialprüfmaschine durch eine Kanüle Zement in die Probe injiziert. Das Ausbreitungsverhalten von Zementen zu unterschiedlichen Injektionszeitpunkten nach Vermengung der Bestandteile wurde anhand der Röntgen-Aufnahmen (Abb. 6) der Modelle nach der Injektion deutlich und bestätigt die theoretisch gewonnenen Erkenntnisse.

Aus diesen Resultaten ergaben sich folgende Probleme für den Einspritzprozess: Möchte man einen hochviskösen Zement einspritzen, so ist das Zeitfenster, in dem der Polymerisationsvorgang eine Injektion erlaubt, relativ klein. Dies erfordert einen hohen Volumenstrom, um den Wirbelkörper ausreichend zu füllen, und damit einen hohen Injektionsdruck (Gleichung IV). Der Injektionsdruck wird zusätzlich noch durch die erhöhte Zementviskosität vergrößert. Überschreiten die für die Injektion erforderlichen Kräfte die vom Menschen applizierbaren Werte, so muss der Injektionsvorgang frühzeitig abgebrochen werden. Außerdem möchte man zur Verminderung des Extravasationsrisikos auf Grund der strukturviskösen Eigenschaft des Zementes möglichst niedrige Injektionsdrücke haben. Die Anforderungen an den Injektionsprozess für eine gleichmäßige Infiltration (hohe Zementviskosität, niedriger Druck) und für die ausreichende Füllung des Wirbelkörpers (hoher Druck, niedrige Viskosität) sind damit genau entgegengesetzt.

Entwicklung einer neuen Injektionskanüle

Basierend auf den Ergebnissen der vorhergehenden Studien (der extravertebrale Druck ist mit 95% des gesamten Injektionsdruckes der Schlüsselfaktor des Injektionsprozesses; hohe Viskosität und niedriger Druck sind notwendig für eine gleichmäßige Ausbreitung des Zementes in der Spongiosa; niedrige Viskosität und hoher Druck werden zur ausreichenden Füllung des Wirbelkörpers benötigt) haben wir eine neue Injektionskanüle entwickelt. Ziel dieser Entwicklung war eine signifikante Reduzierung des extravertebralen Druckes.

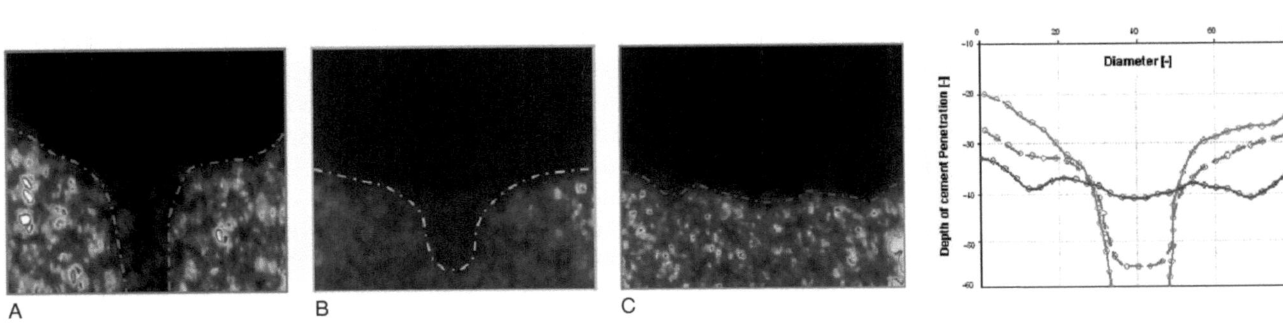

Abb. 6. Röntgen-Aufnahmen des Zementausbreitungsmusters für einen starken Zementaustritt (**A**, niedrig visköser Zement), einen moderaten Zementaustritt (**B**, mittel visköser Zement) und keinen Zementaustritt (**C**, hoch visköser Zement). Der Graph auf der rechten Seite stellt die Digitalisierung dar, die gemacht wurde, um numerische Werte für die Menge des ausgetretenen Zementes zu erhalten

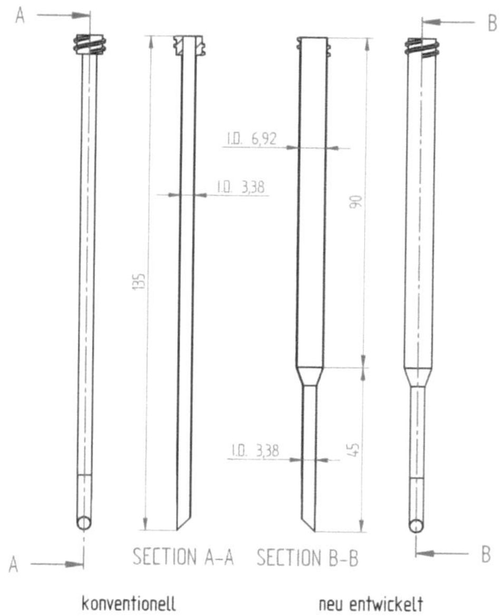

Abb. 7. Geometrie der konventionellen 8-gauge Kanüle (**A**) verglichen mit der der neu entwickelten Kanüle (**B**)

Die neue Injektionskanüle besteht aus zwei Teilen mit unterschiedlichen inneren und äußeren Durchmessern (Abb. 7). Das distale Drittel der Kanüle hat die gleichen Maße wie eine konventionelle 8 Gauge Kanüle (Innendurchmesser 3,38 mm), da dieser Teil durch den Pediculus arcus vertebrae in den Wirbelkörper eingeführt wird und somit an die anatomischen Gegebenheiten angepasst sein muss. Der Innendurchmesser des proximalen Teiles, der partiell das Weichgewebe durchdringt, ist mit 6,92 mm ungefähr doppelt so groß wie der des distalen Drittels. Die Gesamtlänge der neuen Kanüle beträgt 135 mm.

Um die idealen Dimensionen für die Kanüle zu ermitteln, wurde ein theoretisches Modell basierend auf dem Gesetz von Hagen-Poisseuille aufgebaut, in das die Anthropometrie des menschlichen Körpers mit eingearbeitet wurde. Das Ergebnis, dass eine Verdoppelung des Innendurchmessers im proximalen Teil den extravertebralen Druck um ca. 63% im Vergleich zur Verwendung einer konventionellen 8-gauges Kanüle verringert, wurde in einer experimentellen Studie bestätigt [Baroud 2005b].

In einer nachfolgenden Studie wurde die neu entwickelte Kanüle unter simulierten klinischen Bedingungen getestet. Während ein Chirurg für Wirbelsäulenorthopädie Knochenzement sowohl durch eine konventionelle als auch durch eine neu entwickelte Kanüle in Wirbelkörper, die aus Kadavern entnommen wurden, unter den gleichen Injektionsbedingungen (z.B. Volumenstrom und Druck), wie sie auch in der realen Vertebroplastik auftreten, einspritzte, wurden die Injektionsdrücke gemessen. Details des Versuchsaufbaus und der Versuchsdurchführung können der Veröffentlichung von Baroud et al. [Baroud et al., in Druck] entnommen werden. Basierend auf den vorhergehenden Ergebnissen erwarteten wir eine Reduzierung des Injektionsdruckes durch die neue Kanüle auf ca. 50% bis 60% im Vergleich zur konventionellen Kanüle.

Insgesamt wurden 40 Tests pro Kanüle durchgeführt. Das Verhältnis zwischen dem Injektionsdruck, der benötigt wurde, um den Zement durch die neu entwickelte Kanüle zu injizieren, und dem Injektionsdruck für eine Injektion durch die konventionelle Kanüle betrug durchschnittlich 56%. Dies bedeutet, dass die neue Kanüle den Injektionsdruck um ca. 44% verringert. Ein t-Test ergab, dass diese Resultate eine sehr hohe Signifikanz haben ($p < 0{,}001$). Unsere Hypothese, dass die neue Kanüle den Injektionsdruck deutlich senkt, wurde durch die Ergebnisse dieser Studie bestätigt.

Auf Grund der Verringerung des Injektionsdruckes durch die neue Kanüle ist es möglich, höher visköse Zemente zu injizieren, ohne dass die erforderlichen Drücke die vom Orthopäden applizierbaren Werte überschreiten. Dadurch wird sowohl das Risiko, dass Zement aus dem Wirbelkörper austritt, als auch das Risiko einer unzureichenden Füllung des Wirbelkörpers verringert. Gleichzeitig ist die neue Kanüle mit dem bisher verwendeten Injektionssystem kompatibel und vor allem kostengünstig.

Schlussfolgerungen

Wichtig für ein besseres Verständnis des Injektionsvorganges bei der Vertebroplastik waren vor allem die Analyse der Bedeutung des Injektionsdruckes und der Zementviskosität für den Ausgang der Behandlung.

Die Betrachtung des theoretischen Modells des Injektionsdruckes lieferte ein erstaunliches Ergebnis. Ca. 95% des gesamten Injektionsdruckes wird dafür benötigt, die Reibung zwischen der Kanülenwand und dem Zement zu überwinden (extravertebraler Druck), und nur 5% des gesamten Injektionsdruckes ist notwendig für die Ausbreitung des Zementes in der Spongiosa (intravertebraler Druck). Die nachfolgenden Experimente haben bestätigt, dass der intravertebrale Druck deutlich geringer ist, als der extravertebrale Druck.

Die Analyse des Extravasationsrisikos ergab, dass vor allem durch die Verwendung eines höher viskösen Zementes dieses Risiko deutlich gesenkt werden kann. Außerdem würde ein niedrigerer Injektionsdruck und damit ein niedrigerer intravertebraler Druck die gleichmäßige Ausbreitung des Zementes begünstigen.

Zur Verbesserung des Injektionsprozesses haben wir eine neue Kanüle entwickelt. Diese trägt auf Grund ihrer Geometrie deutlich zur Senkung des Injektionsdruckes bei. Dadurch können höher visköse Zemente besser eingespritzt werden und das Risiko einer unzureichenden Füllung des Wirbelkörpers mit Zement wird gesenkt. Bis die neue Kanüle jedoch endgültig im klinischen Betrieb eingesetzt werden kann, sind weitere Tests erforderlich.

Danksagung

Diese Arbeit wurde unterstützt durch das Canadian Institute of Health Research (CIHR) Subventionsnummer MOP 57835, das Natural Science and Engineering Research Council (NSERC) und die Fonds Québecois de recherche sur la nature et les technologies (FQRNT).

Literatur

Baroud G, Bohner M, Heini P, Steffen T (2001a) Injection biomechanics of bone cements used in vertebroplasty. Biomed Mater Eng 14(4): 487–504

Baroud G, Falk R, Crookshank M, Sponagel S, Steffen T (2001b) Experimental and theoretical investigation of the directional permeability of cancellous bone for cement infiltration. J Biomech 37(2): 189–96

Baroud G, Martin P-L, Cabana F: Ex-vivo experiments of a new injection instrument for vertebroplasty. Spine J (in Druck)

Baroud G, Vant C, Giannitsios D, Bohner M, Steffen T (2005a) Effect of vertebral shell on injection pressure and intravertebral pressure in vertebroplasty. Spine 30(1): 68–74

Baroud G, Wu JZ, Bohner M, Sponagel S, Steffen T (2003) How to determine the permeability for cement infiltration into osteoporotic cancellous bone. Med Eng Phys 25(4): 283–8

Baroud G, Steffen T (2005b) A new cannula to ease cement injection during vertebroplasty. Eur Spine J 14(5): 474–9

Bohner M, Gasser B, Baroud G, Heini P (2003) Theoretical and experimental model to describe the injection of a polymethylmethacrylate cement into a porous structure. Biomaterials 24(16): 2721–30

Cotten A, Dewatre F, Cortet B, Assaker R, Leblond D, Duquesnoy B, Chastanet P, Clarisse J (1996) Percutaneous vertebroplasty for osteolytic metastases and myeloma: effect of the percentage of lesion filling and the leakage of methyl methacrylate at clinical follow-up. Radiology 200(2): 525–30

Deramond H, Depriester C, Galibert P, Le Gars D (1998) Percutaneous vertebroplasty with polymethylmethacrylate. Radiol Clin North Am 36(3): 533–46

Heini PF, Berlemann U, Kaufmann M, Lippuner K, Fankhauser C, van Landuyt P (2001) Augmentation of mechanical properties in osteoporotic vertebral bones – a biomechanical investigation of vertebroplasty efficacy with different bone cements. Eur Spine J 10(2): 164–71

Heini PF, Walchli B, Berlemann U (2000) Percutaneous transpedicular vertebroplasty with PMMA: operative technique and early results. A prospective study for the treatment of osteoporotic compression fractures. Eur Spine J 9(5): 445–50

Jensen AJ, Evans JM, Mathis (1997) Percutaneous polymethylmethacrylate vertebroplasty in the treatment of osteoporotic vertebral body compression fractures: technical aspects. Am J Neuroradiol 18(10): 1897–904

Krause WR, Miller J, Ng P (1982) The viscosity of acrylic bone cements. J Biomed Mater Res 16(3): 219–43

Mathis JM, Barr JD, Belkoff SM, Barr MS, Jensen ME, Deramond H (2001) Percutaneous vertebroplasty: a developing standard of care for vertebral compression fractures. AJNR Am J Neuroradiol 22(2): 373–81

Naumann EA, Fong KE, Keaveny TM (1999) Dependence of intertrabecular permeability on flow direction and anatomic site. Ann Biomed En 27(4): 517–24

San Millan Ruiz D, Burkhardt K, Jean B, Muster M, Martin JB, Bouvier J, Fasel JH, Rufenacht DA, Kurt AM (1999) Pathology findings with acrylic implants. Bone 25 [2 Suppl]: 85–90

Wilson DR, Myers ER, Mathis JM, Scribner RM, Conta JA, Reiley MA, Talmadge KD, Hayes WC (2000) Effect of augmentation on the mechanics of the vertebral wedge fractures. Spine 25(2): 158–65

Zur Biomechanik der Anschlussfraktur nach einer Zementaugmentation

G. Baroud

In der heutigen, immer älter werdenden Bevölkerung gewinnen Pathologien wie zum Beispiel Osteoporose immer mehr an Bedeutung. Die am häufigsten auftretenden Komplikationen von Osteoporose sind Stauchungsfrakturen der Wirbelkörper, welche 45% aller osteoporotisch bedingten Frakturen ausmachen [Watts 2001]. Diese Frakturen verlaufen häufig unerkannt und ohne weitere Komplikationen, jedoch können sie zu akuten oder chronischen Schmerzen, einer verringerten Festigkeit und Stabilität der Wirbelsäule sowie zu Fehlstellungen führen (s. Kap. 3).

Die Vertebroplastik und die Kyphoplastik zielen darauf, den gebrochenen Wirbelkörper zu stabilisieren und dadurch die vom Patienten wahrgenommenen Schmerzen zu vermindern. Um dieses Ziel zu erreichen, wird Knochenzement unter Röntgenmonitoring in den Wirbelkörper eingespritzt, so dass durch seine in situ Aushärtung sowohl die Festigkeit als auch die Steifigkeit des Wirbelkörpers erhöht werden [Belkoff 2000, 2001, 2002; Dean 2000; Heini 2001]. Die Vertebroplastik ist nicht nur eine kostengünstige Alternative zu herkömmlichen Behandlungsmethoden, sondern weist ebenfalls hinsichtlich ihrer zunehmenden Rolle in der Patientenversorgung [Watts 2001] viel versprechende klinische Erfolge auf.

Die gegenwärtigen Richtlinien für die Vertebroplastik oder die Kyphoplastik konzentrieren sich auf das Prinzip der Maximierung von Festigkeit und Steifigkeit des gebrochenen Wirbels durch die Injektion eines maximalen Zementvolumens. Jedoch haben biomechanische Experimente gezeigt, dass dieses Prinzip unter Umständen einer erneuten Evaluierung bedarf, da das mögliche Risiko einer Anschlussfraktur bisher nicht berücksichtigt wurde [Berlemann 2002].

Anschlussfrakturen sind neue Stauchungsfrakturen, die in einem kurzen Zeitraum nach einer durchgeführten Zementaugmentation in an den augmentierten Wirbel angrenzenden Wirbelkörpern auftreten. Dieses Phänomen wurde in verschiedenen klinischen Studien aufgezeigt.

Trotz des bestehenden Risikos von neuen vertebralen Stauchungsfrakturen darf man den positiven Schlüsseleffekt der Zementaugmentation nicht aus den Augen verlieren: sie verbessert die Stabilität des gebrochenen Wirbelkörpers [Belkoff 2000, 2001, 2002; Dean 2000; Heini 2001; Watts 2001]. Diese Stabilisierung bietet einen Schutz vor einem weiteren Höhenverlust im augmentierten Wirbelkörper.

Methodik und Ergebnisse

Für die Durchführung der maßgeblichen Forschungsarbeiten über den stabilisierenden Effekt der Vertebroplastik wurde eine Auswahl von Modellen unterschiedlicher Isolationsgrade verwendet: (a) ein intravertebrales Modell, (b) ein Modell eines einzelnen Wirbelkörpers und (c) ein multisegmentales Modell.

Das intravertebrale Modell besteht aus einem Spongiosa-Kern mit standardisierten Abmessungen. Es bietet die Möglichkeit, die Wechselwirkungen zwischen Knochen und Zement ohne Beeinflussung durch andere anatomische Faktoren wie z.B. die Präsenz der Kompakta zu betrachten.

Das komplexere Modell eines einzelnen Wirbelkörpers wird zur Ermittlung der biomechanischen Effektivität des Verfahrens in Bezug auf die Wiederherstellung des gebrochenen Wirbels und die Prävention eines weiteren Zusammenbruches verwendet.

Ziel des multisegmentalen Modells ist es, die Auswirkungen der Vertebroplastik auf angrenzende Strukturen zu untersuchen. Diese Modelle setzen sich aus zwei benachbarten Wirbeln und der dazwischen liegenden Bandscheibe, einer funktionellen Wirbelsäuleneinheit (FWE), zusammen.

Die Effektivität der Zementaugmentation im Hinblick auf die Erhöhung der Festigkeit der osteoporotischen Spongiosa wurde mit Hilfe des intravertebralen Modells [Baroud 2001a, b; Ferguson 2001; Polikeit 2001, 2003] und des Modells eines einzelnen Wirbelkörpers [Belkoff 2000, 2001, 2002; Dean 2000; Heini 2001] bestätigt. Im Gegensatz dazu stellen die Forschungsergebnisse basierend auf den multisegmentalen Modellen die Berechtigung des Prinzips der maximalen Füllung in Frage, da dieses von Nachteil für die angrenzenden Wirbel sein kann [Berlemann 2002].

In einem gesunden Wirbelkörper trägt die Kompakta einen wesentlichen Teil zu seiner Festigkeit und Stabilität bei. Eine Fraktur der Kompakta führt zum Teilverlust dieses stabilisierenden Faktors [Rockoff 1969]. Obwohl die Augmentation die Wiederherstellung der Festigkeit des Wirbelkörpers anstrebt, wird durch die Injektion des Zementes nur das trabekuläre Gerüst und nicht die vertebrale

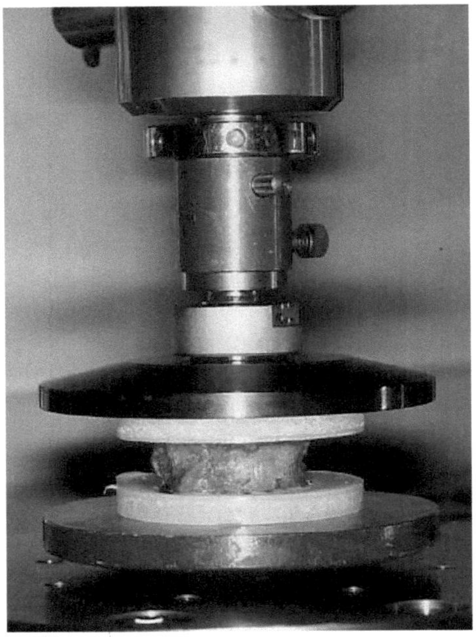

Abb. 8. Versuchsaufbau mit einem einzelnen Wirbelkörper [Heini 2001], der in einer universellen Materialprüfmaschine einer axialen Druckbelastung ausgesetzt wird. Die meisten biomechanischen Tests werden mit axialer Druckbelastung durchgeführt, da dies die Richtung der größten Beanspruchung in der Wirbelsäule darstellt

Kompakta stabilisiert. Das Resultat ist eine Art intravertebrale Stützsäule aus Zement.

Generell wird in Experimenten basierend auf dem Modell des einzelnen Wirbelkörpers die biomechanische Stabilität von Kadaverwirbeln unter axialer Druckbelastung (Abb. 8) jeweils vor und nach der Vertebroplastik geprüft. Die freipräparierten Wirbelkörper werden nach dem Prinzip der maximalen Füllung mit Knochenzement verstärkt. Zur Durchführung der Experimente wird eine universelle Materialprüfmaschine verwendet [Heini 2001].

Aus den Ergebnissen der biomechanischen Tests geht hervor, dass ein gesunder Wirbelkörper eine ungefähr zehnmal höhere axiale Druckkraft aufnehmen kann als ein stark osteoporotischer Wirbelkörper [Heini 2001]. Die Zementaugmentation versucht deshalb, die Tragfähigkeit des Knochens wieder aufzubauen.

Das Potential der Zementaugmentation (Abb. 9), den osteoporotischen Knochen im Wirbelkörper zu stabilisieren, ist unumstritten. Wie man sieht, ist es durch die Zementaugmentation möglich, die Festigkeit wieder auf den Level eines intakten Knochens und sogar darüber hinaus anzuheben. Verschiedene Studien werfen die Frage nach der Bedeutung des Begriffes „effektive Wiederherstellung" auf: Bis zu welchem Zustand sollte die Festigkeit und die Steifigkeit des Wirbelkörpers wieder aufgebaut werden?

Der ideale Zustand für eine Wiederherstellung ist nicht bekannt; es wird heute angenommen, dass optimalerweise die Festigkeit auf den Stand von vor der Fraktur, d.h. auf das Niveau eines intakten oder eines gesunden, nicht-osteoporotischen Knochens angehoben werden sollte. Solange die ideale Situation jedoch nicht bestimmt ist, können die durchgeführten Augmentationen auch einen übertriebenen Umfang haben. Berichte legen nahe, dass dies einen negativen biomechanischen Einfluss auf die umgebenden Gewebe haben könnte und insbesondere nach der Vertebroplastik deshalb Anschlussfrakturen verursacht werden können (Abb. 10).

Klinische Studien haben diese Beobachtungen bestätigt und die Bedeutung des ansteigenden Risikos einer Anschlussfraktur dargelegt. Uppin et al. [Uppin 2003] berichteten, dass zwei Drittel aller beobachteten neuen Frakturen innerhalb von 30 Tagen nach Durchführung einer Vertebroplastik auftraten. Ähnliche Ergebnisse zeigten Grados et al. [Grados 2000], die ein deutliches Ungleichgewicht in der Anschlussfrakturhäufigkeit vor (1,44) und nach (2,27) einer Augmentation feststellen. Legroux-Gérot et al. [Legroux-Gérot 2004] fanden ebenso einen analogen Anstieg in der Auftrittshäufigkeit von Anschlussfrakturen. Vor kurzem berichteten Kim et al. [Kim 2004], dass 8% aller Wirbel ihrer Studie nach einer Vertebroplastik neue Frakturen entwickelten, ein weiterer Hinweis darauf, dass die Vertebroplastik im Hinblick auf die Steigerung des Anschlussfrakturrisikos eine nicht unbedeutende Rolle spielen könnte.

Ausgehend von diesen Ergebnissen ist es nicht nur wichtig, die Signifikanz dieser Studien zu erkennen, sondern auch die zugrundeliegenden biomechanischen Mechanismen der neuen Fraktur zu verstehen. Findet man einen Mechanismus, der das Auftreten von vertebralen Anschlussfrakturen erklärt, so könnte ein Weg gefunden werden, diesem möglicherweise gesundheitsgefährdenden Langzeiteffekt durch Veränderung des Verfahrens vorzubeugen.

Es wurden mehrere Hypothesen zur Begründung von vertebralen Anschlussfrakturen aufgestellt. Die erste Hypothese von Ross et al. [Ross 1993], die ebenfalls in anderen, neueren Veröffentlichungen

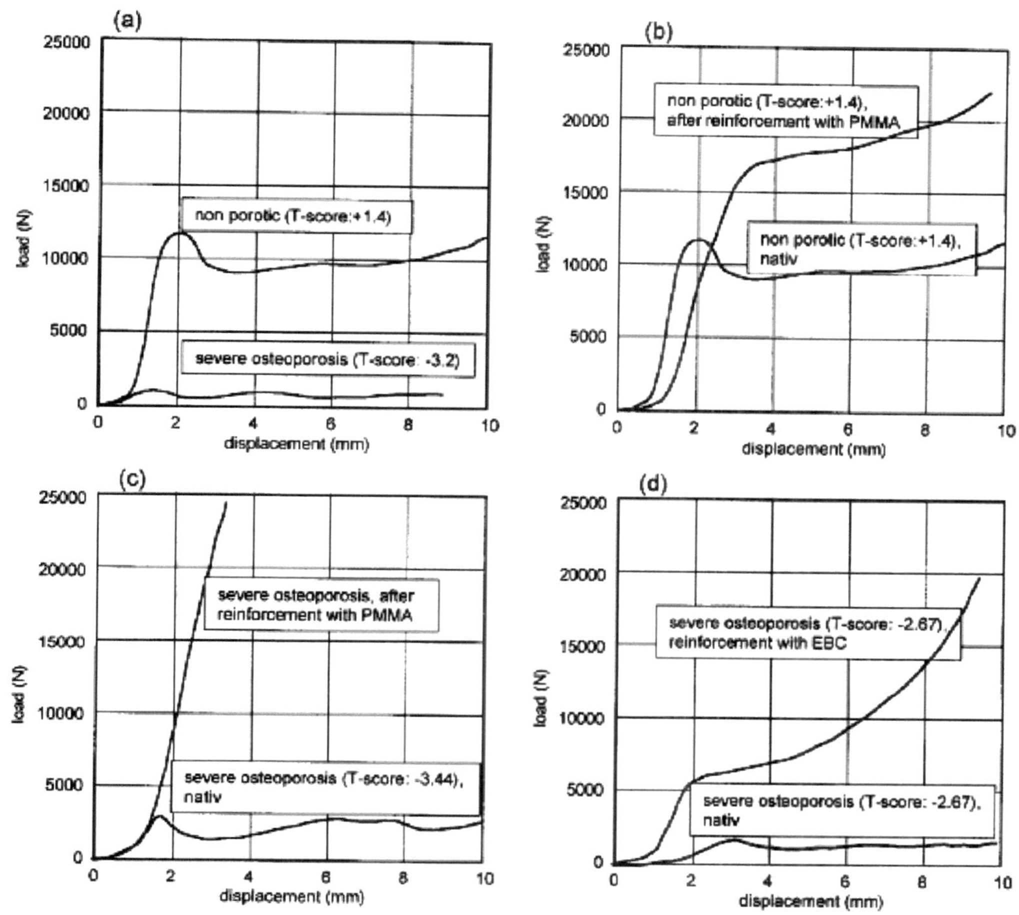

Abb. 9. Qualitative „load-displacement" Kurven von: unbehandelten, gesunden Wirbelkörpern, unbehandelten osteoporotischen Wirbelkörpern und augmentierten, osteoporotischen Wirbelkörpern, die mit einer maximalen Menge von experimentellem Brushite Zement gefüllt waren [Heini 2001]

aufgegriffen wird [Heini 2004; Lindsay 2001; Fribourg 2004], sieht die Anschlussfrakturen als Folge des natürlichen Fortschreitens der Osteoporose. Dies ist durchaus legitim, da das Risiko nachfolgender Frakturen nach dem Auftreten einer ersten osteoporotischen Wirbelfraktur sogar ohne eine Zementaugmentation bereits um das Vierfache erhöht ist.

In einer zweiten Hypothese von Uppin et al. [Uppin 2003] und Heini et al. [Heini 2004] wird ein alternativer Erklärungsvorschlag unterbreitet: Die neuen Frakturen seien auf ein größeres Bewegungsmaß der Patienten nach einer Zementaugmentation zurückzuführen. Es wird vorausgesetzt, dass durch die gesteigerte körperliche Aktivität die Belastung des Wirbelkörpers erhöht wird und sie dadurch brechen. Dies ist ebenfalls plausibel, da die Patienten im Allgemeinen im Anschluss an eine Vertebroplastik eine deutliche Schmerzlinderung erfahren.

Obwohl diese beiden Hypothesen zweifellos nachvollziehbar sind, gestattet keine von beiden die Hoffnung auf eine Verbesserung der Situation und eine Minimierung des unerwünschten Effektes.

Die dritte Hypothese wurde von Baroud et al. [Baroud 2001a; Baroud und Polikeit 2003] vorgestellt und nennt die Vertebroplastik selbst auf Grund ihrer biomechanischen Einflüsse auf das umgebende Gewebe als mögliche Ursache für weitere Frakturen. Diese Hypothese gliedert sich in zwei Teile:

a) Die steife Zementfüllung der Vertebroplastik führt zu einer Zunahme der Steifigkeit des behandelten Wirbelkörpers und
b) erhöht dadurch die Belastung der angrenzenden Wirbel.

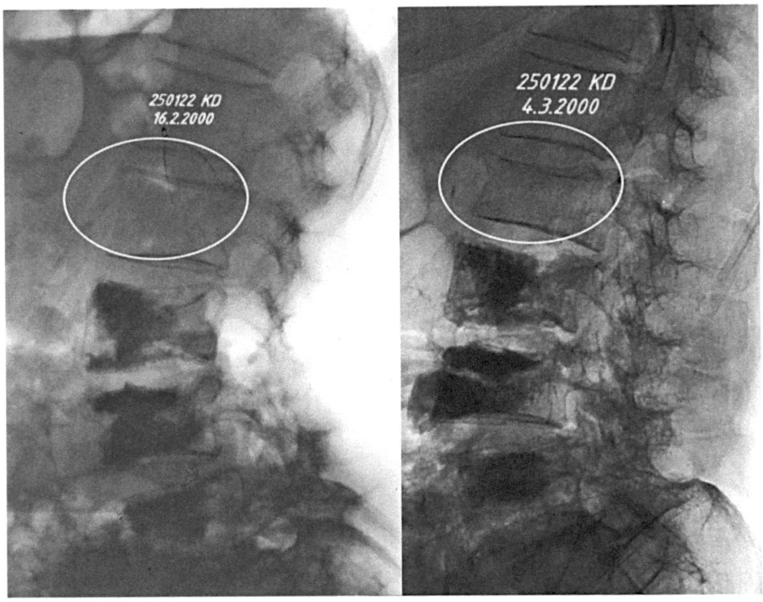

Abb. 10. Ein typischer Fall einer vertebralen Anschlussfraktur. Das Röntgenbild auf der linken Seite wurde vor der Vertebroplastik und das auf der rechten Seite zwei Wochen nach der Behandlung aufgenommen. Der Vergleich der beiden Röntgenaufnahmen zeigt die neu entstandene vertebrale Anschlussfraktur (hervorgehoben). Beide Aufnahmen stammen vom gleichen Patienten [Baroud und Heini 2003]

In diesem Kapitel konzentrieren wir uns auf die Prüfung dieser dritten Hypothese. Diese wurde sowohl aus experimenteller als auch aus numerischer Sicht betrachtet. Genauer gesagt wurden experimentelle Materialtest dazu verwendet, Teil (a) der Hypothese zu untersuchen, und mit numerischen Analysen wurde unter Verwendung des multisegmentalen Modells Teil (b) überprüft.

Für die Steifigkeitsmessungen benutzen Baroud et al. [Baroud 2001] zylindrische Proben (Höhe und Durchmesser 8,4 mm $\pm$ 1,6 mm) dreier verschiedener Materialgruppen: acrylischer Knochenzemente, Knochenzemente auf Kalziumphosphatbasis (KPB) und osteoporotischer Spongiosa, sowohl unbehandelt als auch mit acrylischem Knochenzement augmentiert. Das Elastizitätsmodul und die Druckfestigkeit dieser Proben wurden unter axialer Druckbelastung gemessen.

In Abb. 11 sind die Elastizitätsmodule für die verschiedenen Materialien dargestellt. Die elastischen Eigenschaften innerhalb der verschiedenen Zementgruppen variieren nur unwesentlich und auch zwischen den einzelnen Gruppen besteht kein großer Unterschied. Es ist andererseits offensichtlich, dass die Zemente und der unbehandelte Knochen deutlich unterschiedliche elastische Eigenschaften besitzen; der Zement ist deutlich steifer als der Knochen. Die bedeutendste Erkenntnis ist jedoch, dass der augmentierte Knochen 12-mal steifer als der unbehandelte osteoporotische Knochen ist.

Aus der Darstellung der Druckfestigkeit der unterschiedlichen Materialien in Abb. 12 geht hervor, dass auch hier innerhalb der beiden Zementgruppen nur geringfügige Unterschiede bestehen. Die Differenz zwischen den beiden Gruppen ist jedoch deutlich größer. Viel wichtiger ist jedoch die Feststellung, dass der osteoporotische Knochen nach einer Vertebroplastik 36-mal stärker ist als zuvor. Dies stellt eine erhebliche Steigerung der Traglast des Knochens durch die Vertebroplastik dar.

Diese Resultate zeigen eine substantielle Veränderung der Materialeigenschaften der Spongiosa nach einer Vertebroplastik und bestätigen somit Teil (a) der Hypothese: Die Augmentation führt zu einer erhöhten Steifigkeit der behandelten Spongiosa. Davon ausgehend wird angenommen, dass diese Veränderung eine Verminderung der Gelenkflexibilität und eine Steigerung des Druckes in der Bandscheibe zur Folge hat.

Die Einsatzmöglichkeiten von experimentellen, biomechanischen Studien ist begrenzt, so dass häufig numerische Studien durchgeführt werden, um diese zu ergänzen. Diese numerischen Studien verwenden eine als Finite Elemente (FE) Methode bekannteTechnik, ein Hilfsmittel, welches von Ingenieuren zur Betrachtung von Spannungs- und Dehnungsfeldern in komplexen Strukturen verwendet wird. Sie sind besonders nützlich, da sie die Möglichkeit bieten, unsichtbare Effekte wie Mechanismen, die für bestimmte beobachtete Phänomene verantwortlich sind, aufzuzeigen.

Baroud et al. [Baroud und Heini 2003] und Polikeit et al. [Polikeit 2003] nutzten diese Technik und erstellten ein numerisches Modell, um die Lastverteilung in der Wirbelsäule vor und nach einer Vertebroplastik zu untersuchen. Das grundlegende FE Modell stellte eine FWE bestehend aus zwei Lendenwirbeln und der dazwischenliegenden Bandscheibe dar. Jede Komponente setzt sich aus mehreren Teilen zusammen: Die Wirbel bestehen aus einer internen spongiösen Struktur mit einer Kompakta-Hülle und die Bandscheibe aus einem wasserartigen Nukleus umgeben von Faserringen und einem teflonartigen Ring. Zur Modellierung der Verstärkung des unteren Wirbels L5 mit Knochenzement wurden die Materialeigenschaften der FWE dementsprechend angepasst.

Um die in vivo Situation exakter wiederzugeben, wurde jedes Material einzeln modelliert. Als Modell für den Knochen diente ein linear elastisches Material. Der Nukleus bestand aus einem inkompressiblen Festkörper mit nichtlinearen Materialeigenschaften, die umgebenden Fasern wurden durch nicht-lineare Ringe repräsentiert und der Anulus hatte linearelastische Eigenschaften. Sowohl bei dem augmentierten als auch bei dem nichtaugmentierten FWE Modell wurden distal die Bewegungsmöglichkeiten eingeschränkt und beide Modelle wurden einer axialen Druckbelastung ausgesetzt.

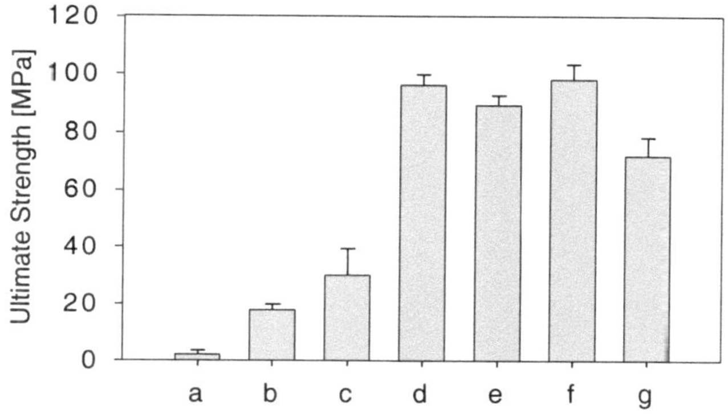

Abb. 12. Druckfestigkeit der Proben der drei unterschiedlichen Materialgruppen: (*a*) unbehandelte, osteoporotische Spongiosa, (*b*) Biopex Zement (KPB), (*c*) Norian SRS Zement (KPB), (*d*) Vertebroplastikzement (acrylisch), (*e*) Kranioplastikzement (acrylisch), (*f*) Simplex Zement (acrylisch) und (*g*) augmentierte, osteoporotische Spongiosa

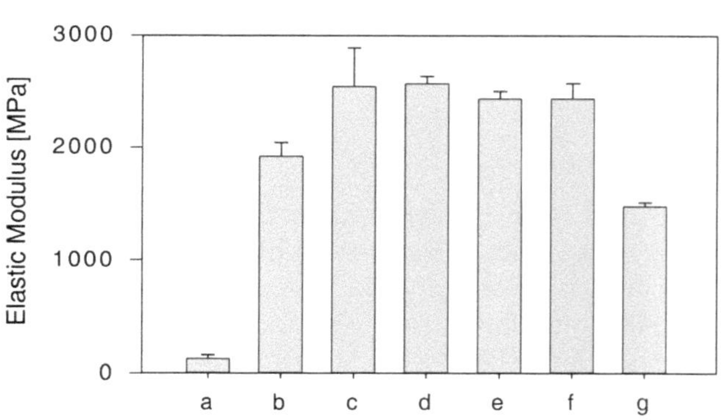

Abb. 11. Elastizitätsmodule der Proben der drei verschiedenen Materialgruppen: (*a*) unbehandelte, osteoporotische Spongiosa, (*b*) Biopex Zement (KPB), (*c*) Norian SRS Zement (KPB), (*d*) Vertebroplastikzement (acrylisch), (*e*) Kranioplastikzement (acrylisch), (*f*) Simplex Zement (acrylisch) und (*g*) augmentierte, osteoporotische Spongiosa

Um die durch die Augmentation hervorgerufenen Veränderungen der Lastverteilung in den angrenzenden Geweben zu bestimmen, wurden die resultierenden mechanischen Belastungen (Abb. 13) für jeden Fall untersucht. Generell kann gesagt werden, dass eine Druckumverteilung in dem vorgestellten augmentierten Modell existiert.

Eine genauere Betrachtung des Druckes zeigt mehrere bedeutende Veränderungen: Es gibt einen signifikanten Anstieg des Druckes in der Bandscheibe von 19%. Die Belastung des L4 ist bei der augmentierten FWE um 17% erhöht, die Gelenkflexibilität verringert sich um 11%. Außerdem nahm die Durchbiegung der oberen Endplatte von L5 ab und infolgedessen verstärkte sich die Durchbiegung der unteren Endplatte von L4.

Wie biomechanische Studien an Leichen gezeigt haben, bestimmen sowohl die Bandscheibe als auch die Endplatten den Grad der Flexibilität einer FWE. Es wurde berichtet, dass bei einem natürlichen Gelenk die Bandscheibe zu zwei Dritteln und die Endplatten zu einem Drittel, oder jede Endplatte zu ungefähr 15%, zu seiner Beweglichkeit beitragen [Brinckmann 1983].

Die Vertebroplastik scheint die normale Gelenkbelastung durch die Verstärkung eines Wirbels mit steifem Zement zu verändern. Dieser Mechanismus wird als Stützpfeiler-Effekt bezeichnet. Durch die

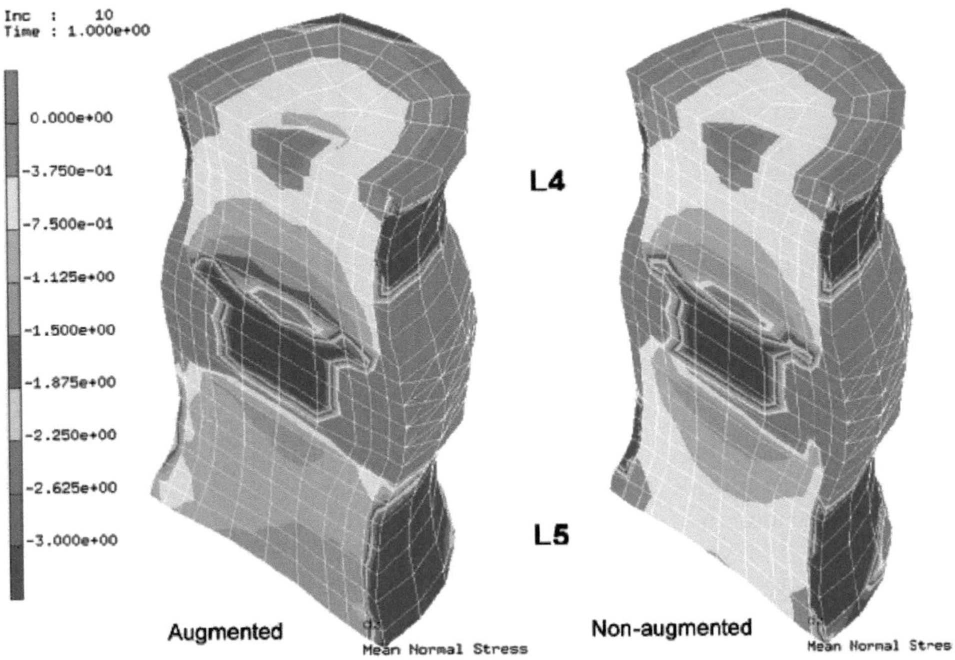

Abb. 13. Mittelspannung im multisegmentalen Modell in der Sagittalebene. Daraus wird die Lastumverteilung deutlich. Die Endplatten des unbehandelten Modells (rechts) wölben sich gleichmäßig unter dem Einfluss des Druckes von der Bandscheibe. Der steife Zementpfeiler in L5 verhindert die Einwölbung der oberen Endplatte des L5 in dem augmentierten Modell (links). Dies erhöht sowohl die Einwölbung der unteren Endplatte des L4 als auch die Spannung im Knochen in L4 [Baroud und Heini 2003]

Augmentation wird eine Säule aus steifem Zement geschaffen, die die Flexibilität der Endplatten durch Behinderung der Endplattendurchbiegung verringert und dadurch die Beweglichkeit des gesamten Gelenkes reduziert. Diese verringerte Flexibilität kann die Ursache für die Umverteilung der Last und damit für die erhöhte Belastung des angrenzenden Wirbelköpers sein.

Damit bestätigen die numerischen Ergebnisse den Teil (b) der biomechanischen Hypothese.

Der Mechanismus des Stützpfeiler-Effektes, der aus den Ergebnissen des multisegmentalen Modells als mögliche Ursache für die Lastumverteilung in den angrenzenden Wirbeln hervorgeht, kann folgendermaßen zusammengefasst werden:

1. Die Augmentation mit dem steifen Zement führt zu einer erhöhten Steifigkeit des behandelten Wirbels.
2. Diese erhöhte Steifigkeit behindert die Durchbiegung der Endplatte.
3. Dies wiederum ist für eine Verminderung der Flexibilität des gesamten Gelenks verantwortlich.
4. Die Gelenkbeweglichkeit wird versucht durch eine Kraft auszugleichen, so dass der Druck innerhalb der Bandscheibe sich erhöht.
5. Der erhöhte Druck überträgt sich automatisch auf die angrenzenden Wirbel und steigert so deren mechanische Belastung.
6. Daraus ergibt sich direkt ein erhöhtes Risiko einer Anschlussfraktur.

Diskussion

In der Literatur existieren weitere Belege, die die im vorigen Abschnitt dargestellte Erkenntnis, dass der Mechanismus des Stützpfeiler-Effektes die Ursache der Anschlussfrakturen sein kann, untermauern.

Ananthakrishan et al. [Ananthakrishan 2003] war die erste Gruppe, die experimentell den Druck in der Bandscheibe gemessen hat, ein wichtiger Schritt, der den ersten Nachweis einer erhöhten Belastung des umgebenden Gewebes lieferte. Die Autoren kamen zu dem Schluss, dass der deutlich erhöhte Druck in der Bandscheibe nach einer Vertebroplastik auf die angrenzenden Wirbel übertragen wird.

Berlemann et al. [Berlemann 2002] führten experimentelle Studien an funktionellen Wirbelsäuleneinheiten durch und berichteten von einer Verringerung der Gesamtstabilität der FWE nach einer Vertebroplastik um 19% im Vergleich zu der unbehandelten Kontrollgruppe. Außerdem zeigten die Autoren, dass in einer augmentierten FWE das Versagen auf den unbehandelten kranialen Wirbelkörper beschränkt war, während in der unbehandelten Kontrollgruppe beide Wirbel gleichermaßen betroffen waren.

Lu et al. [Lu 2001] stellten in experimentellen Studien an multisegmentalen Modellen fest, dass sich deren Steifigkeit durch eine Vertebroplastik über das Niveau eines intakten Modells hinaus erhöht. Nach einer zyklischen Belastung sei diese jedoch wieder unter den Level einer intakten FWE gesunken.

In ihrer numerischen Studie verwendete Wilcox [2004] ein FE-Model einer FWE mit einem gebrochenen Wirbel. Sie fand heraus, dass eine Umverteilung der Last auf den unbehandelten Wirbel für die Auslösung einer neuen Stauchungsfraktur verantwortlich ist. In diesem Modell war der angrenzende Wirbel nach der Vertebroplastik einer 16% höheren Beanspruchung ausgesetzt. Es stellte sich heraus, dass diese Belastungserhöhung der Schwachpunkt des Modells war, da sie den Ausgangspunkt für einen kontinuierlich Lastanstieg bis zum endgültigen Versagen in Form einer neuen Stauchungsfraktur bildete. Polikeit et al. [Polikeit 2003] erhielt mit einem aufwendigeren FE Modell ähnliche Ergebnisse.

Die drei wichtigsten Erkenntnisse, die aus der bisherigen Forschung über vertebrale Anschlussfrakturen gewonnen werden konnten, lauten wie folgt:

1. Obwohl die Augmentation mit steifem Zement die Stabilität des einzelnen Wirbelkörpers verbessert, scheint sie die Wirbelsäule als Ganzes zu schwächen.
2. Es hat den Anschein, dass die Vertebroplastik zu einem Anstieg der Belastung des an den augmentierten Wirbel angrenzenden Gewebes und speziell des angrenzenden Wirbels führt und dass
3. der dafür verantwortliche Mechanismus der Stützpfeiler-Effekt ist.

Da der Stützpfeiler-Effekt zum Risiko einer vertebralen Anschlussfraktur mit beizutragen scheint, ist der nächste logische Schritt, dieses Wissen anzuwenden, um das Verfahren der Vertebroplastik durch Verhinderung des Auftretens von neuen Frakturen im Anschluss an die Behandlung zu verbessern. Biomechanisch ist es folglich hinsichtlich des Stützpfeilermodells unerheblich, ob ein Wirbel mittels Vertebro- oder Kyphoplastie stabilisiert wurde.

Zurzeit sind die mechanischen Eigenschaften des Knochens und des Zementes sehr stark unterschiedlich. Als mögliche Lösung zur Reduzierung des Risikos von Anschlussfrakturen wurde vorgeschlagen, die Eigenschaften des Zementes mehr an die des Knochens anzupassen. Das Elastizitätsmodul und die Druckfestigkeit des Zements könnten soweit verringert werden, dass sie mit denen des Knochens übereinstimmen.

Wilcox [2004] und Sun [2004] haben beide mit numerischen Modellen gezeigt, dass die übermäßige Belastung der angrenzenden Wirbel durch die Verwendung von weniger steifen Materialien verändert werden kann. Eine Methode, die Porosität des Zementes zu erhöhen und damit eine Steifigkeit zu verringern, ist die Veränderung der Zusammensetzung des Zementes, indem lösliche Füllstoffe oder andere Materialien, die zur Zeit noch nicht verwendet werden, dem Zement beigemischt werden. Ein Beispiel einer erfolgreichen Anpassung wurde von De Wijn et al. [De Wijn 1976] vorgestellt. Sie waren in der Lage, die Druckfestigkeit eines Zementes von 80MPa auf ungefähr 5MPa durch die Zugabe von einer wässrigen Phase zu verringern.

Eine weitere Methode zur Verbesserung der mechanischen Belastung nach einer Vertebroplastik ist, die gegenwärtigen Richtlinien dahingehend zu ändern, dass man anstatt des Prinzips der maximalen Füllung das Prinzip der minimalen Füllung verfolgt. Berlemann et al. [Berlemann 2002] berichteten in ihrer Veröffentlichung von einem negativen Zusammenhang zwischen Zementvolumen und Gesamtstabilität einer FWE, ein Hinweis auf die Tragweite des Prinzips der minimalen Füllung. Etwas konkreter zeigten Belkoff et al. [Belkoff 2001], dass ihre experimentellen Modelle nach einer Injektion von nur 2ml Knochenzement ausreichend augmentiert waren, während Sun et al. [Sun 2004] berichteten, dass eine Injektion von 3,5 ml Zement ihre numerischen Modelle ausreichend stabilisierte.

Um erfolgreich entweder die Verwendung von veränderten Zementen oder die Anwendung eines angepassten Prinzips der minimalen Füllung in Verfahren der Zementaugmentation zu implementieren, sind weitere, vor allem klinische Studien notwendig. Insbesondere muss die minimale Festigkeit und Steifigkeit, die für die Gewährleistung einer ausreichenden Stabilität des gebrochenen Wirbelkörpers benötigt werden und gleichzeitig eine angemessene Lastverteilung hervorrufen, bestimmt werden. Zudem muss die Bedeutung der Muskelkräfte für die Lastumverteilung in der augmentierten FWE untersucht werden. Erste Ansätze dazu wurden inzwischen von Rohlmann et al. [Rohlmann 2005] gemacht.

Obwohl es immer mehr Hinweise gibt, die diese Hypothese über die Ursache der Anschlussfrakturen unterstützen, muss man vorsichtig sein. Es sind weitere Untersuchungen notwendig, um endgültig die Ursache für die Anschlussfrakturen festzustellen.

Danksagung

Diese Arbeit wurde unterstützt durch das Canadian Institute of Health Research (CIHR) Subventionsnummer MOP 57835, das Natural Science and Engineering Research Council (NSERC) und die Fonds Québecois de recherche sur la nature et les technologies (FQRNT).

Literatur

Ananthakrishnan D, Lotz JC, Berven S, Puttlitz C (2003) Changes in spinal loading due to vertebral augmentation: vertebroplasty versus kyphoplasty. Annual Meeting of the American Academy of Orthopaedic Surgeons, New Orleans, p 472

Baroud G, Goerke U, Beckman L, Steffen T (2001a) Physical changes of the vertebral tissue treated with vertebroplasty. XVIIIth Congress of International Society of Biomechanics, Zurich, p 728

Baroud G, Steffen T (2001b) Poster Session: Load shift after augmenting osteoporotic vertebrae. J Biomech 34 [1 Suppl]: 57

Baroud G, Nemes J, Ferguson S, Steffen T (2003) Material changes in osteoporotic human cancellous bone following infiltration with acrylic bone cement for a vertebral cement augmentation. Computer Methods in Biomechanics & Biomedical Engineering 6(2): 133–9

Baroud G, Nemes J, Heini P, Steffen T (2003) Load shift of the intervertebral disc after a vertebroplasty: a finite-element study. Eur Spine J 12(4): 421–6

Belkoff SM, Mathis JM, Erbe EM, Fenton DC (2000) Biomechanical evaluation of a new bone cement for use in vertebroplasty. Spine 25(9): 1061–4

Belkoff SM, Mathis JM, Jasper LE, Deramond H (2001) The biomechanics of vertebroplasty. The effect of cement volume on mechanical behaviour. Spine 26(14): 1537–41

Belkoff SM, Mathis JM, Jasper LE (2002) Ex vivo biomechanical comparison of hydroxyapatite and polymethylmethacrylate cements for use with vertebroplasty. AJNR Am J Neuroradiol 23(10): 1647–51

Berlemann U, Ferguson SJ, Nolte LP, Heini PF (2002) Adjacent vertebral failure after vertebroplasty. A biomechanical investigation. J Bone Joint Surg Br 84(5): 748–52

Brinckmann P, Frobin W, Hierholzer E, Horst M (1983) Deformation of the vertebral end-plate under axial loading of the spine. Spine 8(8): 851–6

De Wijn JR (1976) Poly(methyl methacrylate)-aqueous phase blends: in situ curing porous materials. J Biomed Mater Res 10(4): 625–35

Dean JR, Ison KT, Gishen P (2000) The strengthening effect of percutaneous vertebroplasty. Clin Radiol 55(6): 471–6

Ferguson SJ, Berlemann U, Polikeit A, Heini PF, Nolte LP (2001) Are adjacent vertebrae at risk following vertebroplasty? J Biomech 34 [1 Suppl]: 10

Fribourg D, Tang C, Sra P, Delamarter R, Bae H (2004) Incidence of subsequent vertebral fracture after kyphoplasty. Spine 29(20): 2270–76

Grados F, Depriester C, Cayrolle G, Hardy N, Deramond H, Fardellone P (2000) Long-term observations of vertebral osteoporotic fractures treated by percutaneous vertebroplasty. Rheumatology (Oxford) 39(12): 1410–4

Heini PF, Berlemann U, Kaufmann M, Lippuner K, Fankhauser C, van Landuyt P (2001) Augmentation of mechanical properties in osteoporotic vertebral bones – a biomechanical investigation of vertebroplasty efficacy with different bone cement. Eur Spine J 10(2): 164–71

Heini PF, Orler R (2004) Vertebroplastik bei hochgradiger Osteoporose Technik und Erfahrung mit plurisegmentalen Injektionen. Orhopade 33(1): 22–30

Kim SH, Kang HS, Choi J-A, Ahn JM (2004) Risk factors of new compression fractures in adjacent vertebrae after percutaneous vertebroplasty. Acta Radiologica 45(4): 440–5(6)

Legroux-Gerot I, Lormeau C, Boutry N, Cotten A, Duquesnoy B, Cortet B (2004) Long-term follow-up of vertebral osteoporotic fractures treated by percutaneous vertebroplasty. Clin Rheumatol 23(4): 310–7

Liebschner MA, Rosenberg WS, Keaveny TM (2001) Effects of bone cement volume and distribution on vertebral stiffness after vertebroplasty. Spine 26(14): 1547–54

Lindsay R, Silverman SL, Cooper C, Hanley DA, Barton I, Broy SB, Licata A, Benhamou L, Geusens P, et al (2001) Risk of new vertebral fracture in the year following a fracture. Jama 285(3): 320–3

Lu WW, Cheung KM, Li YW, Luk KD, Holmes AD, Zhu QA, Leong JC (2001) Bioactive bone cement as a principal fixture for spinal burst fracture: an in vitro biomechanical and morphologic study. Spine 26(2): 2684–90; discussion 2690–1

Polikeit A, Nolte LP, Ferguson SJ (2001) The effect of vertebroplasty on the load transfer in a functional spinal unit. J Biomech 34 [1 Suppl]: 10–11

Polikeit A, Nolte LP, Ferguson SJ (2003) The effect of cement augmentation on the load transfer in an osteoporotic functional spinal unit: finite-element analysis. Spine 28(10): 991–6

Rockoff SD, Sweet E, Bleustein J (1969) The relative contribution of trabecular and cortical bone strength to the strength of human lumbar vertebrae. Calcif Tissue Res 3: 163–75

Rohlmann A, Zander T, Jony A, Weber U, Bergmann G (2005) Einfluss der Wirbelkörpersteifigkeit vor und nach der Vertebroplastik auf den intradiskalen Druck. Biomed Technik 50(5): 148–52

Ross PD, Genant HK, Davis JW, Miller PD, Wasnich RD (1993) Predicting vertebral fracture incidence from prevalent fractures and bone density among non-black, osteoporotic women. Osteoporos Int 3(3): 120–6

Sun K, Liebschner AK (2004) Evolution of vertebroplasty: a biomechanical perspective. Annals of Biomed Eng 32(1): 77–91

Uppin AA, Hirsch JA, Centenera LV, Pfiefer BA, Pazianos AG, Choi IS (2003) Occurrence of new vertebral body fracture after percutaneous vertebroplasty in patients with osteoporosis. Radiology 226(1): 119–24

Watts NB, Harris, ST, Genant HK (2001) Treatment of painful osteoporotic vertebral fractures with percutaneous vertebroplasty or kyphoplasty. Osteoporos Int 12(6): 429–37

Wilcox RK (2004) Do vertebroplasty cements have the optimum mechanical properties? Transactions of 7th World Biomaterials Congress, Sydney, Abstract 1547

Kapitel 5

Indikationen, Kontraindikationen und bildtechnische Untersuchungen

S. Becker

Indikationen und Kontraindikationen der Kyphoplastie

Die Kyphoplastie wurde bisher weltweit an über 150.000 Wirbelkörpern bei über 120.000 Patienten durchgeführt. Wie bei jeder Technik, so ist auch bei der Kyphoplastie das beste Ergebnis zu erzielen, wenn die speziellen Indikationen und Kontraindikationen streng eingehalten werden.

Die Kyphoplastie wurde 1998 zunächst für osteoporotische Wirbelkörpereinbrüche entwickelt. Mit weiterer Verbreitung dieser Technik hat sich auch die Indikation auf Tumore und traumatische Frakturen erweitert.

Die Indikationen mit den besten Erfahrungen sind jedoch: schmerzhafte osteoporotische Kompressionsfrakturen der BWS und LWS, welche durch primäre oder sekundäre Osteoporose bedingt sind. Weitere Indikationen betreffen Tumormetastasen, diesen Indikationen ist in diesem Buch ein spezielles Kapitel (s. Kap. 9) gewidmet.

Mit zunehmender Erfahrung lässt sich die Kyphoplastie weiterhin bei traumatischen oder osteoporotischen Wirbelkörpereinbrüchen der Brust- und Lendenwirbelsäule einsetzen, es empfiehlt sich jedoch, primär bei kyphotischen sowie osteoporotischen Wirbelkörperfrakturen zu beginnen.

Strikte Kontraindikationen für den Eingriff sind neben den allgemeinen Kontraindikationen eines operatives Eingriffs wie Gerinnungsstörungen, Unfähigkeit zur Allgemein- oder Lokalanästhesie sowie Unfähigkeit zur Bauchlage aufgrund der zunehmenden Erfahrungen im traumatischen Bereich kaum noch vorhanden. Vor Durchführung einer Kyphoplastie sollte jedoch geklärt werden, ob es sich um einen primär osteoporotischen Bruch oder um einen traumatischen Bruch bei osteoporotischen Patienten handelt.

Weiterhin muss zuvor geklärt werden, ob die von dem Patienten angegebenen Schmerzen im Zusammenhang mit der Fraktur stehen (s. Kap. 9). Eine besondere Kontraindikation besteht bei schwerer Jodallergie. Aufgrund der Tatsache, dass die Ballons mit jodhaltigem Kontrastmittel gefüllt werden und prinzipiell platzen können, soll bei schwerer Jodallergie unverdünntes Gadolinium verwendet werden. An dieser Stelle sei gesagt, dass, wenn ein Ballon platzt, dies nicht in der Form von mehreren kleinen Fragmenten geschieht, sondern der Ballon im ganzen erhalten bleibt und lediglich eine kleine Perforationsstelle auftritt, aus der sich der Inhalt (Kontrastmittel) entleert.

Wie bereits gesagt, haben sich die Kontraindikationen aufgrund der Erfahrungen und der zunehmenden breiteren Indikationsstellung gewandelt. Die bis vor einigen Jahren noch bestehenden Kontraindikationen einer Kyphoplastie unter 40 Jahren ist zum heutigen Zeitpunkt aufgehoben, aufgrund der Weiterentwicklung mit resorbierbaren Knochenzementen ist eine Kyphoplastie unter 40 Jahren durchaus durchzuführen, wir nehmen bei diesen Patienten jedoch resorbierbares Knochenersatzmaterial.

Bildtechnische Untersuchungen

Neben der im Kapitel 3 aufgeführten klinischen Symptomatik bei Osteoporose spielen die bildtechnischen Untersuchungen eine entscheidende Rolle.

Aufgrund der Tatsache der lokalen Schmerzhaftigkeit lässt sich bei der klinischen Untersuchung leicht die suspekte Höhe der Fraktur ermitteln. Eine Röntgenuntersuchung mit ap- und Seitaufnahme zeigt jedoch nicht immer eine Fraktur, noch seltener lässt sich das Alter der Fraktur bestimmen. Weiterhin besteht die Möglichkeit, dass bei bereits vorhandener Fraktur eine erneute Nachsinterung des

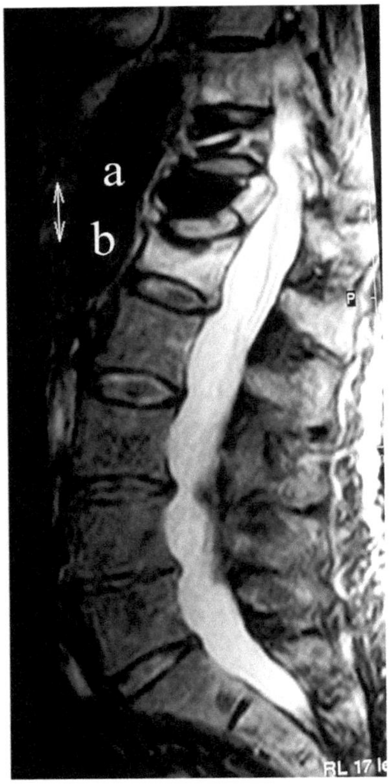

Abb. 14. MRT mit STIR Sequenz 4 Monate nach Versorgung von Frakturen Th11 und Th12 mit Kyphoplastie (**a**), Refraktur 4 Wochen nach Erstversorgung. Im MRT gut sichtbar sind sowohl die 4 Monate alten, wie auch die frischere, 4 Wochen alte Fraktur (**b**)

gleichen Segments stattgefunden hat. Wenn diesbezüglich keine Voraufnahmen vorliegen, ist hier mit nativer Röntgenuntersuchung die Diagnostik erschwert.

Somit kommt dem MRT die entscheidende Stellung bei der Diagnose der osteoporotischen Fraktur und der Differentialdiagnose zu metastatischen Frakturen zu [Baker 1990; Baur 1998; Chan 2002; Park 2004; Stabler 1992]. Hierbei ist es wichtig, auf der MRT-Anforderung bereits die Anamnese des Patienten zu berücksichtigen. Wenn der Verdacht auf eine bereits länger zurückliegende Fraktur besteht, ist es unter Umständen nicht mehr möglich, dass die normale T1- und T2-Sequenz im MRT den akuten Bruch zeigt. Im Allgemeinen zeigt eine T1-Sequenz bei einem akuten Wirbelbruch ein herabgesetztes Signal, die T2 dagegen ein vermehrtes Signal aufgrund des Frakturödems. Nach einigen Monaten, wobei jedoch der Zeitpunkt hier individuell unterschiedlich ist, verliert sich die Ödemspezifität in der T2-Untersuchung zunehmend, sodass hier eine erweiterte Fettsuppression bereits durchgeführt werden muss. Diese Fettsuppression der T2-Aufnahme wird als STIR (short tau inverted recovery) bezeichnet und ist besonders bei okkulten Frakturen, unklaren Röntgenbefunden oder älteren Frakturen indiziert [Meyers 1991; Van Gelderen 1997]. Eine positive STIR-Sequenz ist bei einer osteoporotischen Fraktur immer vorhanden [Gaitanis 2004]. Wie im Beispiel (Abb. 14) gezeigt, kann so auch nach mehreren Monaten bis über ein Jahr hinaus ein Frakturödem nachgewiesen werden. Wir empfehlen, bei Vorliegen von alten osteoporotischen Veränderungen auf jeden Fall ein MRT mit STIR-Sequenz durchzuführen, da nur so die Höhe der Fraktur richtig diagnostiziert und der Eingriff auf das betroffene Segment eingeschränkt werden kann.

Die MRT-Untersuchungen haben in letzter Zeit deutlich an Bedeutung gewonnen, in früheren Jahren wurde bei Verdacht auf eine Fissur oder einer im Röntgenbild nicht eindeutig sichtbaren Fraktur zunächst eine konservative Therapie begonnen und nach 4 bis 6 Wochen eine erneute Röntgenuntersuchung durchgeführt, um so den weiteren Verlauf mit zunehmendem Kollaps der Fraktur hier zu diagnostizieren. Dadurch konnte retrospektiv ein Unfallzusammenhang oder auch eine vermutete Fissur im Endeffekt bestätigt werden. Dieses Verfahren ist heute nicht mehr üblich, es empfiehlt sich hier die Durchführung eines frühzeitigen MRTs. Es ist nicht ratsam, eine Kyphoplastie ohne MRT durchzuführen, da ansonsten die Gefahr besteht, das falsche Segment zu kyphoplastieren.

Falls aufgrund von Kontraindikationen (z.B. Schrittmacherimplantation) die Durchführung eines MRT nicht möglich ist, empfiehlt sich hier die Kombination von Computertomographie und Bone-Scan [Cook 2002; Ryan 1997; Wiener 1998]. Bei traumatischer Genese (traumatische Fraktur beim osteoporotischen Patienten) empfiehlt sich auf jeden Fall, die Richtlinien der Unfallchirurgie einzuhalten und bei Verdacht auf Hinterkantenbeteiligung ein Computertomogramm durchzuführen. Die Sensitivität eines Computertomogramms bei Frakturen der Wirbelsäule ist niedriger als die eines MRT [Rhee 2002], sodass das Computertomogramm hier nur in Verbindung mit einer Knochenszintigraphie letztendlich die Diagnose bestätigen kann. Jedoch hat eine Knochenszintigraphie ein diagnostisches Fenster, so kann in der Akutphase nach der Fraktur die Knochenszintigraphie noch falsch negativ und bei bereits verheilter Fraktur Jahre nach dem Ereignis noch positiv sein, zudem ist die Sensitivität auch hier deutlich geringer als bei einem MRT [Ryan 1994; Wiener 1998]. Weiterhin scheint auch eine PET-Untersuchung im Zweifelsfall die Diagnose bestätigen zu können [Schmitz 2002].

Zusammenfassend sollte als Routinemaßnahme vor einer Kyphoplastie somit eine Röntgenuntersuchung in zwei Ebenen sowie ein MRT (möglichst mit STIR-Sequenz) durchgeführt werden. Dadurch erhöhen sich Sensitivität und Spezifität der Verfahren entscheidend. So führen wir in der täglichen Praxis eine Kyphoplastie lediglich dann durch, wenn die klinische Symptomatik sowie die Höhenlokalisation mit MRT und Röntgen übereinstimmen.

Literatur

Baker LL, Goodman SB, Perkash I, Lane B, Enzmann DR (1990) Benign versus pathologic compression fractures of vertebral bodies: assessment with conventional spin-echo, chemical-shift, and STIR MR imaging. Radiology 174(2): 495–502

Baur A, Stabler A, Bruning R, Bartl R, Krodel A, Reiser M, Deimling M (1998) Diffusion-weighted MR imaging of bone marrow: differentiation of benign versus pathologic compression fractures. Radiology 207(2): 349–56

Chan JH, Peh WC, Tsui EY, Chau LF, Cheung KK, Chan KB, Yuen MK, Wong ET, Wong KP (2002) Acute vertebral body compression fractures: discrimination between benign and malignant causes using apparent diffusion coefficients. Br J Radiol 75(891): 207–14

Cook GJ, Hannaford E, See M, Clarke SE, Fogelman I (2002) The value of bone scintigraphy in the evaluation of osteoporotic patients with back pain. Scand J Rheumatol 31(4): 245–8

Gaitanis IN, Hadjipavlou AG, Katonis PG, Tzermiadianos MN, Pasku DS, Patwardhan AG (2004) Balloon kyphoplasty for the treatment of pathological vertebral compressive fractures. Eur Spine J 8

Meyers SP, Wiener SN (1991) Magnetic resonance imaging features of fractures using the short tau inversion recovery (STIR) sequence: correlation with radiographic findings. Skeletal Radiol 20(7): 499–507

Park SW, Lee JH, Ehara S, Park YB, Sung SO, Choi JA, Joo YE (2004) Single shot fast spin echo diffusion-weighted MR imaging of the spine; Is it useful in differentiating malignant metastatic tumor infiltration from benign fracture edema? Clin Imaging 28(2): 102–8

Rhee PM, Bridgeman A, Acosta JA, Kennedy S, Wang DS, Sarveswaran J, Rhea JT (2002) Lumbar fractures in adult blunt trauma: axial and single-slice helical abdominal and pelvic computed tomographic scans versus portable plain films. J Trauma 53(4): 663–7

Ryan PJ, Fogelman I (1997) Bone scintigraphy in metabolic bone disease. Semin Nucl Med 27(3): 291–305

Ryan PJ, Fogelman I (1994) Osteoporotic vertebral fractures: diagnosis with radiography and bone scintigraphy. Radiology 190(3): 669–72

Schmitz A, Risse JH, Textor J, Zander D, Biersack HJ, Schmitt O, Palmedo H (2002) FDG-PET findings of vertebral compression fractures in osteoporosis: preliminary results. Osteoporos Int 13(9): 755–61

Stabler A, Krimmel K, Seiderer M, Gartner C, Fritsch S, Raum W (1992) The nuclear magnetic resonance tomographic differentiation of osteoporotic and tumor-related vertebral fractures. The value of subtractive TR gradient-echo sequences, STIR sequences and Gd-DTPA. Rofo 157(3): 215–21

Van Gelderen WF, al-Hindawi M, Gale RS, Steward AH, Archibald CG (1997) Significance of short tau inversion recovery magnetic resonance sequence in the management of skeletal injuries. Australas Radiol 41 (1): 13–5

Wiener SN, Neumann DR, Rzeszotarski MS (1989) Comparison of magnetic resonance imaging and radionuclide bone imaging of vertebral fractures. Clin Nucl Med 14(9): 666–70

Kapitel 6

Spezielle Anatomie und Frakturklassifikation

Das venöse Drainagesystem des Wirbelkörpers und der Wirbelsäule und seine Konsequenzen auf die Kyphoplastie

S. Becker

Aufgrund der Möglichkeit einer Extravasation von Zement aus dem Wirbelkörper wird an dieser Stelle das venöse System der Wirbelsäule näher betrachtet.

Prinzipiell muss man das venöse vertebrale System (VVS, Batson's Plexus [Batson 1940]) in drei Anteile aufteilen: Das externe vertebrale venöse System (EVVS), das Basivertebrale System (BS) und das interne vertebrale venöse System (IVVS) [Batson 1940; Clemens 1961; Fleischhauer 1994] (Abb. 15).

Das EVVS (Abb. 15)

Prinzipiell sind alle vertebrale venöse Systeme horizontal aufgebaut. Jeder Wirbelkörper besitzt einen äußeren Plexus venosus und im Wirbelkörper verlaufende Venen. Der äußere Plexus liegt eng ventral am Wirbelkörper (Plexus venosus vertebralis externus anterior) und dorsal an den Wirbelbogen und Bändern (Plexus venosus vertebralis externus posterior). Dieses System hat unmittelbare Verbindungen zur Vena azygos und V. hemiazygos thorakal sowie über die segmentalen Vv. lumbales zu den Vv. lumbales ascendens lumbal. Damit besteht über dieses System dorsal eine direkte Verbindung zwischen V. cava superior und V. cava inferior (Abb. 16).

Das BS

Das basivertebrale System liegt im Wirbelkörper selbst und besteht aus einer oder 2 paarig angelegten Venen, die kleinere Venen aus dem Wirbelkörper aufnehmen. Beide Venen vereinigen sich mittig in der Vena basivertebralis und stellen eine Verbindung nach ventral in den Plexus venosus vertebralis anterior und Richtung Spinalkanal zu dem IVVS dar.

Das IVVS

Das IVVS (epiduraler Plexus) liegt unmittelbar im epiduralen Fettraum. Entsprechend des EVVS bildet

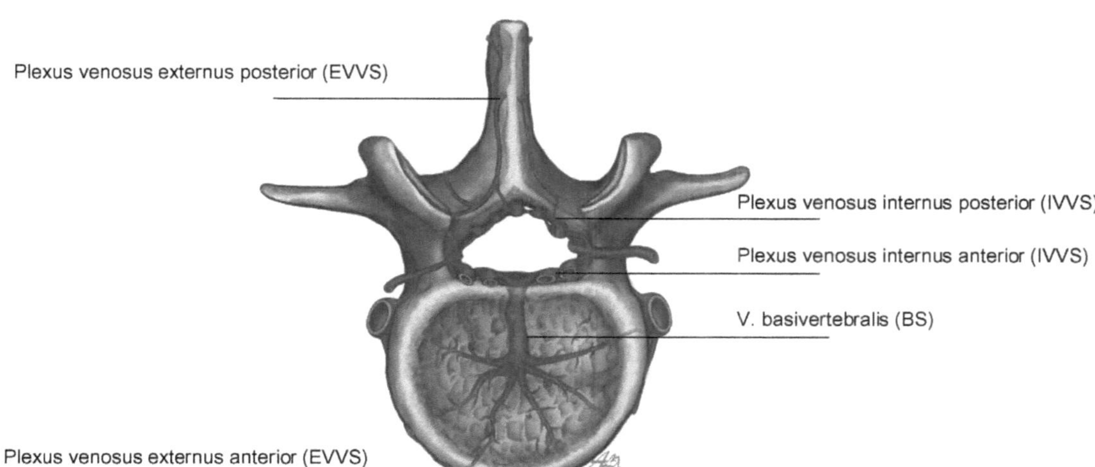

Abb. 15. Das vertebrale venöse System und seine Anteile: Das externe vertebrale venöse System (EVVS), das basivertebrale System (BS) und das interne vertebrale venöse System (IVVS)

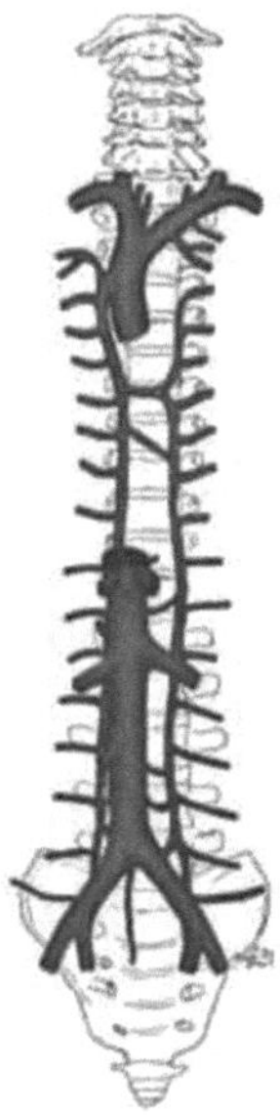

Abb. 16. Umgehungskreislauf zwischen V. cava superior und V. cava inferior über das venöse vertebrale System

auch das IVVS einen Plexus venosus anterior (Plexus venosus vertebralis internus anterior) mit direkter Verbindung zur V. basivertebralis und einen Plexus venosus posterior (Plexus venosus vertebralis internus posterior) mit Verbindung zum externen dorsalen Plexus venosus. Somit bestehen in und um den Wirbelkörper segmental zwei Ringe (EVVS und IVVS) die durch das BS miteinander verbunden sind.

Alle drei Systeme sind als klappenlose venöse Systeme angelegt. Das EVVS und IVVS verlaufen an der gesamten Wirbelsäule entlang vom Hiatus sacralis bis zum Foramen magnum und münden dort anterior in den Plexus venosus basilaris und posterior in den suboccipitalen Sinus [Groen 2004].

Das Volumen des venösen Systems der Wirbelsäule ist 20-mal größer als das arterielle Volumen [Clemens 1961; Vogelsang 1970] und lässt aufgrund des Fehlens von Klappen einen Blutfluss in beide Richtungen, abhängig vom intraabdominalen und intrathorakalen Druck, zu. Die Aufgabe des so überdimensionierten venösen Systems der Wirbelsäule ist noch unklar. So wird die Aufgabe als bereits angelegter Umgehungskreislauf bei Verschluss einer Vena cava und der Möglichkeit des Ausgleiches des venösen Drucks [Herlihy 1947], als Sicherheitskissen der Medulla [Penning 1981; Reesink 2001], als Absorptionsraum für Liquor [Zenker 1994] oder als Kühlmechanismus des zentralen Nervenssystems diskutiert [Zenker 1996].

Die Auswirkungen der Anatomie auf die Injektion von flüssigem PMMA Zement in den Wirbelkörper liegen auf der Hand und wurden in einer Studie von Phillips in vivo gezeigt: Durch direkte Instillation von Kontrastmittel während einer Kyphoplastie und Vertebroplastie konnten bei beiden Techniken Austritte des Kontrastmittels in das EVVS und IVVS beobachtet werden. Während der Kyphoplastie trat dabei das Kontrastmittel signifikant weniger als bei der Vertebroplastie aus [Phillips 2002].

Prinzipiell kann der Zement entweder über die direkte Punktion des EVVS oder des BS direkt in den großen Kreislauf austreten. Weiterhin ist das Austreten von Fettmark in diese Venen möglich. In der Literatur wurde so bereits eine erhöhte Lungenembolierate nach Einbringen von Pedikelschrauben beschrieben [Takahashi 2003]. Aufgrund der anatomischen Situation sollte man prinzipiell die Möglichkeit einer Lungenembolie entweder durch Fettmark oder Zement beachten. Die Ursache für das niedrigere Risiko von Embolien, seien sie Fett oder PMMA, während oder nach der Kyphoplastie ist nicht sicher geklärt. Einerseits spielt die Injektion des PMMA Zementes ohne großen Druck eine entscheidende Rolle bei der Kyphoplastie [Phillips 2002]. PMMA Embolien wurden bereits bei der Extremitätenchirurgie aufgrund von Einspritzen von Zement unter hohem Druck in den Knochen nachgewiesen [Markel 1999; Orsini 1987]. Weiterhin ist denkbar, dass die basivertebralen Venen durch den Ballon komprimiert werden und somit weder Fett, noch PMMA weiterleiten können. Ein entscheidender Faktor hinsichtlich des Druckes im gesamten VVS ist die Bauchlage während der Operation. Die alleinige Kompression der V. cava inf. führt über den Umgehungskreislauf zu einem erhöhten Blutfluss im VVS und somit zu einer erhöhten Emboliegefahr [Batson 1940, 1957]. Diese Tatsache ist vor allem bei Patienten mit portalem Hochdruck infolge Leberzirrhose etc. zu beachten. Da Zementinjektionstechniken im Allgemeinen in Bauchlage durchgeführt werden, ist darauf zu achten, dass der intraabdominale Druck möglichst gering ist, d.h. dass der Bauch frei gelagert wird (s. Abb. 51b, Kap. 10). Dadurch wird der venöse Umgehungskreislauf über das VVS weitgehend reduziert und das Blut fließt wieder über das cavale System. Bei erhöhtem intraabdominalen Druck wäre theoretisch ein erhöhter intrathorakaler Druck geeignet, um einen Umgehungskreislauf und somit einen verstärkten Blutfluss durch den Wirbel zu verhindern [Groen 2004], jedoch ist ein Druckausgleich zwischen beiden Körperhöhlen ohne entsprechendes Monitoring während der Operation nicht möglich und wäre zu aufwendig. Weiterhin müssen cardiovaskuläre Komplikationen bei erhöhtem intrathorakalem Druck mit berücksichtigt werden. Somit bleibt als einzige effiziente Prophylaxe vor einer Embolie die entsprechend optimale Lagerung des Patienten unter Entlastung des Abdomens.

Literatur

Batson OV (1940) The function of the vertebral veins and their role in the spread of metastasis. Ann Surg 112: 138–49

Batson OV (1957) The vertebral vein system. Am J Roentgen 78: 195–212

Clemens HJ (1961) Die Venensysteme der menschlichen Wirbelsäule. Morphologie und funktionelle Bedeutung. Walter & de Gruyter, Berlin

Fleischhauer K, Drenckhahn D (1994) Systematik des Venensystems. In: Drenckhahn D, Zenker W (Hrsg) Benninghoff Anatomie. Urban & Schwarzenberg 15: 727

Groen RJM, du Toit DF, Phillips FM, et al (2004) Anatomical and pathological considerations in percutaneous vertebroplasty and kyphoplasty. Spine 29: 1465–71

Herlihy WF (1947) Revision of the venous system: the role of the vertebral veins. Med J Austr 1: 661–72

Markel DC, Femino JE, Farkas P, et al (1999) Analysis of lower extremity embolic material after total knee arthroplasty in a canine model. J Arthroplasty 14: 227–32

Orsini EC, Byrick RJ, Mullen JB, et al (1987) Cardiopulmonary function and pulmonary microemboli during arthroplasty using cemented or noncemented components: The role of intramedullary pressure. JBJS (AM) 69: 822–32

Penning L, Wilmink JT (1981) Biomechanics of the lumbosacral dural sack. A study of flexion-extension myelography. Spine 6: 398–408

Phillips FM, Wetzel FT, Lieberman I, et al (2002) An in vivo comparison of the potential for extravertebral cement leak after vertebroplasty and kyphoplasty. Spine 27: 2173–9

Reesink EM, Wilmink JT, Kingma H, et al (2001) The internal vertebral venous plexus prevents compression of the dural sack during atlantoaxial rotation. Neuroradiology 43: 851–8

Takahashi S, Kitagawa H, Ishii T (2003) Intraoperative pulmonary embolism during spinal instrumentation surgery. JBJS (Br) 85: 90–4

Vogelsang H (1970) Intraosseus spinal venography. Excerpta Medica, Amsterdam

Zenker W, Bankoul S, Braun JS (1994) Morphological indications for considerable diffuse reabsorption of cerebrospinal fluid in spinal meninges particularly in the areas of the meningeal funnels. Anat Embryol 189: 243–58

Zenker W, Kubik S (1996) Brain cooling in humans-anatomical considerations. Anat Embryol 193: 1–13

Zur Klassifizierung der osteoporotischen Wirbelfraktur

B. Boszczyk

Grundsätzlich ist die Kyphoplastie für die Versorgung von Wirbelfrakturen geeignet, welche eine umschriebene Spongiosatrümmerzone aufweisen und eine kyphotische Fehlstellung oder Endplattenimpressionsfraktur zeigen. Voraussetzung für eine erfolgreiche Reposition ist hierbei ein gesunder Wirbelkörpersockel als Widerlager für den Ballon. Diese Kriterien erfüllen Frakturen des Typs A1.1 (Deckplattenimpressionsfraktur, Abb. 17a), A1.2 (Keilfraktur, Abb. 17b, c) und A3.1 (inkomplette Berstungsfraktur, Abb. 17e–g). Spaltfrakturen (A2), Berstungsspaltfrakturen (A3.2) und komplette Berstungsfrakturen (A3.3) eignen sich nach derzeitigen Kenntnissen nicht für die Kyphoplastie, da die Spaltkomponente der Fraktur durch die Augmentierung nicht stabilisiert wird. Von der kompletten Berstungsfraktur Typ A3.3 muss jedoch der osteoporotische Kollaps eines Wirbelkörpers Typ A1.3 (Abb. 17d) unterschieden werden [Magerl 1994]. Letzterer eignet sich für die Kyphoplastie, da er im Gegensatz zur kompletten Berstungsfraktur keine oder nur eine geringe Fragmentierung der Endplatten aufweist. Ausgehend von den eben genannten Kriterien der Frakturmorphologie des Wirbelkörpers eignen sich so auch entsprechende Frakturen der B-Gruppe im Kombination mit einer Versorgung durch Fixateur interne für die Kyphoplastie. Dieses betrifft die Frakturtypen B1.2 und 2.3. Eine akkurate Diagnostik und Klassifizierung der Frakturen ist für die erfolgreiche Anwendung der Kyphoplastie bei diesen Frakturen unabdingbar. Die größte Genauigkeit bietet die Kombination der Computertomographie (CT) und MRT zur Beurteilung der knöchernen und diskoligamentären Verletzung.

Ein noch nicht umfassend untersuchtes Kriterium ist die Verletzung der angrenzenden Deckplatte. Die Klassifizierung von Oner [2002] bietet über die konventionelle Klassifizierung hinaus im MRT eine Graduierung der Endplattenverletzungen in 4 Schweregrade. Grad 1 zeigt lediglich eine Endplattendeformation, während Grad 2 und 3 jeweils eine isolierte Verletzung im vorderen, bzw. hinteren Drittel aufweist. Grad 4 wird die durchgehende Verletzung der Endplatte zugewiesen. Obwohl prognostische Daten bezüglich der Kyphoplastie anhand dieser Klassifizierung nicht vorliegen, ist die langfristige Integrität der Bandscheibe am ehesten bei isolierter Deformation der Bandscheibe oder Fissuren im dorsalen Drittel anzunehmen.

Literatur

Magerl F, Aebi M, Gertzbein SD, Harms J, Nazarian S (1994) A comprehensive classification of thoracic and lumbar injuries. Eur Spine J 3: 184–201

Oner FC, van Gils APG, Faber AJ, Dhert WJA, Verbout AJ (2002) Some complications of common treatment schemes of thoracolumbar spine fractures can be predicted with magnetic resonance imaging. Spine 27: 629–36

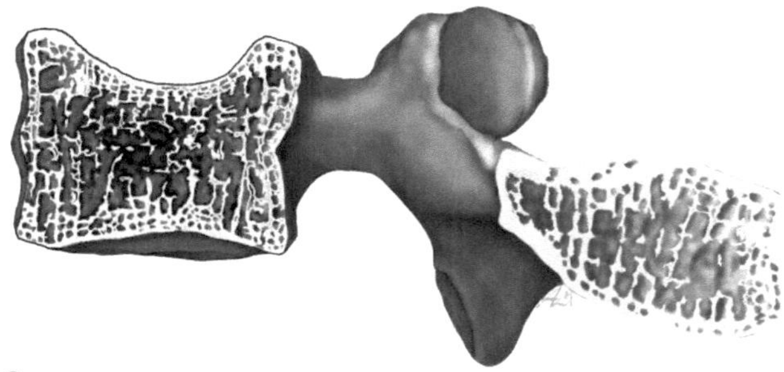

a

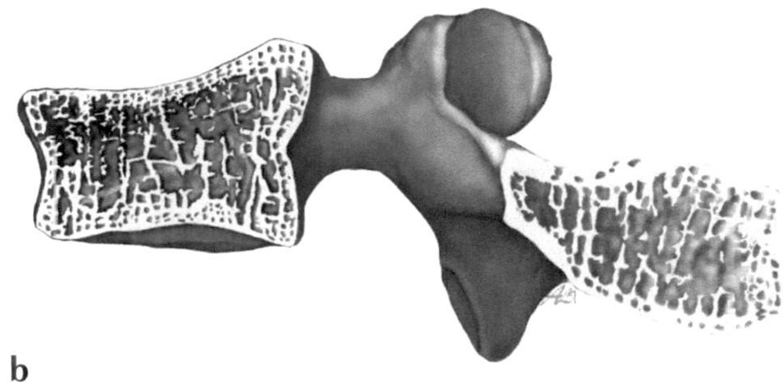

b

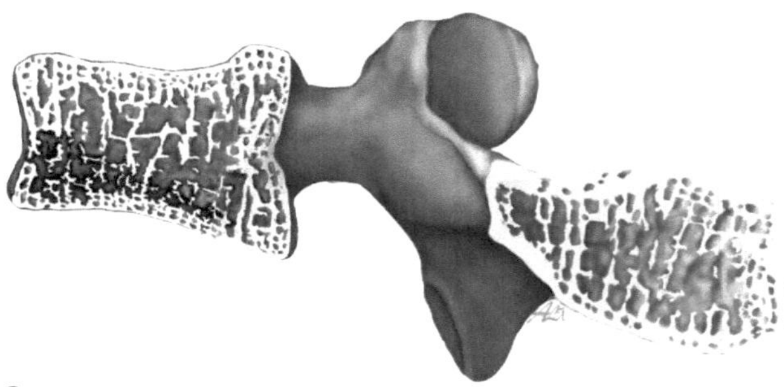

c

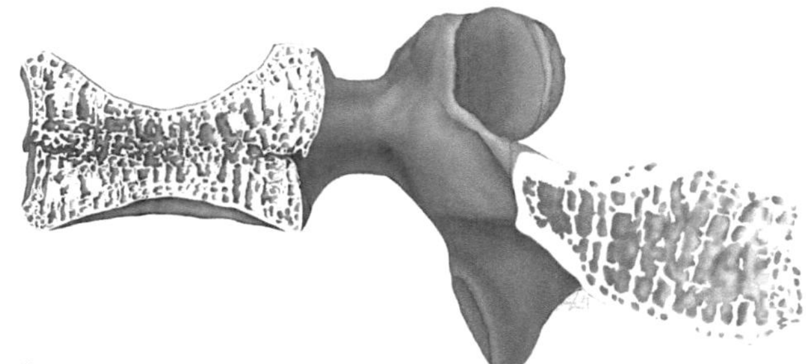

d

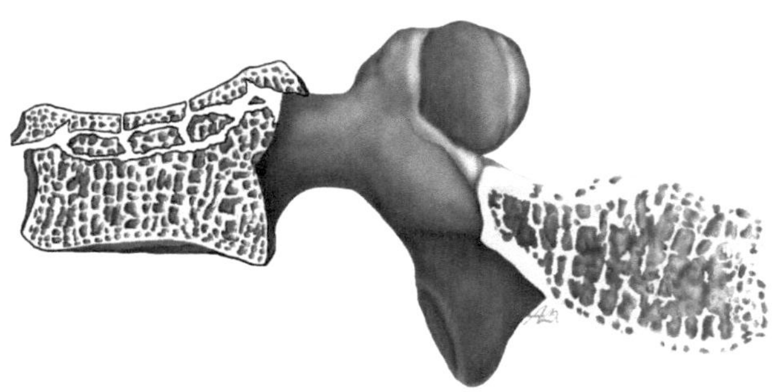

e

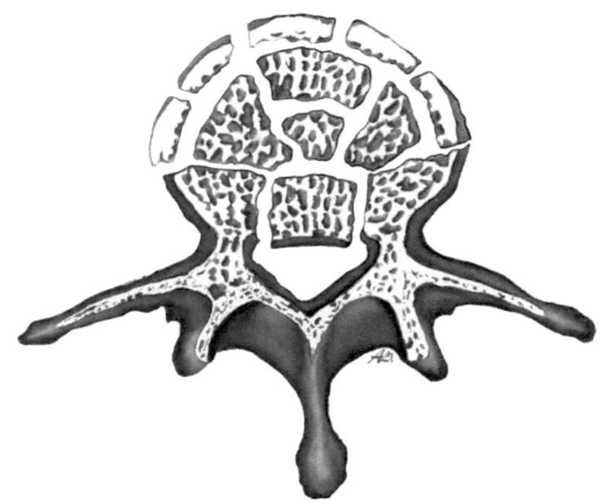

f

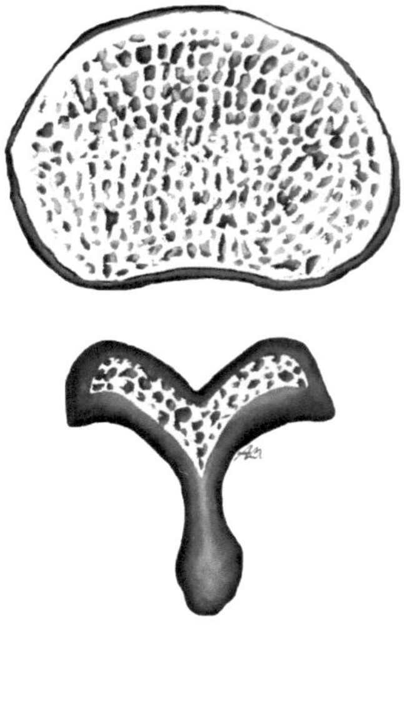

g

Abb. 17. a Schematische sagittale Ansicht einer Wirbelfraktur Typ A1.1 (Deckplattenimpressionsfraktur) – lediglich die Endplatte zeigt eine Deformation. **b, c** Schematische sagittale Ansicht einer Wirbelfraktur Typ A1.2.1 (Keilfraktur) – der kraniale Abschnitt des Wirbelkörpers ist frakturiert ohne Beteiligung der Hinterwand. Diese Frakturform kann auch als kaudaler Bruch vorliegen (Typ A1.2.3 – **c**). **d** Schematische sagittale Ansicht einer Wirbelfraktur Typ A1.3 (Wirbelkörperkollaps) – der Wirbelkörper ist insgesamt zusammengefallen, jedoch ohne Fragmentierung. **e–g** Schematische Ansicht einer Wirbelfraktur Typ A3.1 (inkomplette Berstungsfraktur) – die sagittale Ansicht zeigt die keilförmige Fraktur mit Beteiligung der Hinterwand der kranialen Wirbelkörperhälfte; die axiale Ansicht in Pedikelebene zeigt die Fragmentierung der oberen Wirbelkörperhälfte (**f**) wobei die axiale Ansicht unter Pedikelebene eine Spaltbildung ausschließt (**g**)

Kapitel 7

Technik der Kyphoplastie

S. Becker

Die Kyphoplastie ist eine minimal invasive perkutane Stabilisierungsmethode der Wirbelsäule.

Diesbezüglich sind auch die Instrumente minimal invasiv ausgelegt. Im Folgenden werden die Instrumente sowie die Ballons vorgestellt.

Das Instrumentenset

Das Grundinstrumentenset mit den Bone Access Tools (Abb. 18) besteht aus den folgenden Instrumenten:

- 2 Kirschnerdrähte (Länge 267 mm, stumpf und spitz),
- 1 Arbeitskanüle (Osteointroducer). Die Arbeitskanüle liegt bereits fertig mit einem Bougie und mit einem zusätzlichen Inlay vor,
- 1 Jamshidi Punktionsnadel (Größe Ch. 11).

Bei hartem Knochen oder jungen Patienten existiert ein spezielles Set mit einer speziellen Arbeitkanüle (Advanced Osteointroducer) und zusätzlichem Bohrer (Abb. 19a, b).

Bei jungen Patienten sowie bei harten Knochen kann eine spezielle Arbeitskanüle verwendet werden (Advanced Osteointroducer – Abb. 19a). Diese unterscheidet sich im Prinzip von der normalen Arbeitskanüle dadurch, dass sie an der Spitze einen 15 mm langen Bohrer besitzt, dadurch lässt sich diese Arbeitskanüle einfacher transpedikulär einbringen.

Die weiteren Instrumente sind einzeln verpackt und können je nach Bedarf geöffnet werden.

Zusätzlich ist es möglich, eine spezielle Curette zu verwenden, um einen Hohlraum im Knochen zu erzeugen, um den Ballon in eine bestimmte Richtung hinzuleiten oder die Reposition über den Ballon zu erleichtern (Abb. 19c, d). Mit dieser Curette können auch ältere Frakturen behandelt werden.

Des Weiteren werden die folgenden Instrumente benötigt: Bonefiller (1,5 ml) sowie bei Bedarf ein Knochenbiopsieinstrument (Abb. 20a, b). Das Kro-

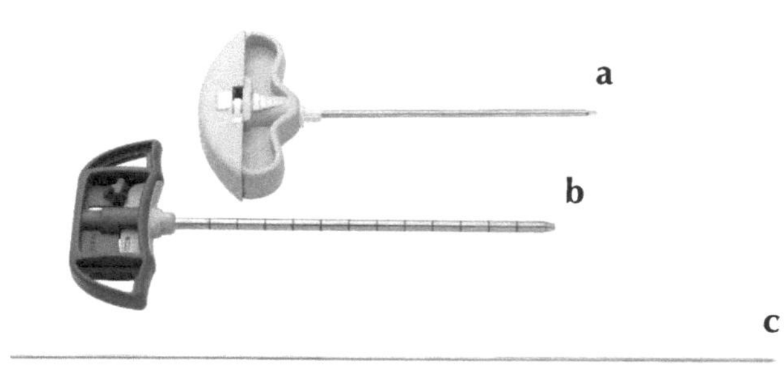

Abb. 18. Grundinstrumentenset für Kyphoplastie. **a** Jamshidi-Nadel; **b** Osteointroducer; **c** Kirschnerdrähte

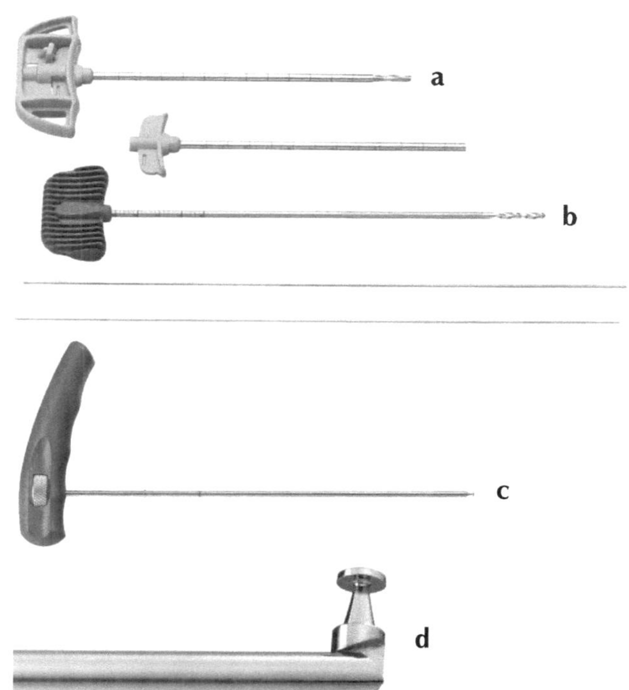

Abb. 19. Set für junge Patienten, härtere Knochen: **a** Advanced Osteointroducer; **b** Bohrer; **c** Curette; **d** Curettenspitze

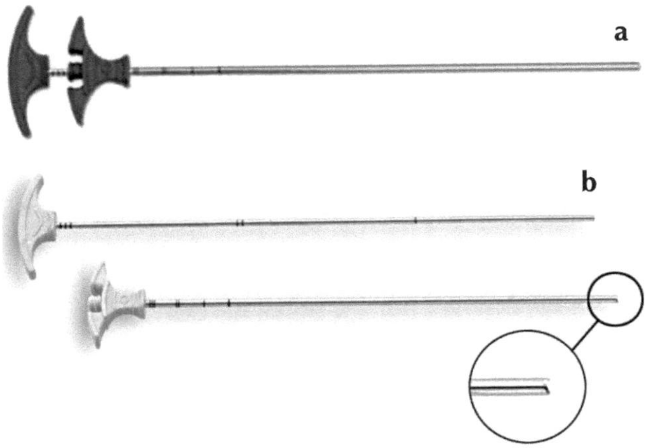

Abb. 20. **a** Bonefiller mit Stössel; **b** Biopsie-Bonefiller

chenbiopsieinstrument entspricht im Prinzip dem Bonefiller, mit dem Unterschied, dass es am Ende mit spitz zulaufenden Zacken versehen ist und es so im Prinzip einfacher ist, eine Biopsie zu entnehmen.

Die Arbeitskanülen, der Bohrer sowie die Bonefiller sind in 1 cm Abständen markiert, sodass jederzeit auch ohne Röntgenuntersuchung die Tiefe des Eindringens in den Knochen nachvollzogen werden kann.

Der Ballonkatheter und die Druckspritze (Abb. 21, 22)

Der Ballonkatheter ist das zentrale Instrument der Kyphoplastie. Es gibt verschiedene Ballons, die herkömmlichen Ballons (KyphX Xpander®) bestehen aus einem Ballon, dem Schaft (Länge 293 mm ohne Ballon) sowie den Adaptern. Ein Adapter ist zum Anbringen der Druckspritze, der andere enthält einen Führungsdraht. Diese Ballons gibt es in der Größe 10 mm, 15 mm und 20 mm.

Tabelle 4. Ballongrößen, Inhalt und Maximaldruck

	Länge	max. Inhalt	max. Druck
KyphX Xpander®	20 mm	6 ml	400 PSI
KyphX Xpander®	15 mm	4 ml	400 PSI
KyphX Xpander®	10 mm	4 ml	400 PSI
KyphX® Exact™	10 mm	3 ml	300 PSI
KyphX® Elevate™	15 mm	4 ml	300 PSI

Weiterhin gibt es zwei Spezialballons, die sich speziell dazu eignen, lokal Frakturen gezielt aufzurichten (KyphX® Exact™) oder hohe Aufrichtungen durchzuführen (KyphX® Elevate™). Die Länge des Schaftes ohne Ballon beträgt bei KyphX® Exact™ 257 mm, bei KyphX® Elevate™ 265 mm.

Jeder Ballon hat nur ein begrenztes Fassungsvermögen an Kontrastmittel und hält nur einem bestimmten Maximaldruck stand. Einen Überblick über die maximalen Volumina sowie die maximal möglichen Drücke in den verschiedenen Ballons gibt Tabelle 4.

Weiterhin ist eine Druckspritze zur Befüllung notwendig. Diese besitzt ein Manometer, welches den Druck im Ballon mit PSI (pounds/inch^2) und Atm (Atmosphäre) angeben kann.

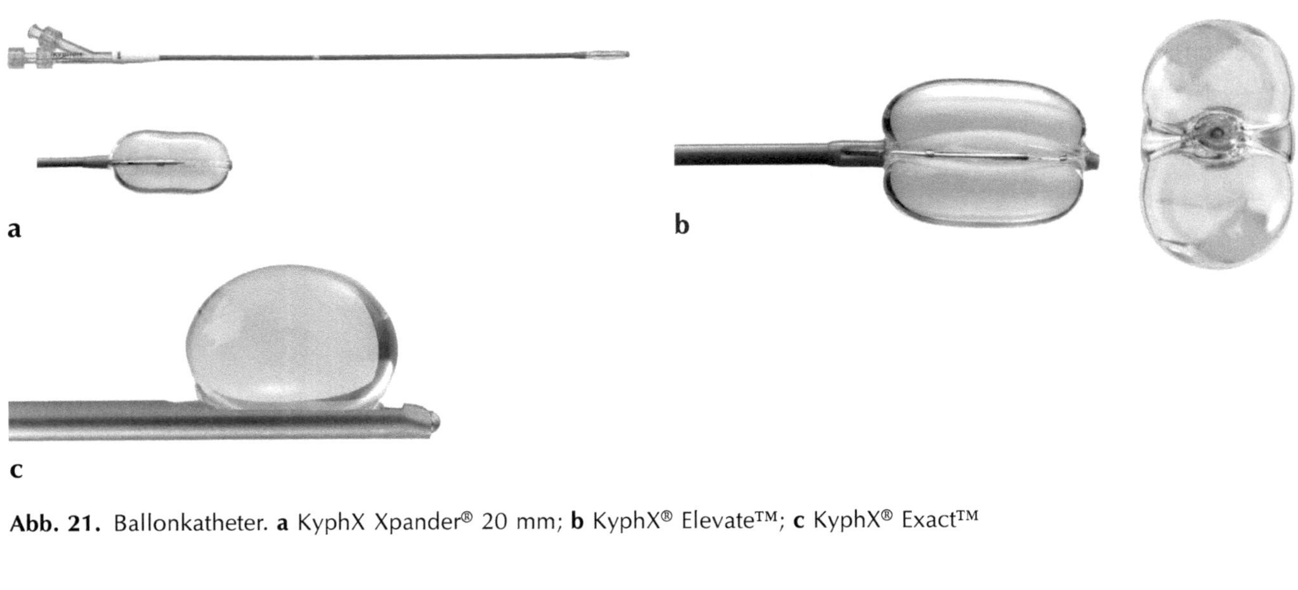

Abb. 21. Ballonkatheter. **a** KyphX Xpander® 20 mm; **b** KyphX® Elevate™; **c** KyphX® Exact™

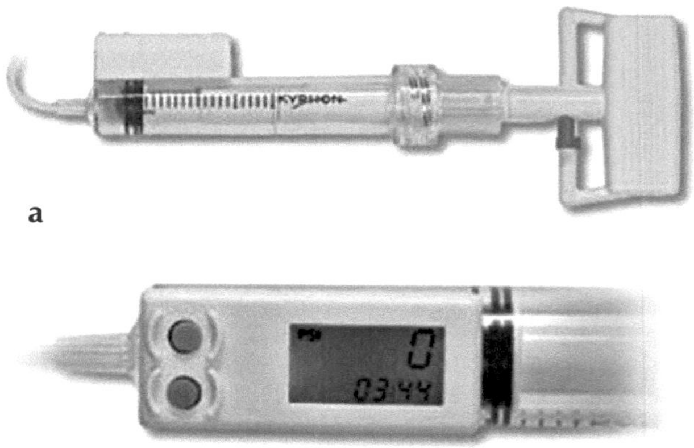

a

b

Abb. 22. **a** Druckspritze, **b** Manometer

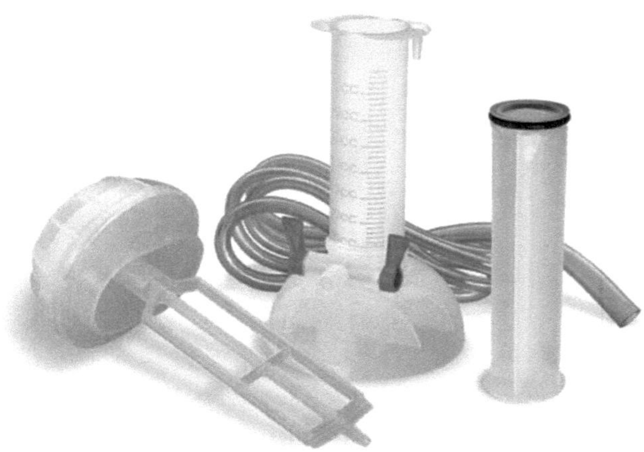

Abb. 23. Zementmischset

Tabelle 5. Komplettes Instrumentarium zur Kyphoplastie eines Lendenwirbels

- 1 Grundinstrumentenset (2 Kirschnerdrähte, 1 Handbohrer mit Griff)
- 1 Arbeitskanüle (Osteointroducer oder Advanced Osteointroducer) mit Ersatzinlay
- 2 x 20 mm Kyphoplastieballons
- 2 Druckspritzen
- 2–4 Bonefiller
- 1 Jamshidinadel
- 1 Skalpell
- 1 Kocherklemme
- 1 Hammer
- 1 PMMA Zement für Kyphoplastie (z.B. Kyphex)
- 1 Hautnaht

Eine Zusammenfassung des benötigten Instrumentariums und des Zements, um einen lumbalen Wirbel zu kyphoplastieren, gibt Tabelle 5.

Anatomische Landmarken und Bildwandlereinstellungen (Abb. 24, 25, 26)

Im Gegensatz zu einer offenen Operation, in der Schrauben transpedikulär an typischen Punkten eingebracht werden, unterscheidet sich die Kyphoplastie dadurch, dass die Ballonkatheter optimal in der Mitte des Wirbelkörpers platziert werden müssen, um eine optimale Reduktion der Wirbelfraktur zu erreichen, ohne dass die lateralen Wirbelkörperbegrenzungen verletzt werden.

Diesbezüglich ist es nötig, bestimmte Landmarken im Bildwandler zu definieren, welche die Operation deutlich erleichtern.

Es ist wichtig, die folgenden Landmarken am Wirbel einwandfrei zu definieren und im Bildwandler einzustellen: Pedikel, Prozessus spinosus, Endplatten sowie Wirbelkörperhinterkante.

Die Pedikel

Die im ap-Bild im Bildwandler sichtbaren Pedikel entsprechen weder dem Anfang, noch dem Ende, sondern der engsten Stelle des Pedikels. Deshalb ist es wichtig, dass der primäre Startpunkt so gewählt wird, dass die Jamshidi-Nadel im ap-Bild scheinbar außerhalb dieses Pedikelrings liegt (s. Abb. 27, 28). Weiterhin ist es wichtig, dass die Pedikel im oberen Drittel des Wirbelkörpers abgebildet sind, da so gewährleistet ist, dass der Wirbelkörper nicht in der sagittalen Ebene verkippt ist.

Der Prozessus spinosus

Der Prozessus spinosus muss in der ap-Aufnahme mittig liegen. Dabei ist es dem Operateur überlassen, ob er den Bildwandler oder den Operationstisch so lange kippt, bis der Prozessus spinosus median liegt. In unserer Erfahrung ist es einfacher, lediglich den Bildwandler zu verkippen, insbesondere wenn mehrere Wirbel kyphoplastiert werden. Eine Kippung des Bildwandlers kann insgesamt schneller und genauer ausgeführt werden als eine Tischkippung.

Die Endplatten und Hinterkanten

Die Endplatten sowie die Hinterkanten müssen im ap- und im Seitbild parallel liegen. Nur so ist ge-

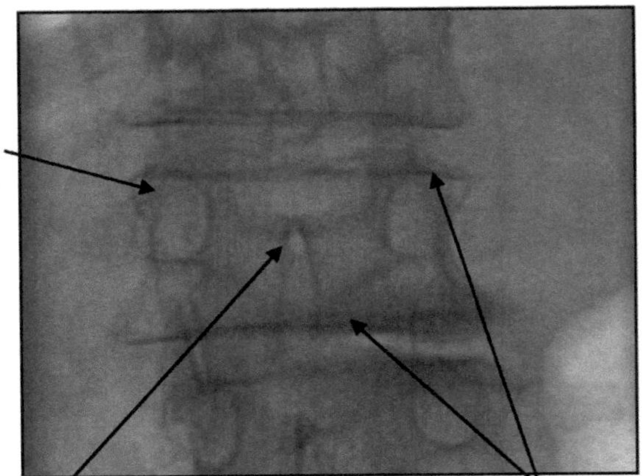

Abb. 24. Wirbelsäule ap – Röntgen mit optimal eingestellter Projektion (s. Beschriftung)

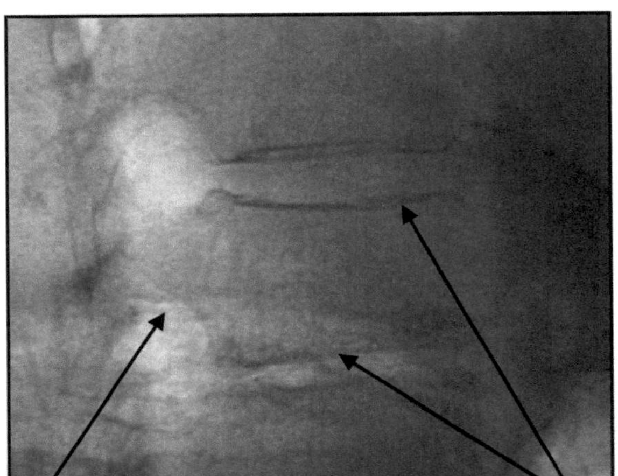

Abb. 25. Wirbelsäule lat – Röntgen mit optimal eingestellter Projektion (s. Beschriftung)

währleistet, dass die Pedikel sowie die Wirbelkörper in gewünschter Weise kyphoplastiert werden. Die Darstellung der Hinterkante ist insbesondere dahingehend wichtig, dass sichergestellt werden muss, dass der Arbeitskanal ventral der Hinterkante zu liegen kommt, um einen Zementaustritt zu vermeiden.

Besondere Maßnahmen bei Skoliose

Bei einer skoliotischen Wirbelsäule kann es möglich sein, dass eine orthograde Einstellung des Prozessus spinosus sowie der Pedikel unmöglich ist. Bei diesen Patienten kann der Bildwandler oder Tisch dann so lange gedreht werden, bis ein orthograder Blick durch den Pedikel in den Wirbelkörper möglich ist (sogenannter en face oder pedicle view – Abb. 26). Bei Vorliegen eines MRT's oder CT's kann hier präoperativ die Kippung des Bildwandlers oder des Operationstisches bestimmt werden, damit geschieht die intraoperative Einstellung leichter.

Start- und Endpunkte bei lumbalen transpedikulären Eingriffen

Startpunkt (Abb. 27, 28)

Wie aus dem obig gesagten hervorgeht, wird der Startpunkt, d.h. das Beginnen des Eindringen der

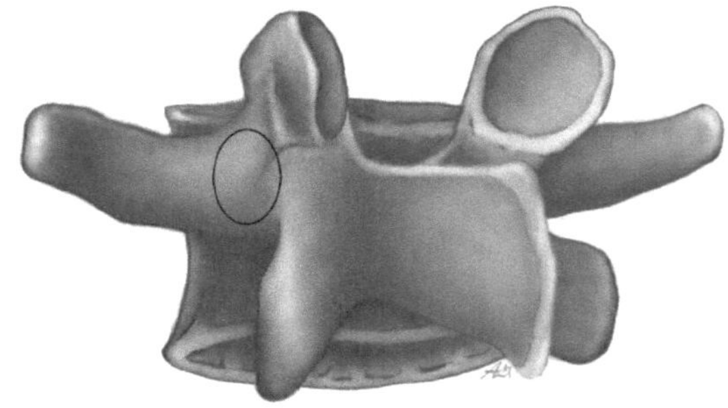

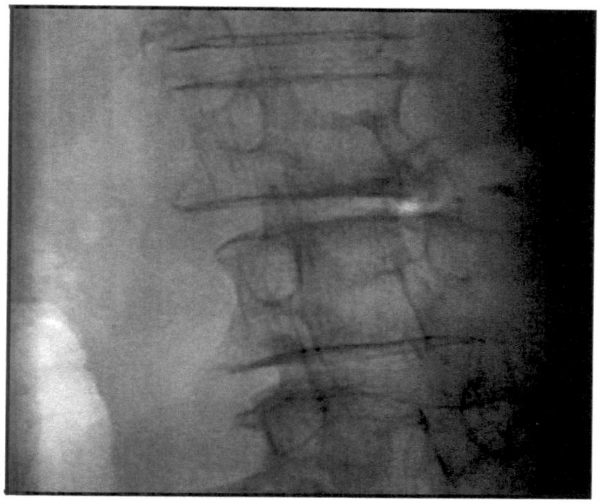

Abb. 26. Schema und Röntgenaufnahme mit orthogradem Blick durch den ipsilateralen Pedikel (sog. en face oder pedicle view Aufnahme)

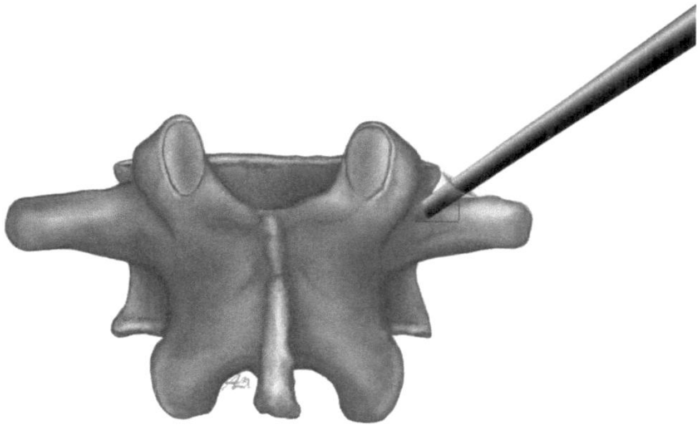

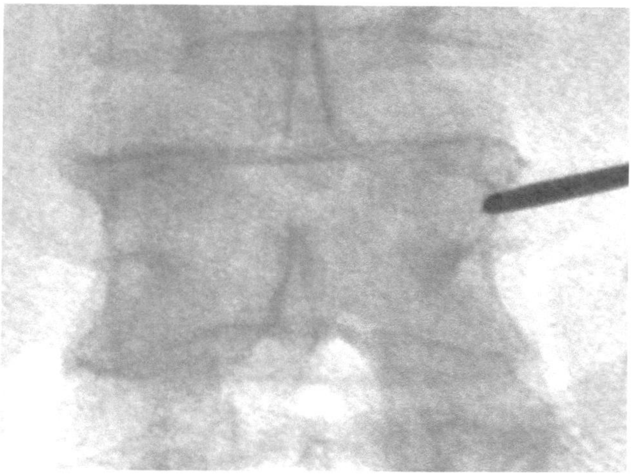

Abb. 27. Startpunkt transpedikulärer Zugang, rechts zwischen 13 und 15 Uhr. Hautschnitt 1 cm lateral dieses Punktes für L1 bis L4, bei L5 – 2 cm lateral

Jamshidi-Nadel in den Pedikel, so gewählt, dass im ap-Bild die Nadel scheinbar außerhalb des Pedikels liegt. In typischer Weise wird dabei an den Lendenwirbeln inklusive 11. und 12. Thorakalwirbel linksseitig eine Zone 9 bis 11 Uhr, rechtsseitig 13 bis 15 Uhr am Pedikel gewählt.

Endpunkte (Abb. 29)

Um sicher zu stellen, dass die Jamshidi-Nadel oder weitere Instrumente weder die Wirbelkörpervorderkante, noch den Spinalkanal perforieren, müssen die Endpunkte hier festgelegt werden. Dabei ist es wichtig, dass zunächst in der Seitaufnahme das entsprechende Instrument, in der Regel der Kirschnerdraht, ungefähr 3 bis 4 mm dorsal der Vorderkante oder am Übergang 80%: 20% der Wirbelkörpertiefe zu liegen kommt (Abb. 29a). Bei einem osteoporotischen Wirbel kann nicht immer die knöcherne Kortikalis getastet werden, sodass ein Endpunkt, welcher auf einem Tastbefund beruht, zu unsicher ist.

Im ap-Bild sollte der Kirschnerdraht nicht die Mittellinie, d.h. den Prozessus spinosus überragen, eine optimale Lage ist dann erreicht, wenn der Kirschnerdraht bei einer seitlichen Lage von 80%: 20% der Wirbelkörpertiefe im ap-Bild ap den Prozessus spinosus gerade berührt (Abb. 29b).

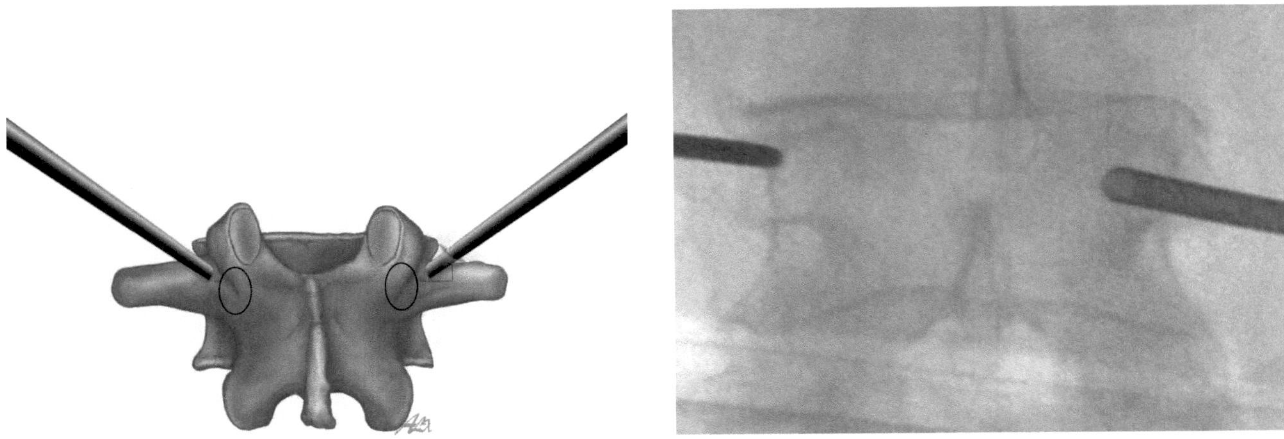

Abb. 28. Startpunkt transpedikulärer Zugang, links zwischen 9 und 11 Uhr

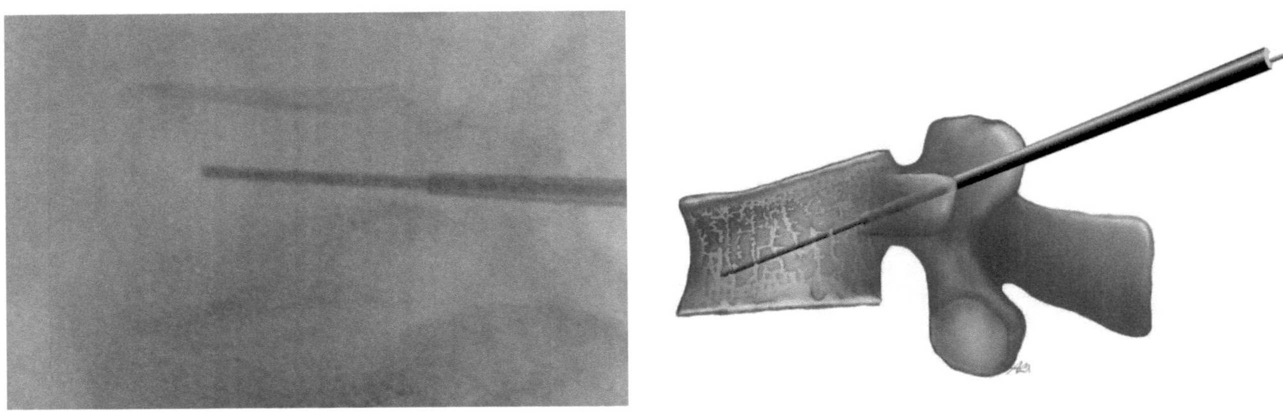

a

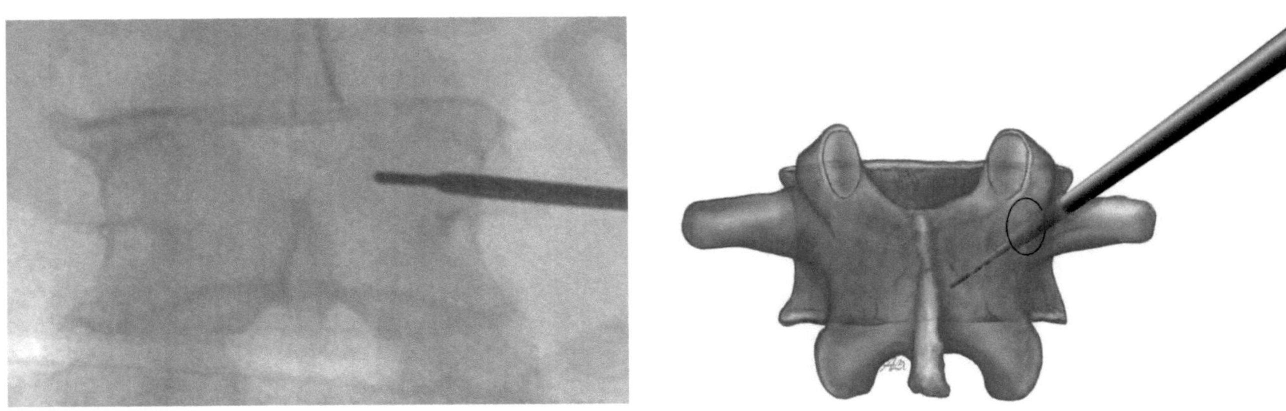

b

Abb. 29. Endpunkte transpedikulärer Zugang. **a** Endlage des Kirschnerdrahts im lat. Strahlengang etwa 4 mm dorsal der Wirbelkörpervorderkante oder am Übergang 80:20% der Wirbelkörpertiefe. **b** Endlage des Kirschnerdrahts im ap. Strahlengang, Konvergenz zur Mittellinie, diese darf jedoch nicht überschritten werden

Start- und Endpunkte bei thorakalen extrapedikulären Eingriffen (Abb. 30)

Während der Endpunkt beim extrapedikulären Zugang zur Brustwirbelsäule dem Endpunkt des transpedikulären Zuganges entspricht, ist der Startpunkt verschieden. Ein transpedikulärer Zugang kranial von Th10 ist aufgrund der Wirbelgröße sowie der Wirbelform nicht mehr möglich, da der Ballon nicht optimal zu positionieren ist. Aufgrund der anatomischen Gegebenheiten ist der erste Knochenkontakt beim extrapedikulären Zugang im Gegensatz zum transpedikulären Zugang nicht der Pedikel, sondern bereits die dorsale Begrenzung der Deckplatte (Abb. 30a). Deshalb ist als Startpunkt die Jamshidi-Nadel im ap-Bild auf die jeweilige kraniale Ecke des Wirbelkörpers zu orientieren (Abb. 30b). Wenn diese berührt wird, sollte opti-

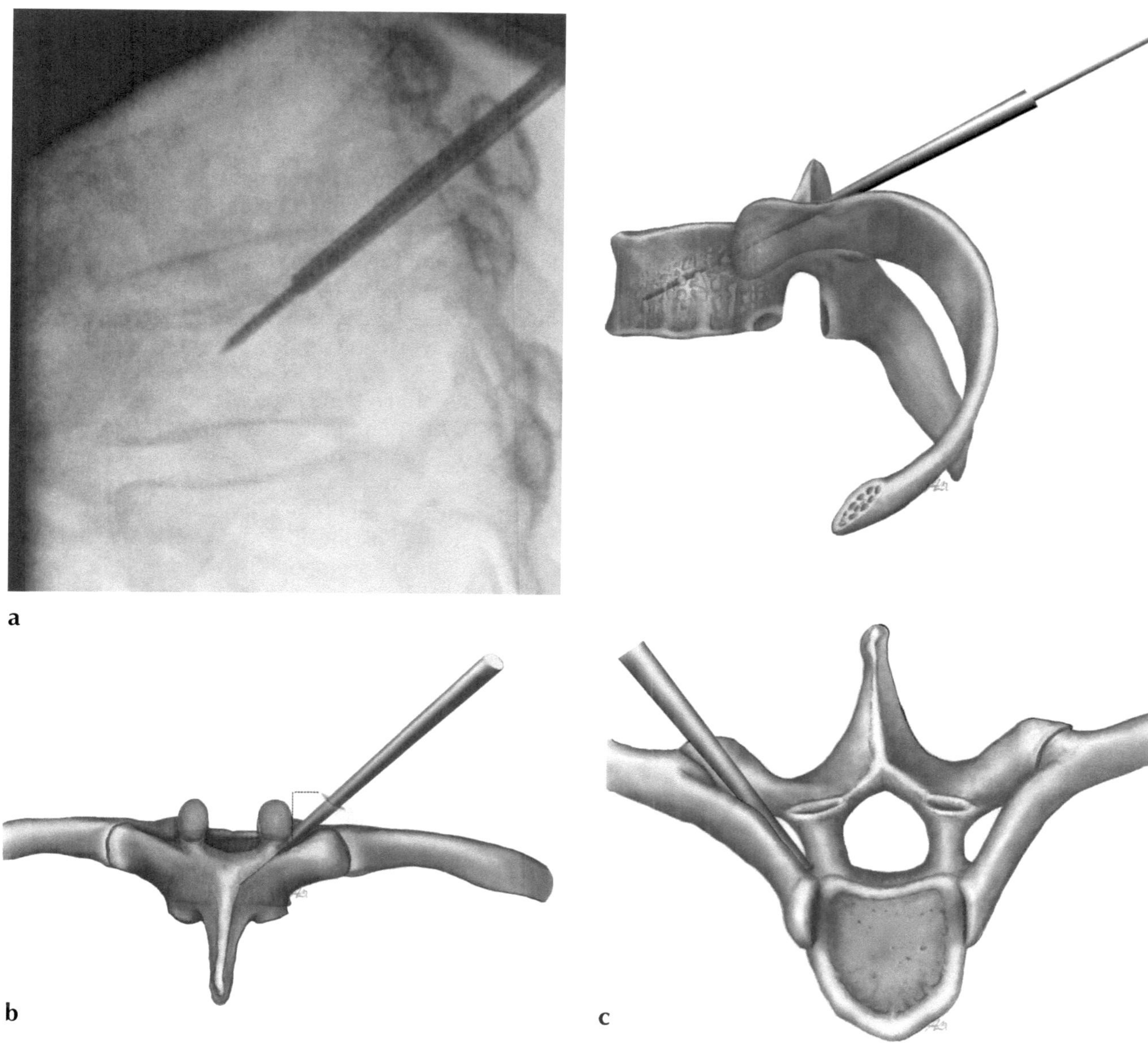

Abb. 30. Start/Endpunkte extrapedikulärer Zugang, **a** analog zu Abb. 29c. **b** Endpunkt analog zu Abb. 29b, beachte Hautinzision, diese erfolgt 1 cm lateral und 2 cm kranial des Startpunktes, dieser liegt an der lateralen oberen Wirbelkörperbegrenzung. **c** Axiale Darstellung des Punktes der Perforation der Wirbelkörperhinterkante

malerweise bereits die Hinterkante erreicht sein (nähere Anweisungen siehe Kapitel Durchführung der Kyphoplastie). Wie bereits gesagt ist der Endpunkt des Kirschnerdrahtes oder des Ballons analog zu dem transpedikulären Zugang zu sehen, d.h. lateral an der maximal der 80%: 20%-Begrenzung im Seitbild sowie an der Mittelinie im ap-Bild (Abb. 30a, b).

Vorbereitung und Lagerung des Patienten

Aus eigener Erfahrung empfiehlt es sich, den Patienten einen Tag vor der Operation ein Abführmittel zu geben. Dadurch ist eine optimale Darstellung der Wirbelsäule im Bildverstärker gewährleistet, ohne dass eine Darmgasüberlagerung stattfindet, welche ein ohnehin schlechtes Bild bei einer osteoporotischen Wirbelsäule negativ beeinflussen könnte.

Aufgrund der anatomischen Gegebenheiten des venösen Blutstromes an der Wirbelsäule (siehe Abb. 15, 16, Kap. 6) sollte der Patient in Bauchlage so gelagert werden, dass legendlich Brustkorb und Becken aufliegen, der Bauch jedoch frei durchhängt. Damit kann einerseits eine Fraktur „unblutig" reponiert werden, andererseits kommt es so nicht zu einem vermehrten Blutdurchfluss durch den Wirbel, welcher eine Zement- oder Fettembolie begünstigen könnte.

Für die Durchführung der Operation eignen sich ein oder zwei Bildverstärker, welche je nach lokaler Gegebenheit eingesetzt werden können. Wir führen routinemäßig den Eingriff mit lediglich einem Bildwandler durch, welcher entsprechend den Anforderungen geschwenkt wird.

Durchführung der Kyphoplastie

Anästhesiologische Vorbereitung

Die Kyphoplastie kann sowohl in Vollnarkose, als auch in Lokalnarkose durchgeführt werden. Bei multiplen Levels bevorzugen wir die Vollnarkose. Allerdings kann aufgrund des Wunsches des Operateurs, wie auch bei Kontraindikation für eine Vollnarkose bzw. Patienten mit entsprechenden internistischen Vorerkrankungen auch die Kyphoplastie in Lokalnarkose durchgeführt werden. Hier ist jedoch zu beachten, dass der Patient zusätzlich eine Sedierung erhält. Die Lokalanästhesie sollte den Pedikel anästhesieren, d.h. es sollte ein Depot von Lokalanästhetikum direkt an den Eindringepunkt in den Pedikel angelegt werden. Aufgrund der Tatsache, dass oft nicht gleich der richtige Anteil des Pedikels getroffen wird, empfiehlt es sich, eine großzügige Anästhesie um den gesamten Pedikel durchzuführen. Weiterhin kann es notwendig sein, vor Aufblasen des Ballons auch ein Lokalanästhetikumdepot in den Wirbel selbst einzubringen, da das Aufblasen des Ballons selbst schmerzhaft sein kann.

Der lumbale transpedikuläre Zugang

Der transpedikuläre Zugang ist geeignet für die Kyphoplastie der Wirbel Th10 bis L5. Je nach Größe des Patienten sowie der Pedikel kann es sein, dass im Bereich Th10 auch bereits ein extrapedikulärer Zugang gewählt werden muss.

Nach typischer Lagerung des Patienten sollte der Bildwandler ap eingestellt werden und der typische Eindringepunkt in den Pedikel an der Hautoberfläche definiert werden. Aufgrund der Konvergenz der Pedikel ist die Inzision im Bereich Th12 bis L4 1 cm lateral des typischen Eindringepunktes in den Pedikel zu wählen (Abb. 27, 28). Ein exakter Hautschnitt ist dahingehend sehr wichtig, dass einerseits so bereits die richtige Konvergenz für die Jamshidi-Nadel zum Pedikel hin vorgegeben ist, andererseits gewährleistet ist, dass der umliegende Muskelmantel sowie der Weichteilmantel die Jamshidi-Nadel bei der Röntgenkontrolle nicht ablenkt. Bei fettleibigen Patienten empfiehlt es sich, die Jamshidi-Nadel bei der Röntgenkontrolle mit einem Instrument festzuhalten.

Nach regelrechter Lage der Jamshidi-Nadel am Eindringepunkt in den Pedikel im ap Bild sollte der Pedikel hier leicht perforiert werden und die Jamshidi-Nadel einige Millimeter in den Pedikel eingebracht werden.

Danach wird eine seitliche Aufnahme mit dem Bildwandler durchgeführt (Abb. 31a). Hier kann nun eine Orientierung der Jamshidi-Nadel je nach Art der Fraktur durchgeführt werden. Es empfiehlt sich, bei normalen Keilwirbeln die Jamshidi-Nadel parallel zur Deckplatte, bei konkaven Frakturen in der Mitte sowie bei Grundplattenfrakturen Richtung Grundplatte auszurichten (Abb. 31b–d). Nun sollte es in der Regel möglich sein die Jamshidi-Nadel auch ohne Röntgenkontrolle durch reines Austasten in der bereits vorgegebenen Richtung ohne Probleme bis an die Hinterkante transpedikulär einzuführen. Der erste knöcherne Widerstand ist dann erreicht, wenn die Spitze der Jamshidi-Nadel die Hinterkante erreicht hat (Abb. 31e). Entgegen der landläufigen Meinung ist der Pedikel nicht durchgängig offen in den Wirbel hinein. Aufgrund der embryonalen Entwicklung ist die Hinterkante auch transpedikulär in der Regel gut tastbar. Praktisch heißt das, dass bei der transpedikulären Einbringung der Jamshidi-Nadel ein Röntgenbild im Rahmen des Röntgenschutzes des Patienten sowie des Operationsteams erst dann notwendig wird, wenn ein harter Widerstand gefühlt wird. Wenn dieser harte Widerstand gefühlt wird, sollte optimalerweise die Jamshidi-Nadel bereits an der Hinterkante liegen. Wenn dies nicht der Fall ist, ist ap sowie seitlich die Lage entsprechend zu korrigieren. Es genügt, mit der Jamshidi-Nadel die Hinterkante lediglich 1 bis 2 mm zu perforieren Die Jamshidi sollte bei optimaler Lage die mediale Begrenzung des Pedikels im ap-Bild nicht überschreiten (Abb. 31f). Bei Fehllage ist es zu diesem Zeitpunkt noch einfach, den Kirschnerdraht zu korrigieren, der im Gegensatz zum Arbeitskanal nur einen viel kleineren Defekt setzt (s. Abb. 34d). Danach wird durch die Jamshidi-Nadel der stumpfe Kirschnerdraht eingelegt, der spitze Kirschnerdraht eignet sich eher bei jüngeren Patienten mit härterem Knochen. Mit dem Kirschnerdraht kann nun die Endlage des Ballons, wie oben beschrieben, simuliert werden (s. Abb. 29a, b). Es ist wichtig, den Kirschnerdraht ap und seitlich an den entsprechenden Endpunkten röntgenologisch zu dokumentieren, da bei zu lateraler oder zu medialer Lage, die Lage entweder durch erneutes Einbringen der Jamshidi-Nadel oder, wie wir es in unserer Klinik durchführen, durch eine entsprechende Änderung der Orientierung der Arbeitskanüle zu korrigieren ist.

Nach regelrechter Lage des Kirschnerdrahts kann nun die Jamshidi-Nadel entfernt werden und der Arbeitskanal (normaler Arbeitskanal bei normalen osteoporotischen Frakturen oder advanced Osteointroducer bei jungen Patienten) eingebracht werden. Hierbei ist zu achten, dass insbesondere bei Osteoporose sowie Korrektur des Einbringewinkels des Arbeitskanals der Kirschnerdraht im Wirbelkörper zurückgezogen wird, um ein Perforieren des Kirschnerdrahtes ventral zu vermeiden.

Der Arbeitskanal wird soweit transpedikulär eingeschlagen, bis er etwa 3mm ventral der Hinterkante des Wirbels zu liegen kommt (Abb. 31g). Dadurch ist gewährleistet, dass der Arbeitskanal sicher in der Hinterkante verankert ist und ein Zementaustritt hier nicht mehr möglich ist.

Wichtig: Nach Einbringen des Arbeitskanals in die Hinterkante sollte dieser nicht mehr verändert werden. Wird der Arbeitskanal akzidentell entfernt oder verändert, besteht Gefahr, dass bei Neuanlage des Arbeitskanals ein zweites Loch in der Hinterkante geschaffen wird. Wenn dann das erste Loch unter Umständen medial am Übergang des Pedikels zur Hinterkante den Pedikel perforiert hat, besteht hier ein hohes Risiko an Zementaustritt in den Spinalkanal. Deshalb sollte der Arbeitskanal, auch wenn er nicht 100% optimal liegt, nach Einbringen in die Wirbelhinterkante nicht mehr entfernt werden.

Nun kann entweder mit dem Biopsieinstrument oder mit dem Bonefiller eine Biopsie transpedikulär entnommen werden (Abb. 31h). Bei harten Wirbelkörpern kann es notwendig werden, statt einer Biopsie mit dem Handbohrer den Kanal für den Ballon aufzubohren. Bei der Biopsie ist darauf zu achten, dass keine Kortikalis perforiert wird!

Nach Biopsie oder Aufbohren muss der Knochenkanal durch Einbringen des mit dem Stössel versehenen Bonefillers mehrmals geglättet werden, um spitze Ecken und Kanten im Knochen zu vermeiden. Diese könnten bei Aufblasen des Ballons den Ballon perforieren (Abb. 31i).

Nach der Glättung des Kanals im Wirbelkörper kann nun der entsprechend der Größe des Wirbelkörpers ausgewählte Ballon eingebracht werden. Dieser sollte optimalerweise in der Mitte des Wirbelkörpers und mit beiden Markierungen außerhalb der Arbeitskanüle zu liegen kommen (Abb. 32). Danach wird die Druckspritze durch Druck am Griff in die 0 ml Position gebracht. Durch den grünen Knopf an der LCD-Box wird der Manometer angestellt, mit dem blauen Knopf kann nun die Druckmessung von Atmosphären auf PSI umgestellt werden (Abb. 22b). Es empfiehlt sich, die Kyphoplastie unter PSI durchzuführen, da hier eine genauere Anzeige in kleineren Schritten möglich ist. Nun kann mit einer 360° Drehung im Uhrzeigersinn am Handgriff jeweils 0,5 ml Kontrastmittel in den Ballon eingebracht werden.

Hinweis: In der Regel sollte ein jodhaltiges Kontrastmittel aufgrund der besseren Visualisierung unter Bildwandler verwendet werden. Bei einer Jodallergie des Patienten empfiehlt es sich jedoch die Einbringung von unverdünntem Gadolinium in den Ballon.

Der Ballon sollte bis auf einen Druck von ca. 50 PSI aufgeblasen werden. Danach kann der Führungsdraht (Abb. 21) entfernt werden. Dadurch ist

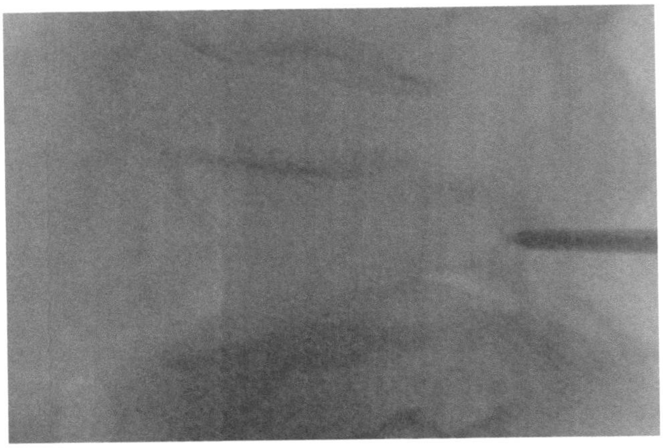

a

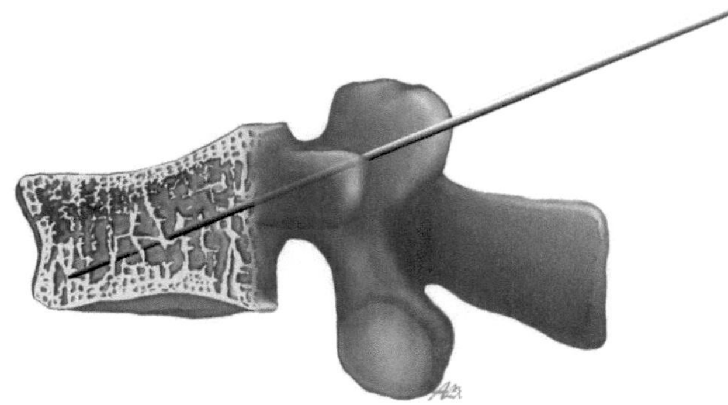

b

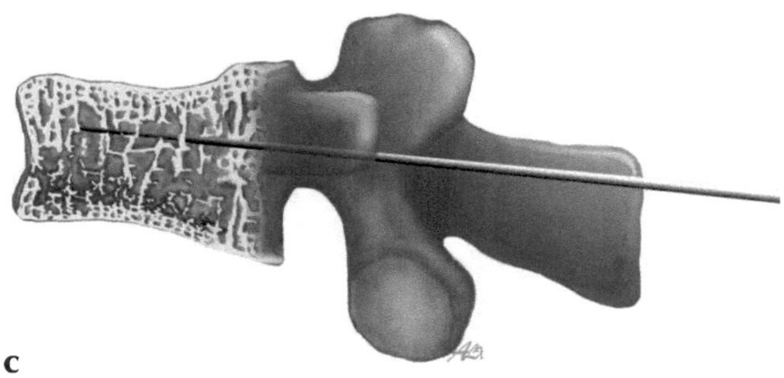

c

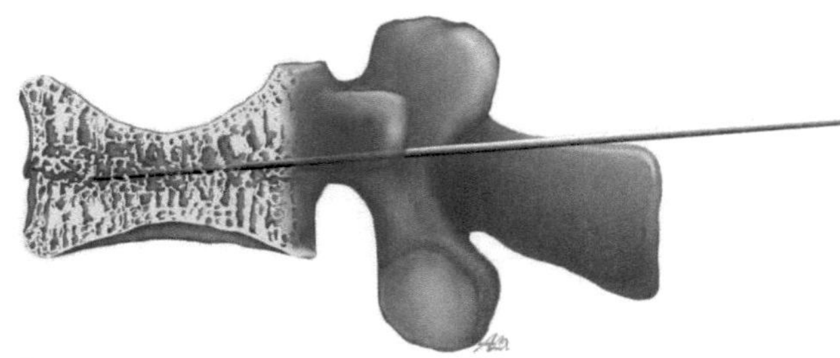

d

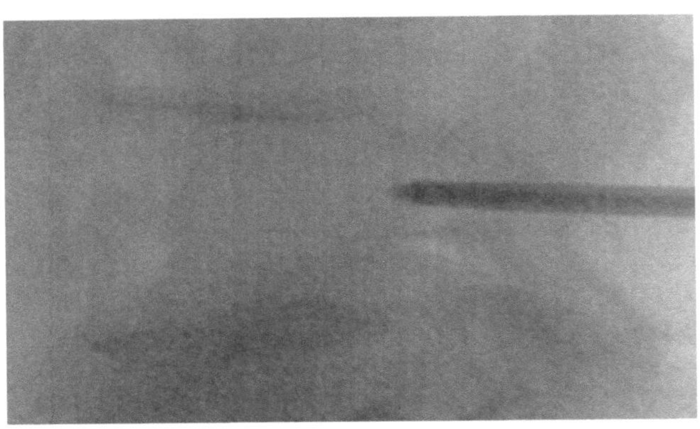

e

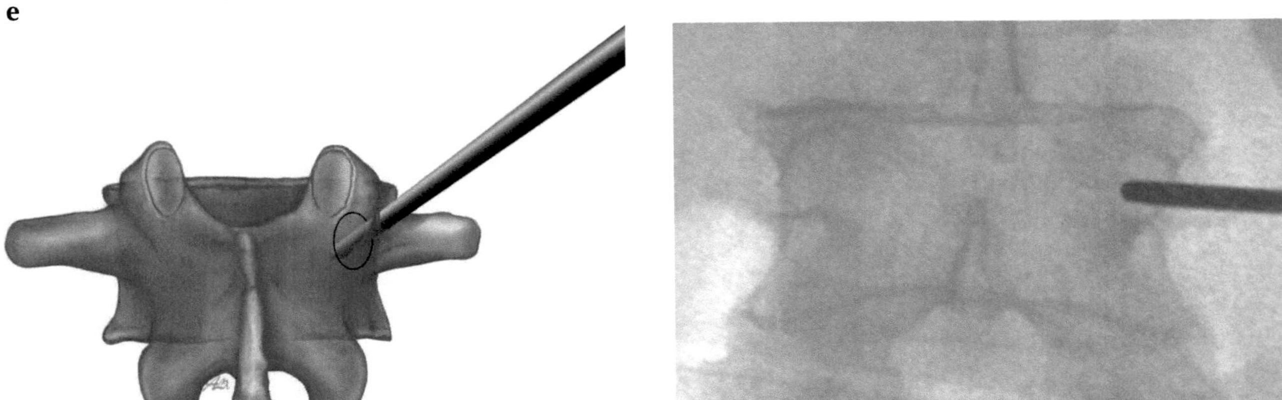

f

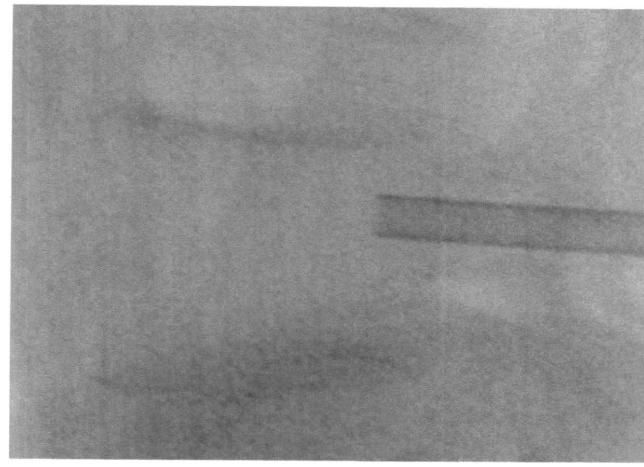

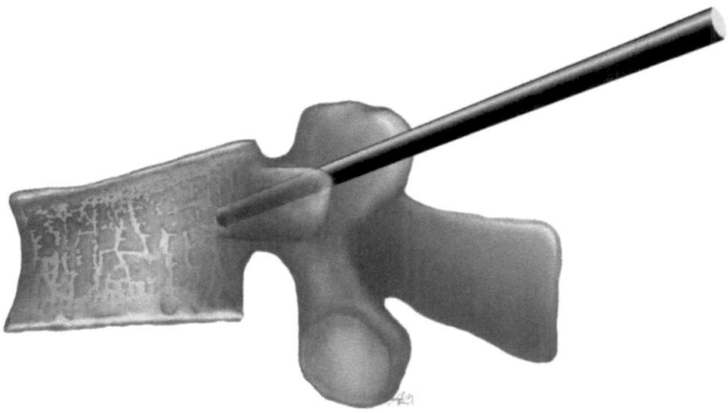

g

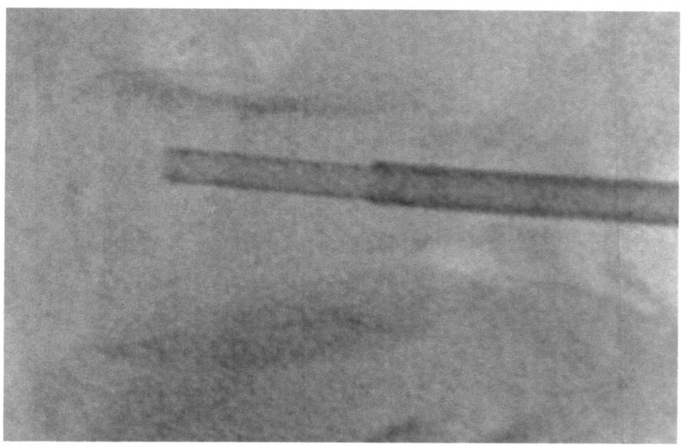

h

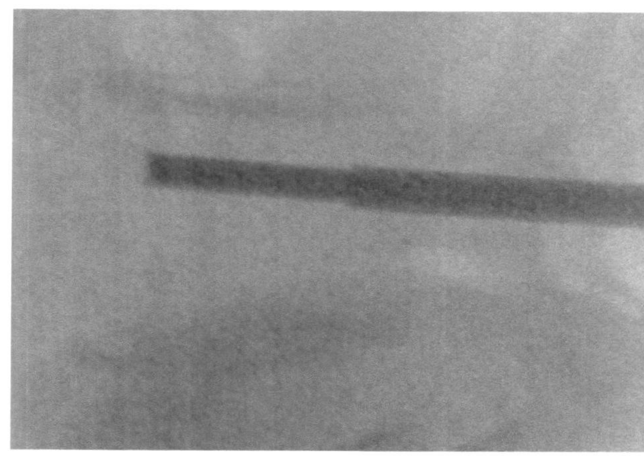

i

Abb. 31. Einbringen der Jamshidinadel und des Arbeitskanals (Osteointroducer). **a** Startpunkt der Jamshidinadel im lateralen Strahlengang. **b–d** Je nach Frakturtyp muss die kranial-kaudale Orientierung der Jamshidi-Nadel angepasst werden. **b** Frakturtyp A1.2.1. **c** Frakturtyp A1.2.3. **d** Frakturtyp A1.3. **e** Endlage der Jamshidinadel mit leichter Perforation der Hinterkante im lateralen Strahlengang. **f** Endlage der Jamshidinadel im ap-Strahlengang. Der mediale Rand des Pedikelringes sollte nicht überschritten werden. **g** Endlage des Arbeitskanals mindestens 2–3 mm ventral der Wirbelkörperhinterkante. **h** Biopsie mit Bonefiller. **i** Vorbereitung des Kanals für den Ballon

es gewährleistet, dass durch die Entfernung des Drahtes der Ballon in seiner ursprünglichen Form und Lage liegen bleibt. Der Führungsdraht sollte deshalb aus dem Ballon entfernt werden, um ein ungehindertes Aufdehnen des Ballons in Richtung des niedrigsten Knochenwiderstandes zu gewährleisten. Dieses Manöver ist bei dem Exact- und Elevator-Ballon nicht notwendig. Nach Entfernung des Mandrins kann der Ballon nun auf die gewünschte Größe aufgeblasen werden. Es empfiehlt sich, nach Einbringen von 1 ml Kontrastmittel in beide Ballons ein ap-Röntgenbild durchzuführen, um zu gewährleisten, dass die Ballons nicht lateral die Wirbelkörperkortikalis perforieren.

Der Endpunkt beim Aufblasen des Ballons ist erreicht: wenn die maximale Kontrastmittelfüllmenge erreicht ist, wenn der maximale Druck im Ballon erreicht ist (s. Tabelle 4) oder wenn die Grund-, Endplatten oder lateralen Wirbelkörperwände tangiert werden (Abb. 32a, b). Das in den Ballon eingebrachte Volumen kann nun auf der Gradierung der Druckspritze abgelesen werden. Nach Entfernung der Ballone entsteht so ein oft deutlich sichtbarer Hohlraum im Wirbel (Abb. 32c).

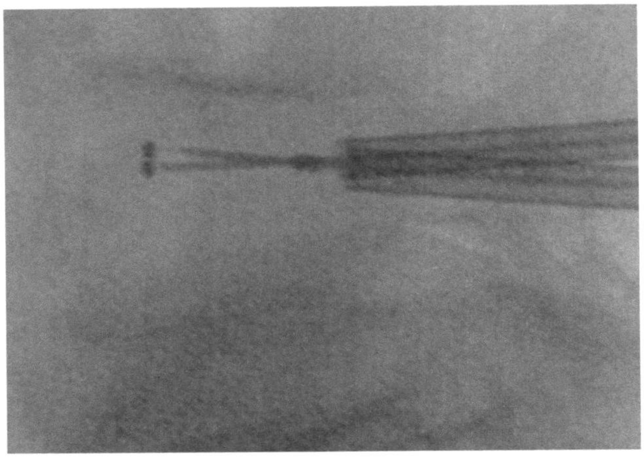

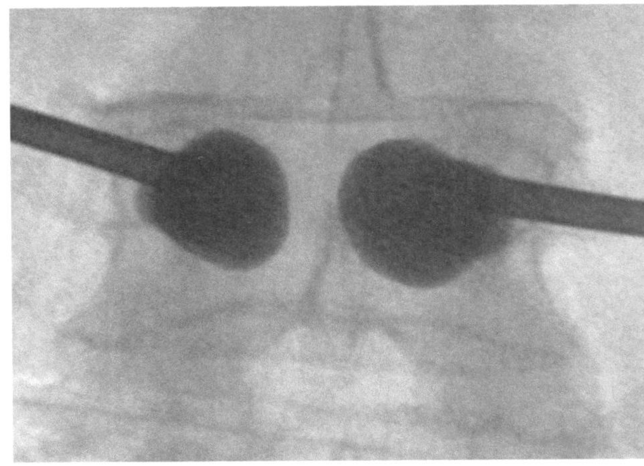

a

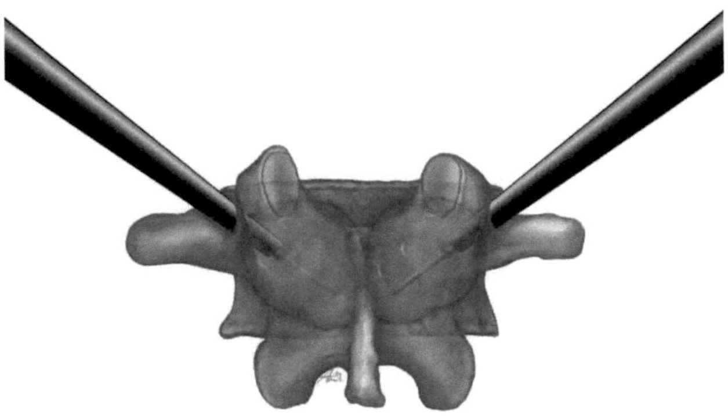

a

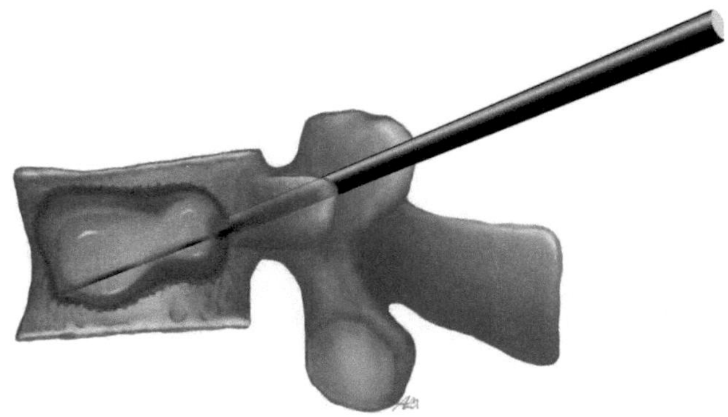

b

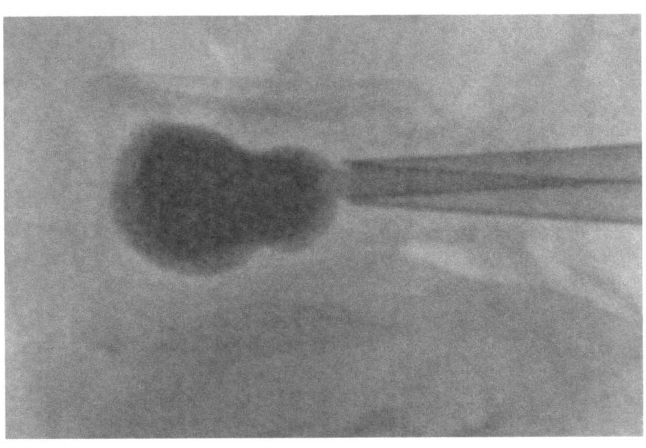

b

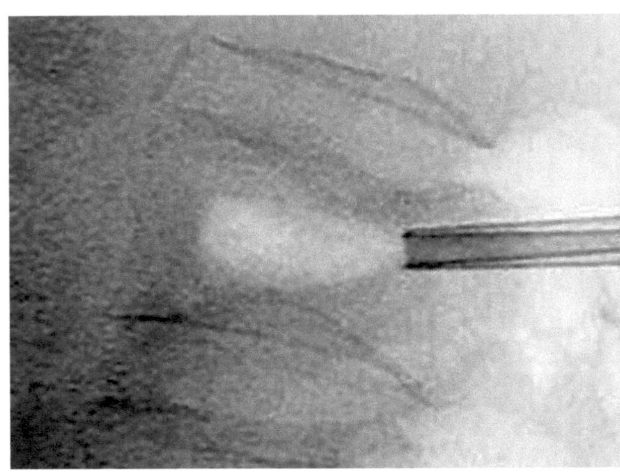

c

Abb. 32. Unaufgeblasene Ballone im Wirbel, beide Markierungen der Ballone müssen außerhalb der Arbeitskanüle liegen. **a, b** Endpunkte der Ballone, die Ballone sollten im ap. (**a**) und lateralen (**b**) Strahlengang keine der anliegenden Kortikales perforieren. **c** Nach Entfernung der Ballone wird ein ausgedehnter Hohlraum im Wirbel erzeugt

Nun kann der Zement in den Wirbelkörper eingebracht werden. Es empfiehlt sich, die Ballons so lange im Wirbelkörper zu belassen, bis der Zement die richtige Viskosität hat (Abb. 39). Dadurch ist gewährleistet, dass durch Einbringen des Zementes nicht zusätzlich Blut und Fett in den Blutkreislauf gedrückt werden. Die Ballons sind durch Zusammendrücken und Ziehen des Griffes nach hinten komplett zu entleeren. Es empfiehlt sich bei Entfernung des Ballons mit einer Hand die Arbeitskanüle festzuhalten, sodass die Arbeitskanüle nicht aus dem Pedikel disloziert werden kann.

Falls dieses doch passiert, sollte auf jeden Fall in Ruhe die Arbeitskanüle erneut unter den vorher gezeigten Schritten sicher im Wirbelkörper eingebracht werden. Es ist hier besser, eine Packung Zement zu verwerfen, als eine Fehllage des Arbeitskanals zu riskieren.

Nach Entfernung der Ballons sind die Bonefiller in die Arbeitskanüle einzubringen. Hier ist die Graduierung hilfreich (Abb. 20): Der erste dicke Teilstrich des Bonefillers zeigt an, dass der Bonefiller noch nicht die Arbeitskanüle verlassen hat. Danach ist der Bonefiller mit einem, zwei, oder Strichen markiert, welche die Tiefe des Bonefillers im Wirbelkörper nach Verlassen der Arbeitskanüle entsprechen. In aller Regel ist es sicher, auch ohne Röntgen den Bonefiller zwei Striche in den Wirbelkörper einzubringen.

Der Bonefiller sollte mindestens zwei Querstriche in den Wirbelkörper eingebracht werden. Es empfiehlt sich beide Bonefiller einzubringen und unter kontinuierlichem Röntgen erst den einen, dann den anderen Bonefiller mit Zement zu befüllen. Dadurch ist gewährleistet, dass ein eventueller Zementaustritt seitenlokalisiert werden kann.

Der Bonefiller sollte ventral in seiner Position belassen werden, um ein retrogrades homogenes Auffüllen des Wirbelkörpers zu gewährleisten (Abb. 33). Im Allgemeinen entspricht die maximal eingebrachte Zellenmenge der maximalen Volumenmenge im Ballon.

Falls jedoch eine besondere Verzahnung des Zementes mit der Spongiosa gewünscht ist, können 0,5 ml Zement zusätzlich auf jeder Seite eingebracht werden. Da hier das Risiko des Austrittes des Zementes am höchsten ist, sollte diese Zementgabe genau kontrolliert werden.

Nachdem bds. nun der Wirbelkörper mit der gewünschten Zementmenge gefüllt ist, sollten beide Bonefiller bis auf die erste Markierung zurückgezogen werden, um ein Herausziehen des Zementes mit dem Bonefiller in den Pedikel hinein zu vermeiden. In dieser Stellung sollte der Bonefiller so lange im Knochen belassen werden, bis der Zement ausgehärtet ist.

Ein abschließendes ap. und seitliches Bildwandlerbild komplettiert die intraoperative Dokumentation (Abb. 33a, b).

Weitere spezielle Techniken, wie z.B. die Egg Shell Technik, sind im Kap. 9 aufgeführt.

Der extrapedikuläre Zugang

Bei der extrapedikulären Technik ist im Gegensatz zur transpedikulären Technik die Hautinzision an einer anderen Stelle durchzuführen (s. Abb. 30b). Die optimale Hautinzision findet sich 1 cm lateral und 2 cm proximal des Startpunktes, d.h. der lateralen Deckplattenbegrenzung. Danach sollte die Jamshidi-Nadel zwischen Rippe und Querfortsatz ohne Widerstand bis an die Wirbelkörperhinterkante eingeführt werden (s. Abb. 30a, c). Es kann jedoch möglich sein, dass aufgrund der anatomischen Gegebenheiten der Kanal zwischen Rippe und Querfortsatz so eng ist, dass ohne einen Hammer zu benutzen, die Jamshidi-Nadel hier nicht eingeschlagen werden kann. Gleiches ist auch bei einer Facettenarthrose notwendig. Insgesamt besteht jedoch keine Gefahr, wenn die Jamshidi-Nadel bei der optimalen Inzision im ap-Bild in Richtung auf die Wirbelkörperecke geführt wird. Es ist auf jeden Fall zu vermeiden, die Jamshidi-Nadel unterhalb des Pedikels im seitlichen Röntgenbild in den Wirbelkörper einzuführen, da hier die Nervenwurzel sowie Segmentalgefäße verlaufen.

Der extrapedikuläre Zugang benötigt etwas mehr Übung als der transpedikuläre, ist jedoch bei Orientierung an die laterale Wirbelkante ebenso sicher wie der transpedikuläre Zugang.

Nach Perforierung der Hinterkante des Wirbels durch die Jamshidi-Nadel um 1 bis 2 mm ist das Einbringen des Kirschnerdrahtes sowie die weiteren Röntgenkontrollen und die weiteren Schritte der Operation entsprechend dem transpedikulären Zugang vorzunehmen.

Als Besonderheit bei dem extrapedikulären Zugang kann es sein, dass wenn der Kirschnerdraht oder die Jamshidi-Nadel zu weit konvergiert ist und der Ballon zu sehr mittig im Wirbelkörper eingebracht wird, d.h. der Kirschnerdraht bei der ap-Kontrolle über den Prozesses spinosus geht (Abb. 35). Das ist im Gegensatz zum transpedikulä-

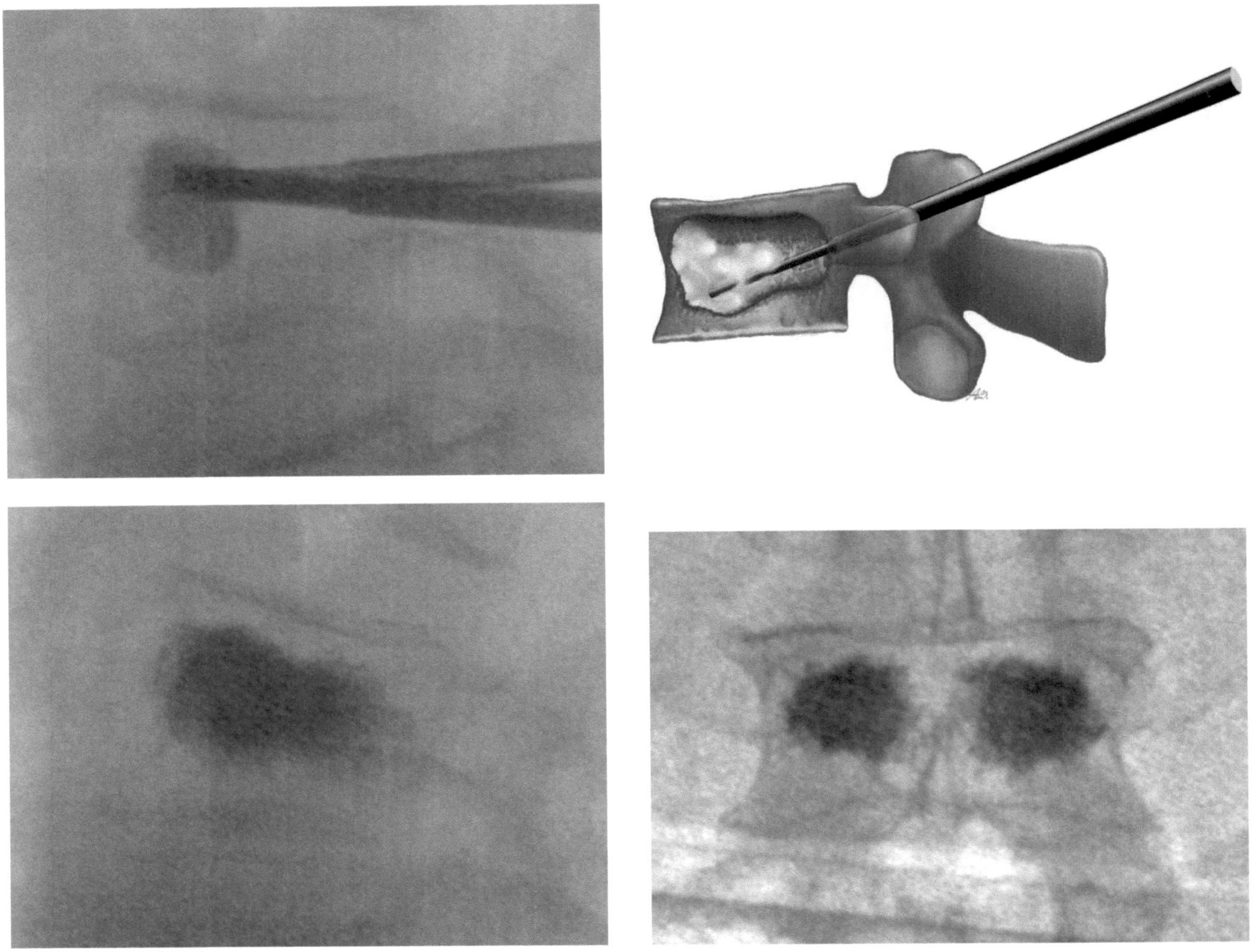

a b

Abb. 33. Retrograde Wirbelkörperbefüllung mit Bonefiller, dieser wird dabei in seiner Position während des Füllvorganges nicht verändert. **a**, **b** Ausreichende Befüllung des Wirbelkörpers mit Zement (hier bds. 3 ml) mit guter Verzahnung des Zementes in der Spongiosa

rem Zugang hier nicht so wichtig, da der primäre Eintrittspunkt ja bereits extrapedikulär seitlich des Pedikels liegt (s. Abb. 30c). Es kann dann jedoch unmöglich werden, den zweiten Ballon einzubringen, in diesem Falle belassen wir auch den primären Ballon in situ und kyphoplastieren den Wirbel nur mit einem Ballon.

Fehllagen der Arbeitskanüle (Abb. 34, 35)

Prinzipiell sind laterale und mediale Fehlpositionen des Osteointroducers zu vermeiden, weil die Gefahr der Perforation des Pedikels oder der lateralen Wirbelkörperwand besteht. Deshalb kann schon bei Beginn der Technik mit der Jamshidinadel festgestellt werden, ob hier die Gefahr einer Fehllage besteht. Wenn die Jamshidinadel im seitlichen Strahlengang etwa zu der Hälfte im Pedikel liegt (Abb. 34a), sollte bei Verdacht einer Fehllage ein ap-Röntgenbild durchgeführt werden. Optimalerweise sollte im ap-Strahlengang die Spitze der Jamshidinadel etwa mittig im Pedikel liegen (Abb. 34b), ist diese jedoch bereits an der medialen Begrenzung des Pedikelringes angelangt (Abb. 31f) besteht bei weiterem Vorschieben die Gefahr, medial den Pedikel zu perforieren (Abb. 34c). Wenn

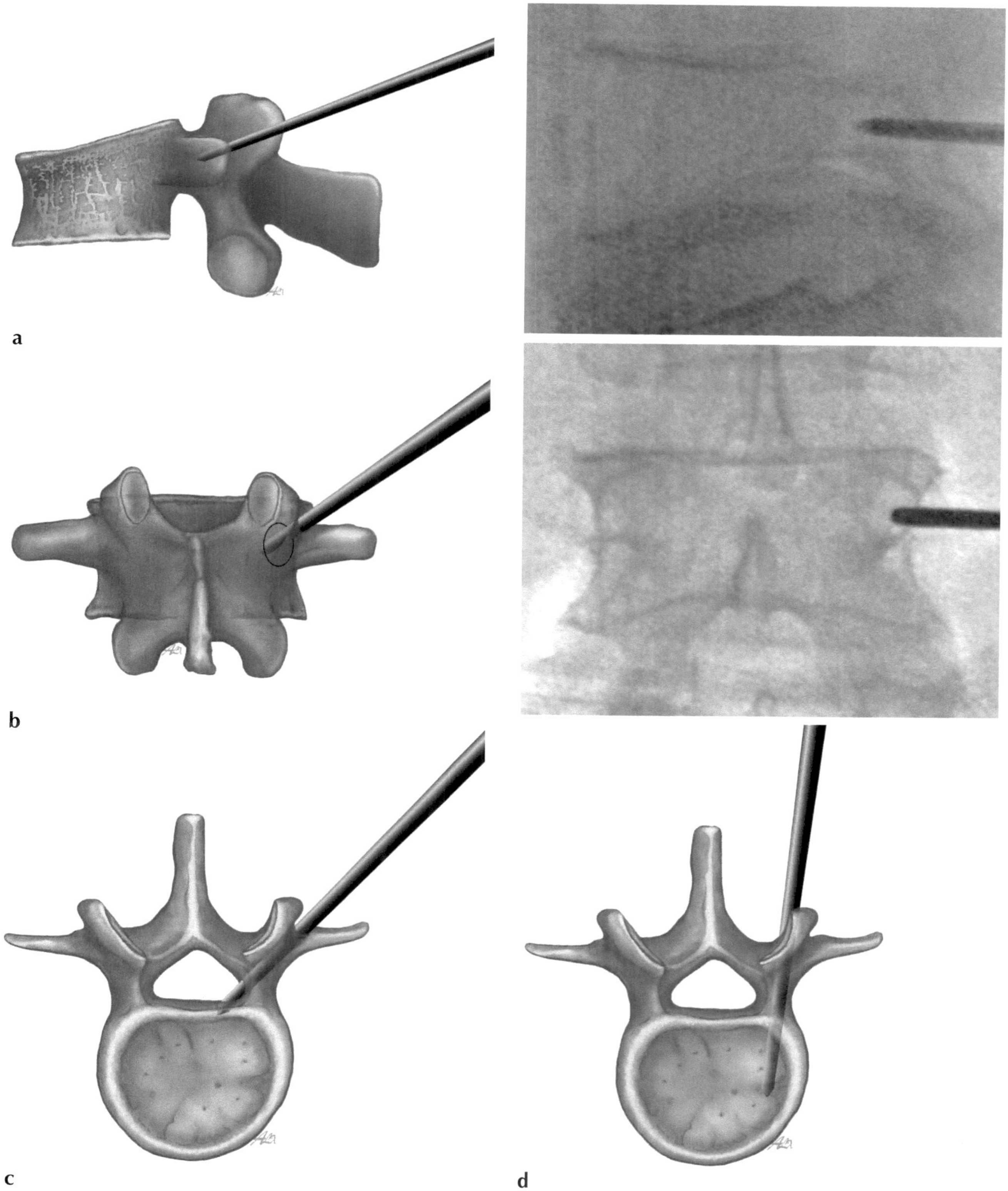

Abb. 34. Hinweise zu potentiellen Fehllagen (s. Text). **a** Regelrechte Lage der Jamshidinadel im seitlichen Strahlengang; **b** regelrechte Lage der Jamshidinadel im ap-Strahlengang; **c** mediale Perforation; **d** zu laterale Lage der Arbeitskanüle

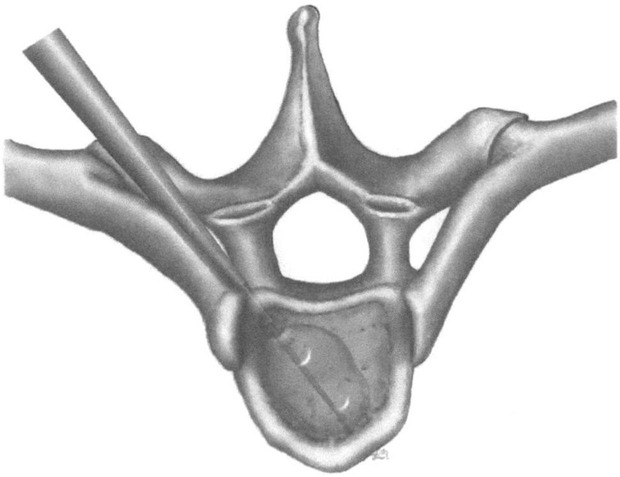

Abb. 35. Schematische axiale Ansicht eines transcostovertebral eingebrachten Kyphoplastieballons. Durch Überkonvergenz wird eine zentrale Lage des einzelnen Ballons erreicht

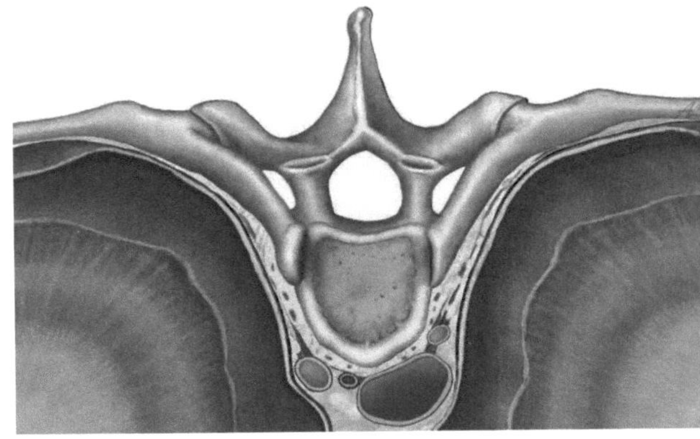

a

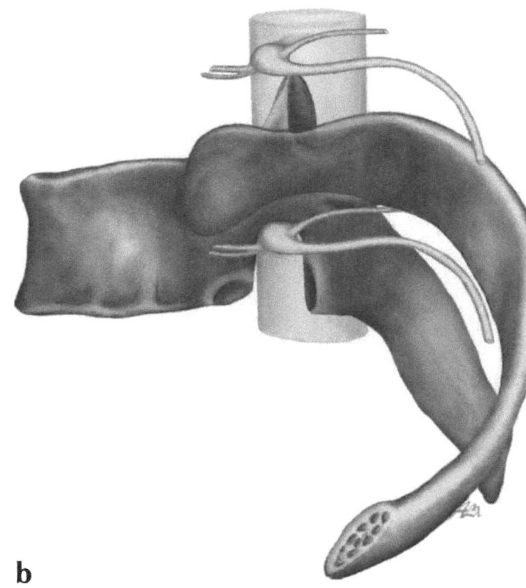

b

Abb. 36. Anatomie in Höhe der mittleren BWS. **a** Beachte die Nähe des Wirbels zu den großen Thorakalgefäßen, der Pleura und der Lunge. **b** Bei Einbringen der Jamshidinadel unterhalb des Pedikels ist hier der entsprechende Spinalnerv gefährdet

das ap-Bild allerdings eine Projektion der Jamshidinadel in der Nähe des Startpunktes zeigt (Abb. 27, 28), wird voraussichtlich der Arbeitskanal (Osteointroducer) zu weit lateral liegen (Abb. 34d). Im Prinzip muss eine zu weit laterale Fehllage nicht immer korrigiert werden, allerdings muss dann beim Aufblasen des Ballons darauf geachtet werden, die laterale Wirbelkörperbegrenzung nicht zu perforieren.

Bei extrapedikulärem Zugang besteht darüber hinaus die Gefahr, die umliegenden anatomischen Strukturen zu verletzen (Abb. 36a, b). Bei zu sagittalem Eindringen der Jamshidinadel kann so die Pleura oder die Lunge verletzt werden, bei Perforation ventral die großen Thorakalgefäße. Bei Eingehen unterhalb des Pedikels oder bei Orientierung nach kranial sind hier die entsprechenden Spinalnerven sowie die interkostalen Gefäße gefährdet. Deshalb ist es unbedingt notwendig, hier die genaue Hautinzision und die genaue Orientierung der Nadel auf die laterale obere Wirbelkörperbegrenzung vorzunehmen.

Die hochthorakale Kyphoplastie

B. Boszczyk

Der bildwandlergesteuerte transpedikuläre Zugang ist zu dem bevorzugten Zugang für die Vertebroplastie geworden [Lin 2001]. Die Kyphoplastie-Arbeitskanüle, durch welche der Ballon eingeführt wird, besitzt jedoch einen Durchmesser von 4,2 mm. Damit ist der transpedikuläre Zugang zu oberen Brustwirbeln, welche eine Pedikelbreite von 2,5–7 mm (durchschnittlich 4,5–5 mm) zwischen BWK 4–6 besitzen [Zindrick 1987] nicht immer möglich. Diese Wirbel besitzen konstant die schmalsten Pedikel der Brustwirbelsäule [McLain 2002; Tan 2004; Zindrick 1987] mit einem Durchmesser unter 4,5 mm in 33% der Fälle bei BWK4, 25% bei BWK5 und 17% bei BWK6 [McLain 2002]. In Asiatischen Populationen ist der transpedikuläre Zugang unter Umständen gänzlich unmöglich (durchschnittlicher Pedikeldurchmesser von ~4 mm bei BWK 4–6 in Singaporean Chinese [Tan 2004]). Die starke sagittale Ausrichtung und das kleine Wirbelkörpervolumen erschwert zusätzlich die konvergierende Ballonplatzierung.

Um eine Kyphoplastie an hochthorakalen Wirbeln erfolgreich durchzuführen, wird der Patient mit angelegten Armen gelagert. Dabei ist eine stärkere Unterpolsterung der Brust empfehlenswert damit die Schultern nach ventral fallen. Eine biplanare Durchleuchtung erlaubt die exakte Lokalisierung der betroffenen Wirbelkörper. Die Orientierung an den knöchernen Landmarken entspricht denen der restlichen Brustwirbelsäule. Meist ist die a.p. Ansicht die zuverlässigere, da weniger Überlagerungen durch den Schultergürtel entstehen. Der bereits zuvor beschriebene transcostovertebrale (oder extrapedikuläre) Zugang wird streng eingehalten und unterscheidet sich lediglich durch eine tendenziell stärkere Konvergenz. Durch die stärkere Konvergenz dieses Zugangs gelingt eine zentrale Platzierung eines einzelnen Kyphoplastieballons im Wirbelkörper (Abb. 37, 38). Die Gefahr einer Perforation der anterioren Kortikalis durch die (teils gewollte) Überkonvergenz muss beachtet werden. In einer

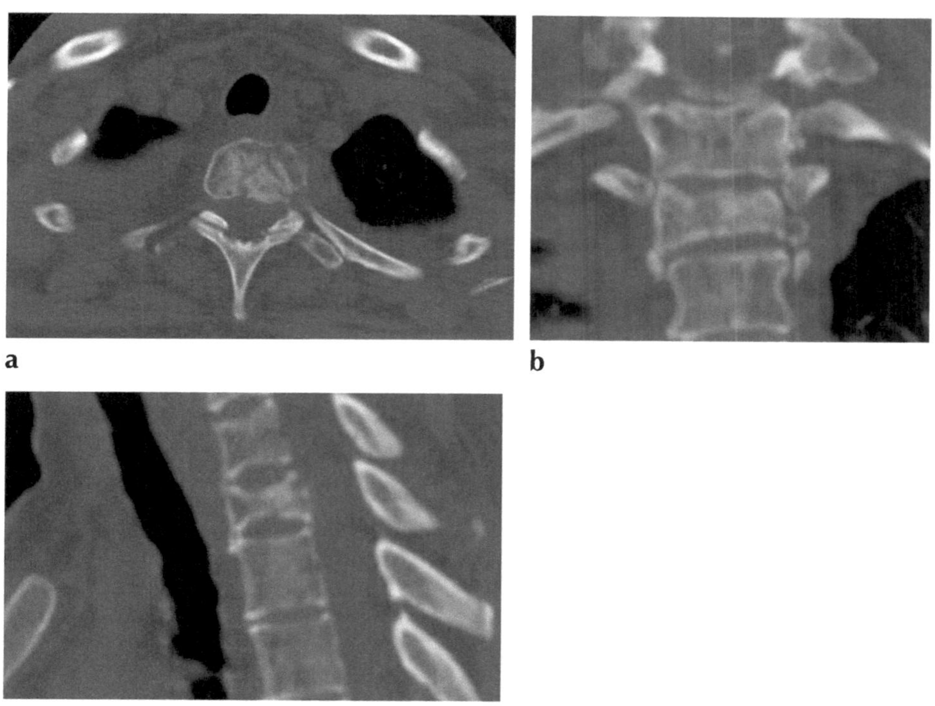

Abb. 37. Pathologische Fraktur von BWK2 bei Metastase eines Zervixkarzinoms bei einer 52-jährigen Patientin mit disseminierter Metastasierung [Boszczyk in press]. Die präoperative Computertomographie zeigt den Wirbelkollaps in der transversalen (**a**), frontalen (**b**) und sagittalen (**c**) Rekonstruktion

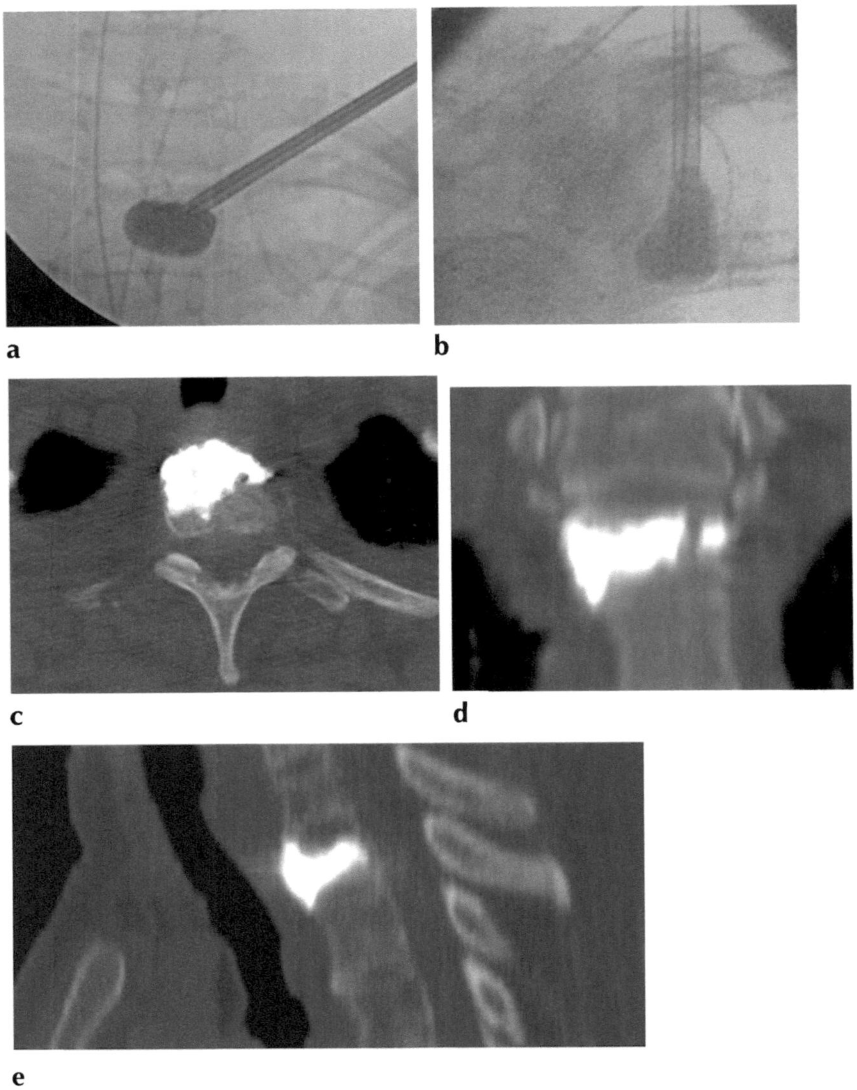

Abb. 38. Gleicher Patient wie Abb. 37. Die intraoperative Durchleuchtung demonstriert die zentrale Platzierung des Ballons im ap. (**a**) und seitlichen Strahlengang. Die Sicht der Hinterwand ist durch Überlagerungen des Schultergürtels erschwert (**b**). Die postoperative Computertomographie in der transversalen (**c**), frontalen (**d**) und sagittalen (**e**) Rekonstruktion belegt die regelrechte Lage des eingebrachten PMMA

ersten klinischen Serie wurden 55 Wirbel (BWK2–8) an 32 Patienten mittels Kyphoplastie augmentiert [Boszczyk, in press]. Hierbei kam es zu keiner intraspinalen oder paravertebralen Fehllage. Eine biplanare Durchleuchtung trägt unserer Meinung nach erheblich zur Sicherheit dieses Verfahrens bei.

Literatur

Boszczyk BM, Bierschneider M, Hauck S, Beisse R, Potulski M, Jaksche H. Transcostovertebral kyphoplasty of the mid- and high thoracic spine. Eur Spine J (in press)

Lin DD, Gailloud P, Murphy KJ (2001) Percutaneous vertebroplasty in benign and malignant disease. Neurosurgery Quarterly 11: 290–301

McLain RF, Ferrera L, Kabins M (2002) Pedicle morphology in the upper thoracic spine. Spine 27: 2467–71

Tan SH, Teo EC, Chua HC (2004) Quantitative three-dimensional anatomy of cervical, thoracic and lumbar vertebrae of Chinese Singaporeans. Eur Spine J 13: 137–46

Zindrick MR, Wiltse LL, Doornik A, Widell EH, Knight GW, Patwardhan AG, Thomas JC, Rothman SL, Fields BT (1987) Analysis of the morphometric characteristics of the thoracic and lumbar pedicles. Spine 12: 160–6

Hinweise zur Vorbereitung des Zementes

S. Becker

Bei allen perkutanen Augmentationsverfahren der Wirbelsäule sollte ein Zementaustritt vermieden werden. Dabei ist das Risiko des Zementaustrittes um so größer, umso flüssiger oder niedrig visköser der Zement ist. Deshalb ist es notwendig, den bei der Kyphoplastie benutzten Zement in einer bestimmten Konsistenz einzubringen. Wir benützen bei der Kyphoplastie den PMMA Zement KyphX® HV-R (Firma Kyphon, Sunnyvale, USA). Die im Folgenden gegebenen Anleitungen beziehen sich auf diesen Zement, bei der Benutzung anderer Zemente sind die entsprechenden Anleitungen der Hersteller zu beachten.

Je nach Ausbildungsstand bzw. Erfahrung des Operateurs kann das Anmixen des Zementes so geschehen, dass der Zement dann gerade die optimale Konsistenz hat, wenn alle Instrumente in den Wirbelkörper eingebracht wurden und der Wirbelkörper durch die Kyphoplastieballons aufgerichtet wurde. Anfängern sei es jedoch angeraten, den Zement etwas später anzurühren und zunächst in Ruhe den Wirbel aufzurichten, als durch einen vorzeitig aushärtenden Zement in Panik zu geraten und bestimmte Sicherheitsrichtlinien zu missachten.

Der Zement wird in üblicher Weise aus zwei Komponenten angerührt, er kann direkt nach Anrühren in die Bonefiller eingegeben werden. Ein Bonefiller beinhaltet 1,5 ml Zement, die Gesamtmenge des einzubringenden Zementes wird durch das maximale Volumen des Kyphoplastieballons bedingt. Der Zement hat dann die richtige Konsistenz, wenn er aus der Spritze oder den Bonefiller nicht mehr heraustropft (Abb. 39). Es hat sich in der praktischen Anwendung bewährt, pro verwandten Bonefiller eine 2 ml Spritze aufzuziehen und den Bonefiller zu befüllen. Gerade auch beim Nachbefüllen von Bonefillern ist es einfacher, eine 2 ml Spritze zu verwenden, als eine Spritze größeren Volumens. Ein weiterer Tipp zur Konsistenz des Zements ist die Tatsache, dass der Zement gerade dann die richtige optimale Konsistenz zum Einbringen in den Wirbelkörper hat, wenn er kaugummiartig ist und nicht mehr am Operationshandschuh kleben bleibt.

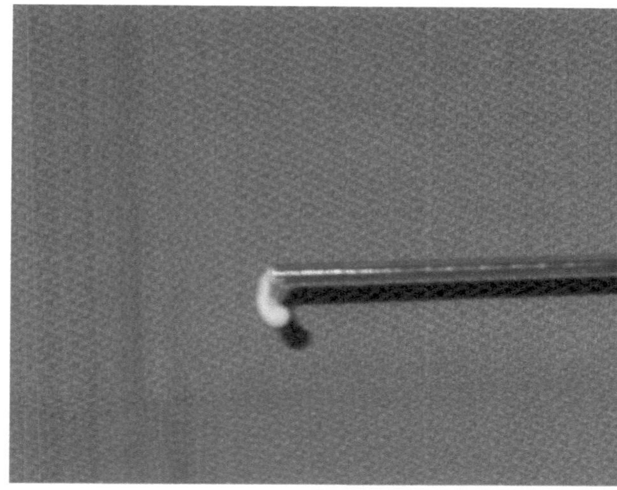

Abb. 39. Optimale Zementkonsistenz vor Befüllung der Kavität mit dem Bonefiller

Der Knochenzement ist in der Regel 8 bis 9 Minuten nach Anmischen in der optimalen Konsistenz und kann in den nächsten 6 Minuten noch verwendet werden. Danach ist er in der Regel so fest, dass er nicht mehr durch den Bonefiller in den Knochen eingebracht werden kann. Nach insgesamt 19 bis 20 Minuten nach Anmischen hat der Knochenzement (KyphX® HV-R) seine endgültige Härte erreicht.

Bei Bedarf kann zum Anrühren des Zementes ein KyphX®-Zement-Mischinstrument verwendet werden, hier lassen sich mehrere Bonefiller mit diesem Instrument befüllen, gleichzeitig wird die Belastung des Operationsteams mit Zementmonomeren und Lösungsmittel vermindert (Abb. 23).

Hinweise zu Strahlenbelastung bei Kyphoplastie

B. Boszczyk und M. Bierschneider

Die Expositionsdauer (ET) ist fast immer in der seitlichen Durchleuchtung länger als in der a.p. Durchleuchtung. Dies liegt an der genauen Überwachung der Zementverteilung während der Injektion, um eine epidurale oder venöse Leckage möglichst frühzeitig zu erkennen.

In einer Untersuchung an 60 Patienten mit simultaner biplanarer Durchleuchtung (Abb. 40) konnte eine durchschnittliche seitliche Expositionsdauer (ETlat) von 2,2 min bei der Behandlung einzelner Wirbelkörper festgestellt werden [Boszczyk, in press]. Bei der simultanen Behandlung multipler angrenzender Wirbel fiel die ETlat auf durchschnittlich 1,7 min pro Wirbel. Dies lag an der gleichzeitigen Darstellung von bis zu drei Wirbeln in der Durchleuchtung und damit möglichen simultanen Injektion dieser Wirbel. Die Summe der a.p. Expositionsdauer (ETap) mit ETlat ist aus dosimetrischer Sicht nicht zulässig, erlaubt aber einen Vergleich mit erhobenen Daten anderer Studien. So konnte bei multiplen mit Vertebroplastie behandelten Wirbeln (durchschnittlich 4,24/Operation) eine gesamt ET von durchschnittlich 2,2 min gefunden werden [Harstall 2004]. Die etwas längere durchschnittliche gesamt ET für die Kyphoplastie bei multiplen Wirbeln von 2,8 min (bei einzelnen Wirbeln 3,8 min) [Boszczyk, in press] liegt an dem höheren technischen Aufwand der Kyphoplastie gegenüber der Vertebroplastie.

Die berechnete Haut Eintritts Dosis (ESD) wurde für eine representative Gruppe der Patienten oben genannter Studie berechnet [Boszczyk, in press] und lag unter dem Schwellenwert eines „early transient erythema" von 2 Gy [Wagner 1994]. ESDap wurde mit durchschnittlich 0,23 Gy berechnet (maximal 0,86 Gy) und ESDlat mit durchschnittlich 0,68 Gy (maximal 1,43 Gy). Da jedoch bei komplexen Frakturen oder schwieriger Bildgebung eine höhere Exposition nicht ausgeschlossen werden kann, empfiehlt sich insbesondere für die seitliche Durchleuchtung die Anwendung eines Bildwandlers mit möglichst großem Durchmesser (die Hautdosis fällt exponentiell mit der Entfernung zur Strahlenquelle). Die Effektivdosis (E) betrug durchschnittlich 4,28 mSv. Das Risiko, ein strahleninduziertes Malignom nach einer einzelnen Kyphoplastie unter den genannten Expositionswerten zu entwickeln, liegt demnach theoretisch bei 0,2–0,06%.

Neben dem Patienten gilt der Strahlenschutz auch dem Operateur. Gemäß den Untersuchungen von Harstall et al. [Harstall 2004] ist insbesondere auf einen Schilddrüsenschutz und bei hoher Operationsfrequenz auch auf eine Bleibrille zu achten.

Obwohl die Risiken strahleninduzierter Schäden des Patienten und des Operateurs gering erschei-

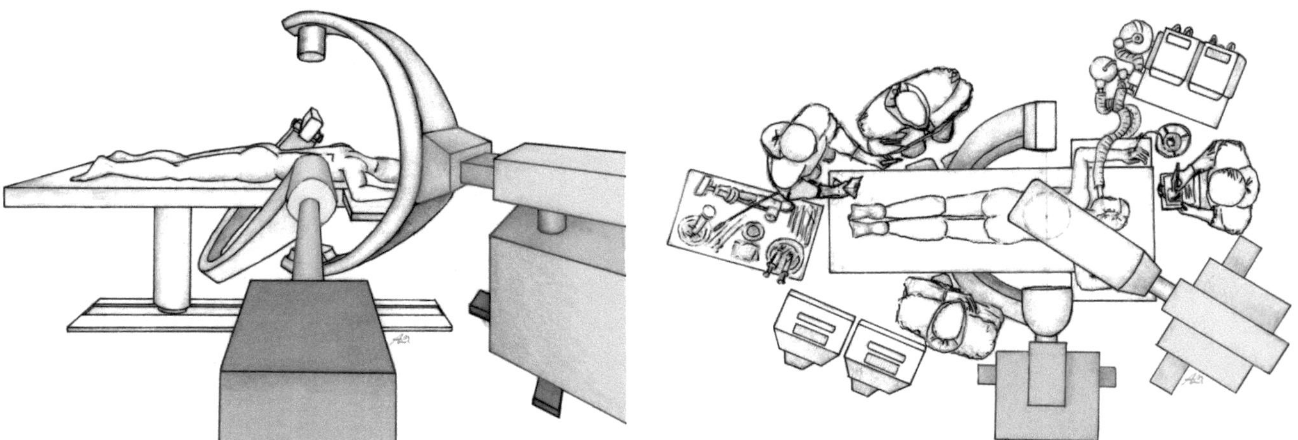

a b

Abb. 40. Zeichnung der Bildwandlereinrichtung für eine perkutane Kyphoplastie unter biplanarer Durchleuchtung in der Ansicht von seitlich (**a**) und oben (**b**). Operateur und Assistent stehen seitlich am Patienten, der Anästhesist am Kopfende, während vom Fußende aus instrumentiert wird nen, sind sie nicht vernachlässigbar und alle Möglichkeiten des Strahlenschutzes sollten ausgeschöpft werden. Hierzu gehört die gepulste Durchleuchtung zumindest für den Zugang, eine simultane biplanare Durchleuchtung mit großbogigen Bildwandlern und nicht zuletzt die regelmäßige Inspektion der Geräte.

Literatur

Boszczyk BM, Bierschneider M, Panzer S, Panzer W, Harstall R, Schmid K, Jaksche H: Fluoroscopic radiation exposure of the kyphoplasty patient. Eur Spine J (in press)

Harstall R, Heini PF, Mini RL, Orler R (2004) Radiation exposure to the surgeon during fluoroscopically assisted percutaneous vertebroplasty – a prospective study. Spine (accepted for publication)

Wagner LK, Eifel PJ, Geise RA (1994) Potential biological effects following high X-ray dose interventional procedures. J Vasc Interv Radiol 5: 71–84

Kapitel 8

Ergebnisse der Kyphoplastie, Risiken und Komplikationen

U. Berlemann, P. Hulme und O. Schwarzenbach

Die Kyphoplastik zur Behandlung osteoporotischer Wirbelkörperfrakturen hat in den letzten Jahren zunehmend Verbreitung gefunden. Neben dem schmerzlindernden Effekt der Zementierung erscheint die Möglichkeit der Reposition der Fraktur und damit auch der Erhaltung des Alignements der Wirbelsäule sehr vorteilhaft. Patienten mit osteoporosebedingten Wirbelkörperfrakturen beklagen neben akuten Schmerzen häufig auch chronische Schmerzzustände infolge zunehmender Kyphosierung des betroffenen Wirbelkörpers und der daraus resultierenden Fehlhaltung der Wirbelsäule. Die Veränderung der statischen Eigenschaften der Wirbelsäule korreliert wiederum mit einer eingeschränkten Mobilität und Lebensqualität der Patienten bis hin zur statistisch erhöhten Mortalität nach Wirbelkörperfrakturen [Lyles 1993]. Zudem verschlechtern sich die genannten Parameter progressiv mit der Anzahl der betroffenen Wirbel und dem Ausmaß der entsprechenden Fehlhaltung [Ross 1997]. Diese Entwicklung mit einer minimal-invasiven, den Patienten wenig belastenden Technik nicht nur aufhalten, sondern sogar umkehren zu können, wäre für die betroffenen Menschen ein kaum zu messender Gewinn. Die Kyphoplastik erhebt den Anspruch, viele der Merkmale einer solchen Technik bereits zu erfüllen. Betrachtet man einzelne publizierte Artikel zu klinischen Resultaten der Kyphoplastik, die in der Regel Fallzusammenstellungen entsprechen, so entsteht ein überaus positiver Eindruck. Bei der Fülle der in letzter Zeit veröffentlichten Arbeiten geht der Überblick jedoch leicht verloren. Es stellen sich folgende Fragen:

- Wie erscheinen die bisherigen Ergebnisse, wenn man sie systematisch zusammenfasst?
- Wie sind die Ergebnisse der Kyphoplastik gerade im Vergleich mit der Vertebroplastik zu bewerten?
- Erfüllt die Kyphoplastik tatsächlich den Anspruch, dauerhaft die Stellung des gesinterten Wirbelkörpers zu verbessern?
- Und wenn ja, entspricht dies einem messbaren Profit für die Patienten?
- Welche Probleme und Komplikationen sind für die Zeit nach einer zunächst erfolgreichen Kyphoplastik beschrieben?
- Wie ist insbesondere die Reaktion der Nachbaretagen und weiterer Wirbelkörper?

Dieses Kapitel versucht anhand der bisher publizierten Daten Antworten auf diese Fragen zu finden und somit den aktuellen klinischen Stellenwert der Kyphoplastik darzustellen.

Material und Methode

Die bisher publizierten klinischen Daten zur Kyphoplastik wurden in systematischer Art analysiert und in den relevanten Parametern mit denen der Vertebroplastik verglichen. Als Quellen wurden „Medline", „Cochrane Library" und „Current Contents" per Stichtag 1. November 2004 nach den Stichwörtern „Vertebroplasty" und „Kyphoplasty" durchsucht. Somit wurden 530 Artikel identifiziert. Nach Ausschluss biomechanischer Studien, Review Artikeln, Editorials und Artikeln in anderen Sprachen als Englisch, Französisch, Deutsch oder Spanisch verblieben 44 „Vertebroplasty" und 19 „Kyphoplasty" Artikel [Berlemann 2004; Coumans 2003; Crandall 2004; Darius 2003; Dudeney 2002; Fourney 2003; Fribourg 2004; Harrop 2004; Hillmeier 2004a, b; Kornp 2004; Lane 2004; Ledlie 2003; Lieberman 2001; Phillips 2003; Rhyne 2004; Theodorou 2002; Weisskopf 2003; Wilhelm 2003] zur weiteren Evaluation. Diese wurden von mindestens zwei Reviewer nach einer modifizierten Version der Qualitätsbewertung nach Downs and Black bewertet [Downs 1998]. Darin sind alle Bewertungselemente wissenschaftlicher Arbeiten der führenden Institutionen und Agenturen auf diesem Gebiet enthalten, wie z.B. Agency for Healthcare Research and Quality (AHRQ), Cochrane Collaboration Back Review Group und NHS R&D Health Technology Assessment Program. Verschiedene Einzelkriterien wurden mit Punkten bewertet, so dass eine maximale Punktzahl von 29 möglich wurde. Die in den Artikeln beschriebenen morphologischen Daten wurden zusammengefasst ebenso wie die Resultate, die nach folgenden Unterpunkten ausgewertet wurden:

- Schmerzlinderung,
- allgemeine Gesundheit,
- funktionale Verbesserungen,
- Behandlungszufriedenheit,
- Reposition der Kyphose,
- Komplikationen (insbesondere Zementextrusionen),
- neue Frakturen.

Nicht alle Artikel gehen explizit auf all diese Unterpunkte ein, so dass sich bei manchen die Anzahl der ausgewerteten Fälle entsprechend reduzierte.

Ergebnisse

Die Qualität der ausgewerteten Arbeiten ist sehr unterschiedlich. Die durchschnittliche Bewertung der Artikel liegt bei 16,6 Punkten (Standardabweichung 3,9, Range 6,5–23,5) von 29 möglichen. Elf der 19 Kyphoplastik Arbeiten sind prospektive Studien. Keine Studie erfüllt die Kriterien der Randomisierung, nur wenige präsentieren eine Kontrollgruppe. Insgesamt sind in den 19 Studien die Behandlungsergebnisse von 887 Patienten mit 1624 Kyphoplastiken beschrieben. Das Durchschnittsalter der Patienten beträgt 71 Jahre (Mean Range 63,5 bis 76), 65% der Patienten sind weiblich. 60% der Kyphoplastiken wurden in der thoracolumbalen Region BWK11-LWK2 durchgeführt.

Die angegebenen Vergleichsdaten stammen aus der Auswertung von 44 Artikeln zur Vertebroplastik. Diese umfassen 4827 behandelte Wirbelkörper bei 3325 Patienten. Die demographischen Daten sind ähnlich wie bei der Kyphoplastik.

Schmerzerleichterung

Der Anteil der Patienten, die eine Schmerzverbesserung nach Kyphoplastik angaben, ist mit 91% sehr hoch (95% Konfidenzintervall (KI) 93–99%) und etwas höher als bei der Vertebroplastik (86%, KI 77–95%). Typischerweise trat die Schmerzerleichterung sehr rasch auf, d.h. entweder sofort nach der Operation oder zumindest innerhalb weniger Tage. Der VAS-Score reduzierte sich von 7,25 (95% KI ± 0,55) auf 3,2 (95% KI ± 0,69). Dies entspricht ebenfalls in etwa den Werten für die Vertebroplastik. Nur drei Studien berichten zusätzlich über SF-36 Werte. Der Schmerzwert fiel in diesen Studien um zwischen 22,4 und 47,1 Punkte, während der Funktionswert zwischen 17,2 und 29,3 Punkte sank. Im Bereich allgemeine und mentale Gesundheit können keine Unterschiede festgestellt werden.

Kyphosekorrektur

Dieser Parameter wird sehr uneinheitlich gemessen und angegeben. Einige Studien messen die Höhe des behandelten Wirbelkörpers, teilweise absolut, teilweise in Relation zur Höhe vor der Behandlung oder zum Nachbarwirbel. Es werden prozentuale Verbesserungen zwischen 12,9% und 47% angegeben. Die Kyphosekorrektur in Grad wird ebenfalls sehr uneinheitlich beschrieben, was zur großen Bandbreite der Korrektur zwischen 15,1% bis 50,2% beiträgt. Tabelle 6 stellt die Resultate der einzelnen Arbeiten dar. In gut einem Drittel der Behandlungen wurde keine sichtbare Wirbelkörperreposition erzielt, d.h., die Änderung betrug weniger als 5° und lag somit im Bereich des Messfehlers. Zum Repositionsverlust werden unterschiedliche Angaben gemacht. Während in einigen Verläufen praktisch keine Re-Kyphosierungen beschrieben werden, berichtet Hillmeier von Verlusten bis zu 44% des initialen Höhengewinns [Hillmeier 2004b].

Für die Vertebroplastik werden meist keine Angaben zu einem Repositionserfolg gemacht. In einigen Arbeiten wird jedoch eine Untergruppe sog. „mobiler Frakturen" beschrieben, die durch die Lagerung ähnliche Repositionswerte erzielen wie die Kyphoplastik [Jang 2003; Lee 2004; McKiernan 2003]. Interessant ist auch die Rate der „Fehlschläge", d.h. der Fälle ohne sichere Reposition (< 5°). Diese wird bei der Kyphoplastik mit 22,2% bis zu 89% der Behandlungen angegeben mit einem entsprechenden Wert für die Vertebroplastik zwischen 28,5% und 64,6%.

Komplikationen

Die Rate der klinisch relevanten Komplikationen beträgt bei der Kyphoplastik 1% der Wirbelkörper gegenüber 2,7% für die Vertebroplastik. Es muss unterschieden werden zwischen Problemen bei der

Tabelle 6. Kyphoplastik – Reposition der Wirbelkörperhöhe und Kyphose

Studie	Dauer der Symptome (Monate)	Anzahl Wirbelkörper	Pat. ohne Veränderung der Kyphose (%)	Mittlere Höhe verbessert (%) [Methode‡]	Reposition der Kyphose		
					Reduktion (%)	Prä-Op Winkel (Grad)	Post-Op Winkel (Grad)
Berlemann et al. 2004	1 (2–180 Tage)	27 (mobil)	22,2	–	47,7	17 ± 6,6	9 ± 5
Crandall et al. 2004	< 10 Wochen > 4 Monate	40 46 (MRI)	8 20	28 [4] 23 [4]	47 33	15 15	8 10
Darius et al. 2003	–	8	–	–	34	–	–
Dudeney et al. 2002	11 (0,5–24)	39 (MRI)	31	34 [3]	–	–	–
Fourney et al. 2003	3,2† (0,25–26)	37 (MRI)	–	42 ± 21 [3]	16	25,7 ± 9,7	20 ± 8,7
Hillmeier et al. 2004a	all (a) < 4 wk (b) > 4 wk	173 (a) 20 (b) 153	50 (0–10%)	$\bar{x}$ = 10,3 (a) 20 [4] (b) 9 [4]	–	–	–
Hillmeier et al. 2004b	 (a) < 4 wk (b) > 4 wk	192 (a) 20 (b) 172	–	$\bar{x}$ = 10 (a) 18 [4] (b) 9 [4]2	–	–	–
Lane et al. 2004	> 3 (90%)	46 (meta) 37 (osteo)	9 0	53,4 ± 29* [3] 60,3 ± 29 [3]			
Ledie und Renfro 2003	2,4 (0–14)	26 (akute Frakt.)	–	25 [4]	–	–	–
Lieberman et al. 2001	5,9 (0,5–24)	70 (MRI)	30 (height)	35 [3] 46,8* [3]	–	–	–
Phillips et al. 2003	3,8 (0,9–12,3)	52 (Oedem)	42,3	–	50,2	17,5	8,7
Rhyne III et al. 2004	1 (0,2–27,7)	82 (Oedem, MRI)	–	23,2 [2]	15,1	22,5	19,1
Theodorou et al. 2002	3,27 (0,5–11)	24 (akut)	–	26,1 [2]§ 65,7 ± 36 [3] 12,9 [4]	38,8§	25,5±10	15,6 ± 6,7
Weisskopf et al. 2003	–	37	89	–	–	–	–
Wilhelm et al. 2003	2,26 (0,4–72)	56	–	–	56,5	11,5	5

Alle Werte dargestellt als mean ± SD. „Keine Veränderung der Kyphose" ist definiert als Veränderung von kleiner 5° zwischen den prä- und postoperativen Winkeln. ‡% Höhenreposition, Methode nach McKiernan et al., 2003. Methode 1: Absolute Höhenreposition in mm. Methode 2: Prozentuale Höhenreposition relativ zur initialen Frakturhöhe. Methode 3: Prozentuale Höhenreposition relativ zur verlorenen Wirbelkörperhöhe. Methode 4: Prozentuale Höhenreposition relativ zu einem Referenzwirbelkörper. Methode 5: Prozentuale Höhe relativ zu einer Referenzwirbelkörperhöhe. §Berechnet aus den verfügbaren Daten. * Daten für die Wirbelkörper, bei denen eine Reposition der Wirbelkörperhöhe zu verzeichnen war.

Platzierung des Instrumentariums und v.a. dem Risiko der Zementextrusion aus dem Wirbelkörper. Die Rate der Extrusionen wird für die Kyphoplastik mit 8,5% berechnet (KI 1,6–15,3%) gegenüber 36,8% für die Vertebroplastik (KI 27,7–46%). Die meisten dieser Extrusionen sind klinisch asymptomatisch, so dass die Rate ernsthafter Probleme niedrig bleibt. Das Risiko z.B. pulmonaler Embolien beträgt für die Kyphoplastik 0,01% der Fälle, für die Vertebroplastik 0,6%.

Neue Frakturen

Neun klinische Studien zur Kyphoplastik und 13 klinische Studien zur Vertebroplastik machen Angaben zum Auftreten neuer Frakturen. Aufgrund unterschiedlicher Verlaufszeiten sind genaue Berechnungen der Rate pro Zeiteinheit praktisch unmöglich. Somit ist auch ein wesentlicher Unterschied zwischen beiden Techniken mit den vorhandenen Daten nicht auszumachen. Immerhin lässt sich festhalten, dass 60–67% der neuen Frakturen direkt benachbart zu einem augmentierten Wirbel liegen, und dass die meisten neuen Frakturen innerhalb der ersten 6 Monate nach Intervention auftreten.

Diskussion

Die vorliegende Übersicht stellt die bisher publizierten Resultate nach Kyphoplastik zusammen und umfasst 19 Studien mit 887 Patienten, bei denen 1624 Kyphoplastiken durchgeführt wurden. Zudem werden in vielen Bereichen die Daten mit denen der Vertebroplastik verglichen, die mit 3325 Patienten und 4827 Behandlungen dokumentiert ist. Bei Durchsicht und Analyse der Studien fällt zunächst eine große Uneinheitlichkeit in der Patientenrekrutierung, im methodischen Vorgehen und in der Resultatauswertung und -präsentation auf. Dies hat nicht nur negative Auswirkungen auf die qualitative Wertigkeit der Publikationen, sondern erschwert in manchen Fällen die Vergleichbarkeit erheblich. Es lässt sich dennoch ein Katalog ableiten, nach dem zukünftig behandelte Fälle dokumentiert und ausgewertet werden sollten:

- Präoperatives MRI zumindest in Fällen mit unklarem Frakturalter, um die Aktivität der Verletzung bestimmen zu können;
- Präoperative Funktionsaufnahmen zur Bestimmung der Mobilität der Fraktur;
- Postoperative gründliche Analyse der Zementextrusionen, u.U. auch mittels CT;
- Postoperativ Bestimmung der Kyphosereduktion mittels Höhenmessung des behandelten und des intakten benachbarten Wirbelkörpers ebenso wie Winkelmessungen des behandelten Wirbelkörpers und des Wirbelsäulensegmentes (incl. der kranialen Bandscheibe);
- Radiologische Kontrolle zur Bestimmung neuer Frakturen nach 6 Wochen, 3 und 6 Monaten;
- Klinische Dokumentation mittels VAS, SF36 und Oswestry-Score präoperativ sowie nach 6 Wochen, 3, 6 und 12 Monaten.

Es ist zudem zu kritisieren, dass bis dato keine einzige prospektiv randomisierte Studie veröffentlicht ist, die die Kyphoplastik direkt mit der Vertebroplastik oder auch eines dieser Verfahren mit der konservativen Therapie vergleicht.

Trotz dieser Einschränkungen lassen sich aus den bisher veröffentlichten Studien einige Dinge klar herausarbeiten.

In der Schmerzlinderung sind sowohl Kyphoplastik als auch Vertebroplastik sehr erfolgreiche Verfahren. Dies gilt zumindest für den Kurzzeitverlauf (<1 Jahr). Der Mechanismus der Schmerzreduktion ist am ehesten in der mechanischen Stabilisierung des frakturierten Wirbelkörpers zu sehen, da diesbezüglich zwischen Zementen mit verschiedenen Aushärtetemperaturen keine wesentlichen Unterschiede bestehen. Einzelheiten zu der Frage, in welchen Fällen eine komplette Schmerzreduktion zu erwarten ist im Gegensatz zu den wenigen Patienten, welche keinerlei Besserung zeigen, haben sich bis jetzt nicht herausarbeiten lassen. Verläufe von mehr als einem Jahr sind noch spärlich, es gibt aber bisher keine Hinweise darauf, dass sich an einem positiven Jahresresultat zu einem späteren Zeitpunkt wesentliches ändert [Zoarski 2002].

Direkte Vergleiche beider Techniken existieren bis dato nicht. Nur eine nicht-randomisierte prospektive Studie stellt die Vertebroplastik der konservativen Therapie gegenüber [Diamond 2003]. Bei der Behandlung frischer Frakturen waren die Patienten mit Vertebroplastik direkt nach der Behandlung deutlich schmerzärmer, aber schon nach 6 Wochen waren die Resultate beider Gruppen wieder vergleichbar.

Für das Komplikationsrisiko ergeben sich klare Vorteile zugunsten der Kyphoplastik. Es ist eindeutig, dass das Risiko einer Zementextrusion bei der Vertebroplastik um den Faktor 4–5 deutlich höher ist als bei der Kyphoplastik. Mit relativ viskösem

Zement kann bei der Kyphoplastik ein Hohlraum im Wirbelkörper kontrolliert gefüllt werden, was das Risiko eines Zementaustritts erheblich vermindert. Dies stellt nicht nur in Bezug auf die potentiell klinisch gefährlichen Extrusionen in den Spinalkanal oder Embolien einen Vorteil dar, sondern auch für die zunächst klinisch asymptomatischen Zementaustritte, deren Langzeitauswirkungen nachteilhaft sein können. So hat man eine deutlich höhere Rate von Nachbarsegmentsfrakturen im Falle von intradiscalen Zementextrusionen feststellen können [Lin 2004].

Erneute Frakturen weiterer Wirbelkörper stellen in der Behandlung nach Zementaugmentationen das größte klinische Problem dar und bestimmen sicherlich auch den Langzeitverlauf. Von entscheidender Bedeutung hierbei ist im interdisziplinären Ansatz die adäquate Behandlung der Osteoporose als Grunderkrankung. Für den Einzelfall stellt sich jedoch immer die Frage, ob eine erneute Fraktur dem natürlichen Verlauf der Erkrankung entspricht, oder ob es sich auch um eine gewisse biomechanische Provokation durch den augmentierten Wirbelkörper handelt. Insbesondere beim Auftreten von Frakturen innerhalb der ersten 6 Monate nach Intervention liegt dieser Verdacht nahe. Ob in diesem Risiko Unterschiede zwischen Vertebro- und Kyphoplastik bestehen, ist mit den bisher vorhandenen Daten noch nicht klar. Eine Relordosierung des betroffenen Segmentes verbunden mit einer Entlastung der anterioren Säule sollte zumindest theoretisch einen Vorteil darstellen und das Risiko von Folgefrakturen vermindern. Auch die Auswirkungen der Verteilung des Zementes entweder diffus verteilt im Wirbelkörper (Vertebroplastik) oder als Bolus (Kyphoplastik) auf das biomechanische Verhalten muss noch näher untersucht werden.

Der Repositionserfolg der Augmentationsverfahren wird sehr unterschiedlich beschrieben. Für die Kyphoplastik ist das Alter der Fraktur als wichtiges Kriterium herausgearbeitet worden [Berlemann 2004; Lieberman 2001], in dem Sinne, dass ältere oder knöchern bereits zu stark konsolidierte Frakturen nicht mehr reponiert werden können. Umgekehrt sind die Repositionserfolge bei Frakturen jünger als 6 bis 8 Wochen recht gut (Tabelle 6). Auch für die Vertebroplastik ist die Möglichkeit einer Aufrichtung des Wirbelkörpers beschrieben, die in bestimmten Fällen, die allgemein als „mobile Fraktur“ bezeichnet werden, durchaus Werte ähnlich der Kyphoplastik erreichen können. Dies kann allerdings nur über Lagerungsmechanismen geschehen, da die Vertebroplastik als Technik im Gegensatz zur Kyphoplastik keine Möglichkeit der Frakturreposition impliziert. Der tatsächliche Benefit der direkten, internen Aufrichtung des Wirbelkörpers durch die Ballons ist bis dato noch gar nicht untersucht. Hierzu müssten intraoperative Bilder nach Positionierung des Patienten sowie nach Abschluss der Zementierung ausgemessen und verglichen werden [Alanay 2003].

Auch die Frage des Repositionsverlustes im Verlauf wird noch unterschiedlich bewertet. Einige Arbeiten stellen keinen wesentlichen Repositionsverlust nach Kyphoplastik fest [Berlemann 2004; Ledlie 2003], während andere zumindest in Einzelfällen frischer Frakturen über Nachsinterungen berichten [Hillmeier 2004b].

In den bisher vorliegenden Studien fehlen ebenfalls Angaben zur Auswirkung einer Zementierung auf das gesamte spinale Alignement. Es wäre wünschenswert, dies in Zukunft mit Wirbelsäulenübersichtsaufnahmen zu berücksichtigen, da die Gesamthaltung der Wirbelsäule für den Patienten eine größere Bedeutung haben wird als die reinen monosegmentalen Verhältnisse [Lieberman 2001].

In der Beantwortung der zu Beginn gestellten Fragen lässt sich zum jetzigen Zeitpunkt folgendes feststellen:

In der Schmerzreduktion der osteoporotischen Wirbelkörperfraktur ist die Kyphoplastik ein sehr erfolgreiches Verfahren ohne große Unterschiede zur Vertebroplastik. Die Komplikationsrate der Kyphoplastik ist jedoch insbes. für das Risiko der Zementextrusion signifikant niedriger als die der Vertebroplastik.

Mit der Kyphoplastik lassen sich in zwei Drittel der Fälle Verbesserungen der Wirbelkörperstellung erreichen. Bei bestimmten Fällen „mobiler Frakturen“ wird ein Teil dieser Reposition bereits durch die Lagerung des Patienten stattfinden. Dieser Effekt kann natürlich auch bei einer Untergruppe der Vertebroplastik Fälle zu einer Wirbelkörperaufrichtung führen.

Der Nachweis, dass diese Reposition für den Patienten gegenüber einer Zementierung „in situ“ vorteilhaft ist, steht noch aus.

Das klinisch größte Problem für den Verlauf nach einer Kyphoplastik ist in der Entstehung neuer Frakturen zu sehen. Ob hierbei Unterschiede zur Vertebroplastik bestehen, ist noch unklar.

Literatur

Alanay A (2003) Early radiographic and clinical results of balloon kyphoplasty for the treatment of osteoporotic vertebral compression fractures – Point of view. Spine 28: 2265–7

Berlemann U, Franz T, Orler R, Heini PF (2004) Kyphoplasty for treatment of osteoporotic vertebral fractures: a prospective non-randomized study. Eur Spine J 13: 496–501

Coumans JV, Reinhardt MK, Lieberman IH (2003) Kyphoplasty for vertebral compression fractures: 1-year clinical outcomes from a prospective study. J Neurosurg 99(15): 44–50

Crandall D, Slaughter D, Hankins PJ, Moore C, Jerman J (2004) Acute versus chronic vertebral compression fractures treated with kyphoplasty: early results. Spine J 4: 418–24

Darius T, Vanderschot P, Broos P (2003) Balloonkyfoplastiek: Een Nieuwe Behandelingsmethode voor Wevelfracturen bij Osteoporose. Tijdschr voor Geneeskunde 59, 19: 1141–51

Diamond TH, Champion B, Clark WA (2003) Management of acute osteoporotic vertebral fractures: a nonrandomized trial comparing percutaneous vertebroplasty with conservative therapy. Am J Med 114: 257–65

Downs SH, Black N (1998) The feasibility of creating a checklist for the assessment of the methodological quality both of randomised and non-randomised studies of health care interventions. J Epidemiol Community Health 52: 377–84

Dudeney S, Lieberman IH, Reinhardt MK, Hussein M (2002) Kyphoplasty in the treatment of osteolytic vertebral compression fractures as a result of multiple myeloma. J Clin Oncol 20: 2382–7

Fourney DR, Schomer DF, Nader R, et al (2003) Percutaneous vertebroplasty and kyphoplasty for painful vertebral body fractures in cancer patients. J Neurosurg 98: 21–30

Fribourg D, Tang C, Sra P, Delamarter R, Bae H (2004) Incidence of subsequent vertebral fracture after kyphoplasty. Spine 29: 2270–6

Harrop JS, Prpa B, Reinhardt MK, Lieberman I (2004) Primary and secondary osteoporosis' incidence of subsequent vertebral compression fractures after kyphoplasty. Spine 29: 2120–5

Hillmeier J, Grafe I, Da Fonseca K, et al (2004) Die Wertigkeit der Ballonkyphoplastie bei der osteoporotischen Wirbelkörperfraktur: ein interdisziplinäres Konzept. Orthopäde 33: 893–904

Hillmeier J, Meeder PJ, Noldge G, Kock HJ, Da Fonseca K, Kasperk HC (2004) Augmentation von Wirbelkörperfrakturen mit einem neuen Calciumphosphat-Zement nach Ballon-Kyphoplastie. Orthopäde 33: 31–9

Jang JS, Kim DY, Lee SH (2003) Efficacy of percutaneous vertebroplasty in the treatment of intravertebral pseudarthrosis associated with noninfected avascular necrosis of the vertebral body. Spine 28: 1588–92

Kornp M, Ruetten S, and Godolias G (2004) Minimal-invasive Therapie der funktionell instabilen osteoporotischen Wirbelkörperfraktur mittels Kyphoplastie: Prospektive Vergleichsstudie von 19 operierten und 17 konservative behandelten Patienten. J Miner Stoffwechs 11/1: 13–5

Lane JM, Hong R, Koob J, et al (2004) Kyphoplasty enhances function and structural alignment in multiple myeloma. Clin Orthop 426: 49–53

Ledlie JT, Renfro M (2003) Balloon kyphoplasty: one-year outcomes in vertebral body height restoration, chronic pain, and activity levels. J Neurosurg 99: 36–42

Lee ST, Chen JF (2004) Closed reduction vertebroplasty for the treatment of osteoporotic vertebral compression fractures. Technical note. J Neurosurg 100: 392–6

Lieberman IH, Dudeney S, Reinhardt MK, Bell G (2001) Initial outcome and efficacy of "kyphoplasty" in the treatment of painful osteoporotic vertebral compression fractures. Spine 26: 1631–8

Lin EP, Ekholm S, Hiwatashi A, Westesson PL (2004) Vertebroplasty: cement leakage into the disc increases the risk of new fracture of adjacent vertebral body. AJNR Am J Neuroradiol 25: 175–80

Lyles KW, Gold DT, Shipp KM, Pieper CF, Martinez S, Mulhausen PL (1993) Association of osteoporotic vertebral compression fractures with impaired functional status. Am J Med 94: 595–601

McKiernan F, Faciszewski T, Jensen R (2003) Reporting height restoration in vertebral compression fractures. Spine 28: 2517–21

Phillips FM, Ho E, Campbell-Hupp M, McNally T, Todd WF, Gupta P (2003) Early radiographic and clinical results of balloon kyphoplasty for the treatment of osteoporotic vertebral compression fractures. Spine 28: 2260–5

Rhyne A, III, Banit D, Laxer E, Odum S, Nussman D (2004) Kyphoplasty: report of eighty-two thoracolumbar osteoporotic vertebral fractures. J Orthop Trauma 18: 294–9

Ross PD (1997) Clinical consequence of vertebral fractures. Am J Med 98: 30S–42S

Theodorou DJ, Theodorou SJ, Duncan TD, Garfin SR, Wong WH (2002) Percutaneous balloon kyphoplasty for the correction of spinal deformity in painful vertebral body compression fractures. Clin Imaging 26: 1–5

Weisskopf M, Herlein S, Birnbaum K, Siebert C, Stanzel S, Wirtz DC (2003) Kyphoplastie – ein neues minimalinvasives Verfahren zur Aufrichtung und Stabilisierung von Wirbelkörpern. Z Orthop Ihre Grenzgeb 142: 406–11

Wilhelm K, Stoffel M, Ringel F, et al (2003) Ballon-Kyphoplastie zur Behandlung schmerzhafter osteoporotischer Wirbelkörperfrakturen – Technik und erste Ergebnisse. Rofo Fortschr Geb Rontgenstr N 175: 1690–6

Zoarski GH, Snow P, Olan WJ, et al (2002) Percutaneous vertebroplasty for osteoporotic compression fractures: quantitative prospective evaluation of long-term outcomes. J Vasc Interv Radiol 13: 139–48

Zusammenfassung: Risiken der Kyphoplastie

M. Bierschneider, B. Boszczyk und H. Jaksche

Die hier dargestellten Risiken und Vorgehensweise beziehen sich in gleicher Weise auch auf die Vertebroplastie, eine einfachere Technik mit direkter uni- oder bipedulärer Einspritzung von Zement in den Wirbelkörper ohne Einbringung eines Ballons. Die Technik der Vertebroplastie und eine minimalinvasive Weiterentwicklung, die Lordoplastie, wird unten im Kap. 10 erklärt.

Prinzipiell verbergen sich bei beiden Verfahren in allen Entscheidungs- und Handlungsebenen, d.h. prä-, intra- und postoperativ, mögliche Risiken.

I. Präoperative Risiken

Bei der Indikationsstellung zu einem minimalinvasiven Augmentationsverfahren sollte sich der Behandler folgende Fragen stellen:

- Das richtige Verfahren?
- Der richtige Patient?
- Der richtige Operateur?
- Der richtige Wirbel?
- Das richtige Material?

I.1 Das richtige Verfahren?

Grundsätzlich sind weder die Vertebroplastie noch die Kyphoplastie geeignet, bei traumatischen Frakturen die etablierten Verfahren der Wirbelsäulenchirurgie zu ersetzen.

Sie können allerdings für ausgewählte Patienten eine Alternative zur konservativen Therapie als auch zum offenen operativen Verfahren darstellen. Die Indikationsstellung für die Vertebro- bzw. Kyphoplastie beschränkt sich auf Patienten mit Frakturen des Typs A 1.1, A 1.2, sowie in ausgewählten Fällen A 3.1. grundsätzlich ist bei jeder Art von spinaler oder foraminaler Stenose mit entsprechender klinischer Ausfallssymptomatik (Claudicatio spinalis, radikuläre Ausfälle) große Vorsicht geboten, da sich diese Probleme durch eine Zementeinspritzung nicht beheben lassen.

I.2 Der richtige Patient?

Ein minimalinvasives Verfahren macht einen inoperablen Patienten nicht zum operablen Patienten.

Der Patient muss narkosefähig sein oder wenn man den Eingriff in Lokalanästhesie durchführen will, sollte er zumindest in der Lage sein für die Dauer des Eingriffes auf dem Bauch liegen zu können. Durch massive Adipositas des Patienten kann die Identifikation der anatomischen Landmarken, die zur Platzierung der Instrumente notwendig sind, als auch die Beobachtung des Knochenzementes während der Injektion der Art erschwert sein, dass eine sichere Durchführung des Verfahrens nicht möglich ist. Dies gilt im Besonderen für den hochthorakalen und lumbosacralen Bereich, da hier durch benachbarte anatomische Strukturen (Schultern bzw. Becken) radiologische Überlagerungen auftreten können.

Des Weiteren müssen bei der Auswahl der Patienten die absoluten Kontraindikationen für beide Verfahren beachtet werden:

1. Asymptomatische Wirbelkörperfrakturen;
2. Therapierefraktäre Koagulopathie oder hämorrhagische Diathese;
3. Bakterielle Infektionen.

I.3 Der richtige Operateur?

Beim Operateur ist eine ausreichende operative Wirbelsäulenerfahrung zu fordern, des Weiteren sollte er den Nachweis über die Teilnahme an einem theoretisch praktischen Kurs zum Erlernen der Vertebro- bzw. Kyphoplastie führen. Darüber hinaus sollte er in der Lage sein, Komplikationen, die einen Umstieg auf ein offenes operatives Verfahren erfordern, behandeln zu können.

I.4 Der richtige Wirbel?

Es sollte große Sorgfalt auf die Identifizierung, des für die Schmerzen verantwortlichen Wirbels gelegt werden. Dies ist, bei den oft älteren Menschen, mit einer langjährigen Rückenschmerzanamnese und entsprechenden degenerativen Veränderungen im Nativröntgenbild oft schwierig.

Die klinischen Beschwerden des Patienten, das Nativröntgenbild, sowie die Schnittbildgebung müssen hierbei übereinstimmen.

Im Zweifelsfalle hat sich hier die Kernspintomographie über die Identifikation eines Knochenödems im betroffenen Wirbelkörper als äußerst hilfreich im klinischen Alltag erwiesen. Es befinden sich eine Vielzahl von Knochenzemente auf dem Markt. Für die Verwendung bei der Vertebro- bzw.

Kyphoplastie müssen die Materialien definierten Ansprüchen genügen. Sie müssen gut injizierbar sein, eine adäquate Röntgenkontrastgebung haben, ein Verarbeitungsfenster von ca. 10 bis 12 Minuten aufweisen und eine ausreichende Primärstabilität bieten. In erster Linie werden Zemente auf Basis des Polymethylmethacrylats angewandt. Vergleichbare Ergebnisse wurden auch unter Anwendung von Calciumphosphatzementen bei osteoporotischen Frakturen erzielt. Die Einsetzbarkeit von Calciumphosphatzementen bei traumatischen Frakturen des jüngeren Menschen wird derzeit untersucht.

2. Intraoperative Risiken

Bei den intraoperativen Risiken unterscheiden wir in erster Linie zugangsbedingte und zementierungsbedingte Risiken.

Bei dem röntgengestützten Vorschieben der Kanüle in den betroffenen Wirbelkörper sind prinzipiell alle Strukturen und Organe in und um die Wirbelsäule herum in Gefahr verletzt zu werden. Bei medialem Abweichen der Kanüle besteht die Gefahr der Perforation in den Spinalkanal mit Verletzung des Rückenmarks bzw. der Cauda equina mit entsprechenden neurologischen Ausfallserscheinungen.

Bei einem lateralen Abweichen der Kanüle besteht, in Abhängigkeit des behandelten Wirbelsäulensegmentes die Möglichkeit der Perforation in die Lunge bzw. von Abdominalorganen. Bei einer Perforation nach anterior besteht die Möglichkeit der Verletzung von großen Gefäßen.

Insgesamt wird die Verletzungsrate von benachbarten Strukturen auf den Zugangsweg in den Wirbelkörper bei beiden Verfahren mit deutlich unter 1% angegeben.

Die Dunkelziffer bei wenig geübten Anwendern scheint jedoch deutlich höher zu liegen.

Als Hauptursachen für die Verletzung benachbarter Strukturen werden in erster Linie eine schlechte Bildgebung, sowie die mangelnde Erfahrung des Operateurs angesehen.

Die häufigste Komplikation bei beiden Verfahren stellt der Zementaustritt dar (Abb. 41). Er kann in den Spinalkanal, das Neuroforamen die umgebende Muskulatur, sowie in die Blutgefässe mit Verschleppung in die Lunge auftreten. Die Zementaustrittsrate variiert hier bei deutlich zwischen beiden Verfahren, sie wird für die Vertebroplastie mit 10 bis 70% und für die Kyphoplastie unter 10% angegeben.

Die ungleich höhere Rate an Zementaustritt für die Vertebroplastie liegt in der unterschiedlichen Technik begründet:

Bei der Vertebroplastie wird dünnflüssiger Zement in den trabekulären Knochen unter hohem Druck injiziert. Bei der Kyphoplastie hingegen wird zähflüssiger Zement in die, durch den Ballon geschaffene Höhle unter geringem Druck eingebracht. *Als Ursachen für einen Zementaustritt können neben einen zu dünnflüssigen Zement und einem zu hohen Injektionsdruck eine schlechte Bildgebung während der Injektionsphase und die Ungeduld des Operateurs während der Injektion genannt werden.*

Zur Vermeidung von Zementaustritten empfiehlt es sich daher den Zement möglichst zäh ohne großen Kraftaufwand ohne zeitliche Hast bei guter Bildgebung zu injizieren.

3. Postoperative Risiken

Als postoperative Risiken sind in erster Linie die Infektion, sowie die Anschlussfraktur zu nennen.

3.1 *Infektion* (Abb. 42)

Die postoperative Infektion kann lokal im Zugangsbereich als Wundinfekt auftreten, sie kann sich in die paravertebralen Weichteile ausdehnen, in den Spinalkanal einbrechen, die Wirbelkörper oder die Bandscheibe betreffen.

Es gibt verschiedene Faktoren, die einen Patienten für das Auftreten einer postoperativen Infektion prädisponieren. An erster Stelle zu nennen sind hierbei die Immunsuppression, der Diabetes mellitus, sowie die Adipositas. Aber auch Sterilitätsfehler bei der Vorbereitung und Durchführung des Eingriffes sind ins Kalkül zu ziehen.

Um das Infektionsrisiko zu minimieren sollten die Patienten entsprechend ihres persönlichen Risikoprofils unter Beachtung der Kontraindikationen selektiert werden, gegebenenfalls eine perioperative Antibiotikaprophylaxe durchgeführt werden. Desweiteren sollte der Eingriff in einem adäquat ausgestatteten Eingriffsraum, mit der für operative Eingriffe üblichen hygienischen Kautelen, durchgeführt werden.

3.2 *Anschlussfraktur* (Abb. 43)

30–60% neuer Frakturen sind angrenzend. Ein erhöhtes Risiko für das Auftreten einer Anschlussfrak-

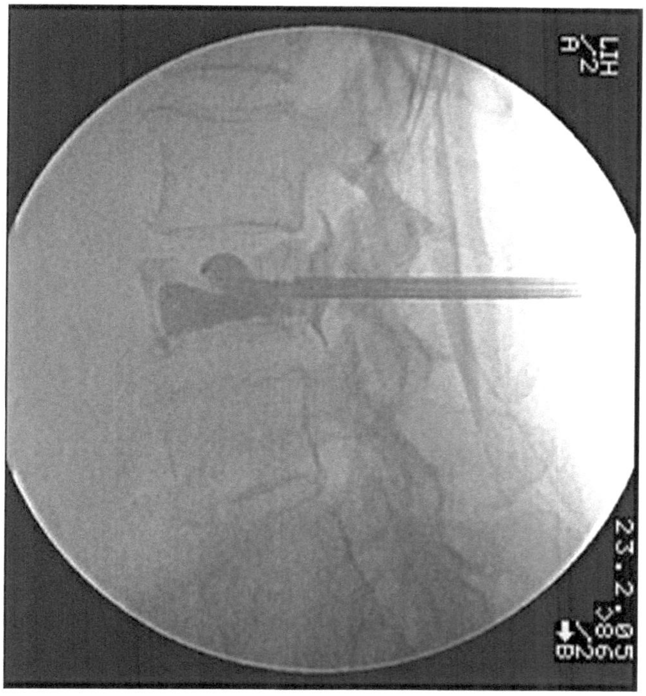

a

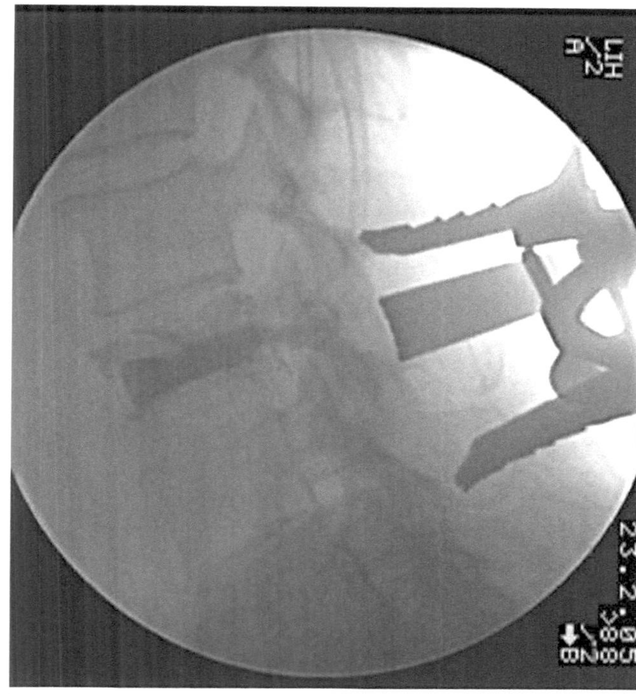

b

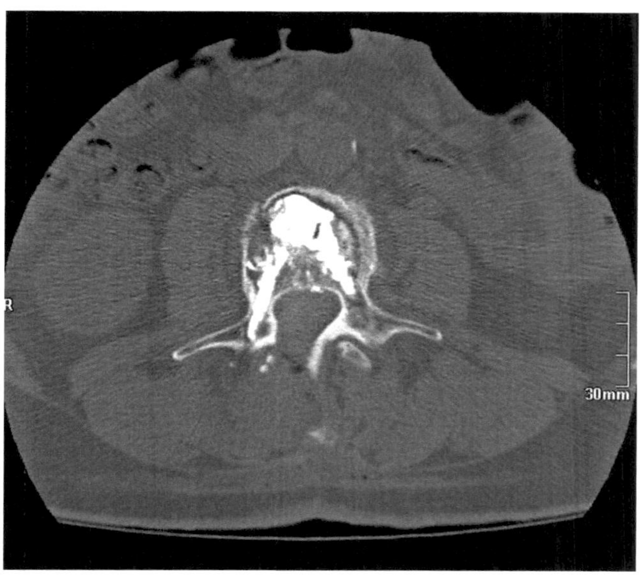

c

Abb. 41. 59-jährige Pat., Schmerzen seit 10/2004, CT-LWS 2/2005: Fraktur LWK 3. Am 23.2.05 perkutane bilaterale Kyphoplastie LWK3. Da sich intraoperativ ein Ballon in den Bandscheibenraum vorwölbte, wurde hier das Aufdehnen gestoppt und der Ballon bei der Zementfüllung von der Gegenseite belassen. Nach Ausfüllen der Kaverne auf der Gegenseite wurde der Ballon deflatiert und entfernt. Bei der Zementfüllung der rechten Seite zeigte sich ein Austritt von Zement in den Spinalkanal (**a**). Die ausgetretene Zementmenge schien zu groß, um sie belassen zu können. Daher wurde der Spinalkanal über eine erweiterte Fensterung geöffnet und der Zement entfernt (**b**). Der Zement lag an der medialen Pedikelwand und ließ sich mühelos mit der Fasszange entfernen (**c**). Die Ursache für das Leakage war eine große epidurale Vene. Die Pat. hatte postop. keine neurologischen Defizite obwohl der Zement zum Zeitpunkt der Entfernung bereits ausgehärtet war

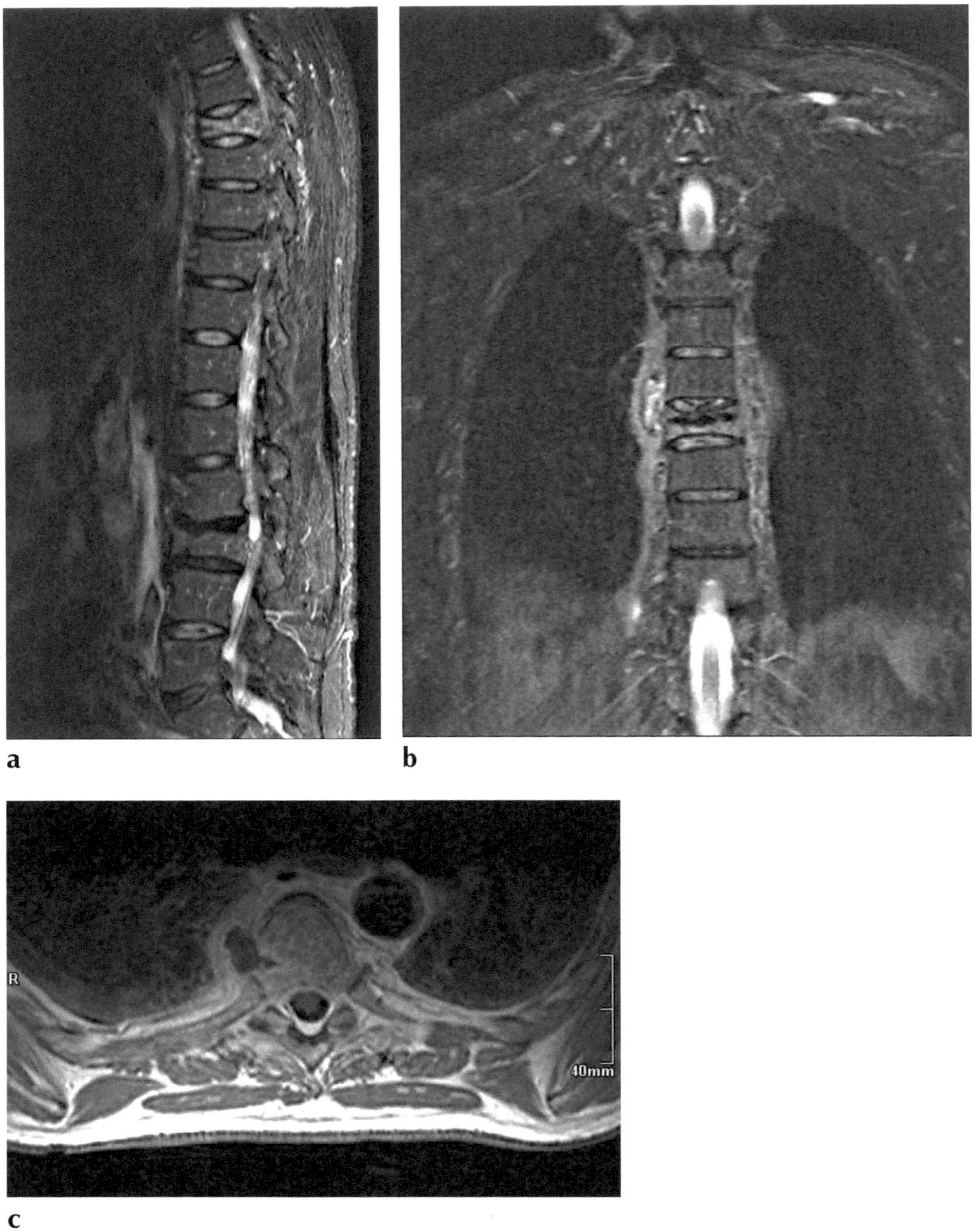

Abb. 42. 47-jähriger Mann, am 4.3.04 beim Eisstockschießen gestürzt. Im MR frische BW-7-Fraktur. Am 18.3.04 perkutane unilaterale Kyphoplastie, am 22.3.04 Entlassung schmerzfrei. Nach 2 Tagen zunehmende thorakale Schmerzen, am 30.3.04 Vorstellung in der Ambulanz. MR: perivertebrale Entzündungsreaktion mit Abszess BWK 6/7 (**a–c**). Therapie: Antibiotika, Druckkammerbehandlung (HBO), Korsett. Im Verlauf eines Jahres langsame Schmerzbesserung, Zunahme der Fehlstellung, Schmerzen bei Belastung der vorderen Säule. Patienten wurde eine ventro-dorsale Stabilisierung angeboten, die er jedoch ablehnte

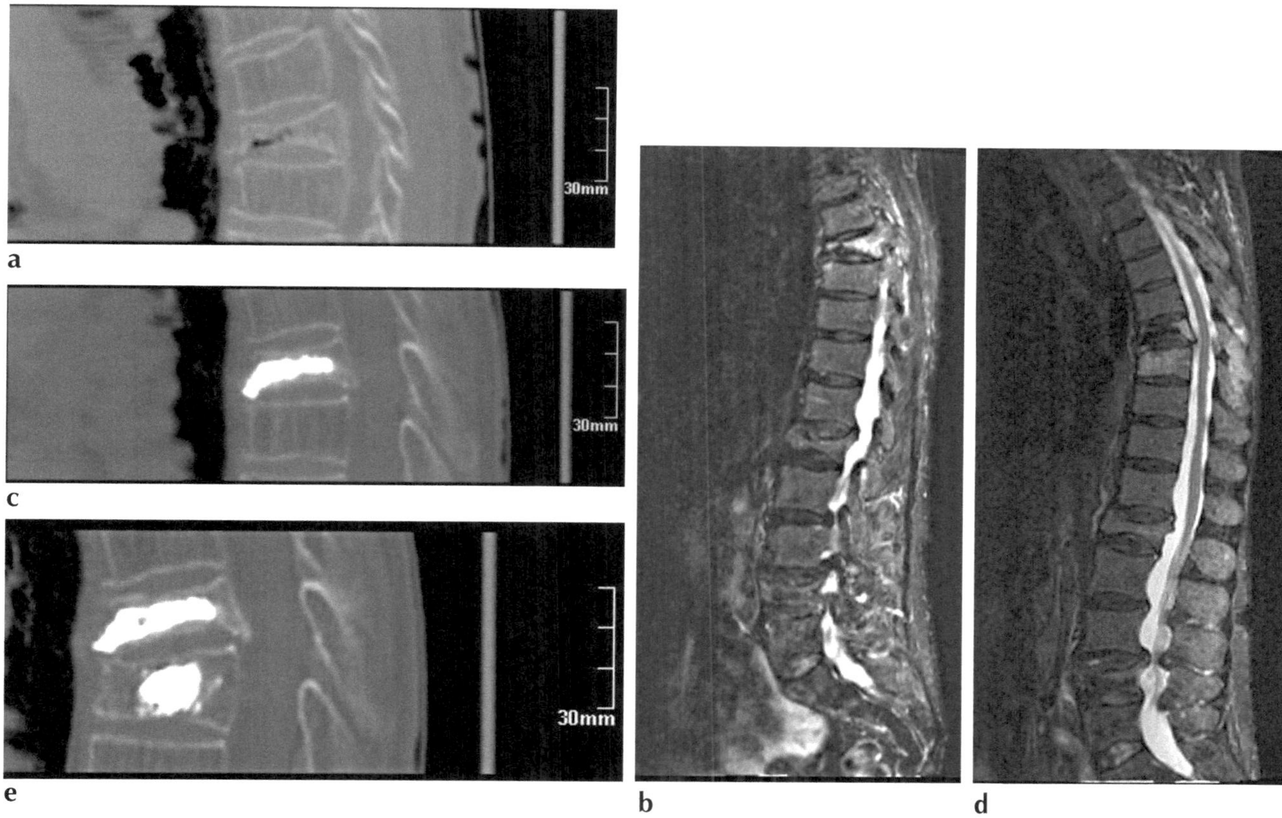

Abb. 43. 78-jährige Pat., mehrere WK-Frakturen in der Vorgeschichte, seit 3 Tagen akut Rückenschmerzen. MR präop. zeigt frische Fraktur BWK 8 (**a**, **b**). Am 22.3.05 perkutane unilaterale Kyphoplastie von rechts (**c**). Direkt postop. bei Mobilisierung erneut Schmerzen im Bereich des Op-Zugangsgebiets. Kontroll-MR zeigt Anschlussfraktur BWK 9 (**d**). Am 4.4.05 perkutane unilaterale Kyphoplastie von rechts BWK 9 (**e**), postoperativ deutliche Schmerzbesserung

tur besteht bei multiplen vorbestehenden Frakturen, sowie einer sekundären Osteoporose. Nach dem heutigen Kenntnisstand interpretieren wir dies wie folgt:

Das Risiko einer Anschlussfraktur wird bestimmt durch das Ausmaß der osteoporotischen Grunderkrankung.

Abhilfe wird hier durch eine konsequente Behandlung der Grunderkrankung geschaffen.

Schlussfolgerung

Minimalinvasive Technik heißt nicht minimales Risiko.

Die Risiken sind überschaubar, wenn der Eingriff von einem erfahrenen Operateur bei guter Bildgebung in einem adäquat ausgestatteten Eingriffsraum mit der Möglichkeit der Komplikationsbehandlung durchgeführt wird.

Hauptrisiko sehen wir in einer unkritischen Ausweitung der Indikationen durch Anwender ohne operative Wirbelsäulenerfahrung.

Kapitel 9

Spezielle Indikationen und Techniken der Kyphoplastie

S. Becker und M. Ogon

In diesem Kapitel werden besondere Techniken in schwierigen Situationen beschrieben. Insbesondere bei neurologischen Ausfällen mit Kompression des Rückenmarks oder von Nervenwurzeln sowie bei tumorösen Veränderungen muss die allgemeine Kyphoplastietechnik adaptiert werden. Natürlich bleibt es jedem Chirurgen überlassen, die herkömmliche Kyphoplastietechnik bei Kompressionssyndromen mit einer offenen Stabilisation zu kombinieren (s. Abb. 46, 68), was somit einen ventralen Eingriff vermeiden hilft. Neuere Entwicklungen auf dem Zementsektor mit resorbierbaren Zementen erweitern die Anwendung der Kyphoplastie auf traumatische Frakturen bei jungen Patienten. Zurzeit liegen jedoch noch keine Langzeiterfahrungen mit diesen Zementen vor, sodass der allgemeine Einsatz bei traumatischen Veränderungen zur Zeit nur Spezialzentren mit langjähriger Kyphoplastieerfahrung vorbehalten bleibt. Aufgrund fehlender Langzeiterfahrungen und Publikationen wird auf dieses Thema noch nicht im Einzelnen hier eingegangen.

Die Kyphoplastie bei Knochentumoren

Prinzipiell ist bei Knochentumoren zwischen primären und sekundären Knochentumoren zu unterscheiden.

Die Wirbelsäule ist der Skelettabschnitt, der am häufigsten von Metastasen betroffen ist. Insbesondere osteolytische Metastasen mit Spontanfraktur können als osteoporotischer Wirbelkörpereinbruch fehlinterpretiert werden. Wir führen deshalb bei jeder Kyphoplastie vor Einbringen des Ballons eine Biopsie mit dem Bonefiller oder mit dem Biopsietrokar durch (s. Kap. 7, Abb. 20).

Das Plasmozytom

50% aller primären Knochentumoren sind Plasmozytome. Diese spielen auch in unserem Kyphoplastie-Patientengut die größte Rolle. Das Plasmozytom oder multiple Myelom verursacht über eine Stimulierung der Osteoklasten via osteoclast activating factor eine Knochenresorption [Callander 2001]. Üblicherweise führt es so zu einem diffusen Fall der Wirbelsäule mit schmerzhaften progressiven vertebralen Kompressionsfrakturen an mehreren Levels [Dudeney 2002]. In den letzten Jahren wurde durch eine Weiterentwicklung und Verbesserung der Chemotherapie die Überlebensrate bei Plasmozytompatienten signifikant gesteigert [Barlogie 1999; Berenson 1996]. Vor allem wird so durch die gleichzeitige Gabe von Bisphosphonaten die Knochenmorbidität signifikant gesenkt [Berenson 1996]. Somit sind Plasmozytompatienten aufgrund der durch gute Therapiemöglichkeiten verbesserten Überlebensrate optimale Patienten für eine Kyphoplastie. Erste Erfahrungen mit Kyphoplastie bei Plasmozytompatienten sind sehr zufriedenstellend [Dudeney 2002], so konnte postoperativ eine signifikante Verbesserung im SF 36 Score (Lebensqualitätsfragebogen [McHorney 1993; Ware 1992]) erreicht werden.

Bezüglich des Einsatzes der Kyphoplastie bei Plasmozytompatienten ohne Fraktur ist es sicher schwierig abzuschätzen, ob in Zukunft bei diesen Patienten eine Fraktur auftritt oder nicht. Bisher wurden keine prophylaktischen Kyphoplastien bei Plasmozytompatienten ohne Fraktur durchgeführt, jedoch ist denkbar, dass bei Versagen einer Chemotherapie diese Patienten frühzeitig einer gezielten Stabilisierung der Wirbelsäule zugeführt werden können.

Osteolytische Metastasen

Bei Metastasenbefall der Wirbelsäule eignen sich lediglich osteolytische Metastasen für die Kyphoplastie. Bei osteoblastischen Metastasen besteht die Gefahr, dass durch den Ballon diese Metastasen in den Spinalkanal hinein gedrückt werden. Weiterhin

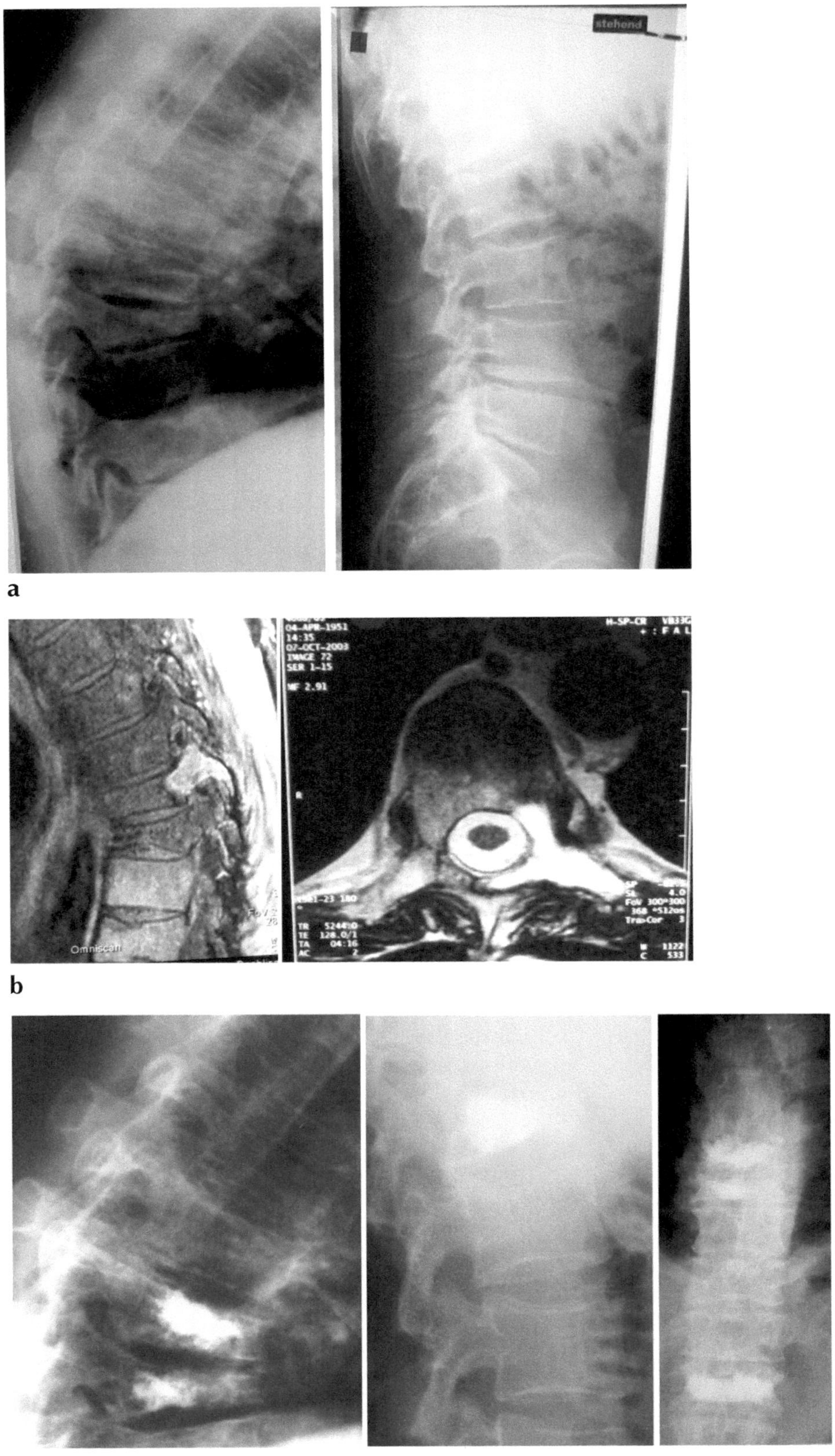

Abb. 44. Männlich, 53 Jahre bek. Plasmozytom, Z. n. Chemo- und Radiotherapie mit Wirbelbefall Th8, Th9 und L1 (**a**), Befall des Bogens Th8 (**b**), extrapedikuläre Kyphoplastie Th8 und Th9, transpedikuläre Kyphoplastie L1 (**c**)

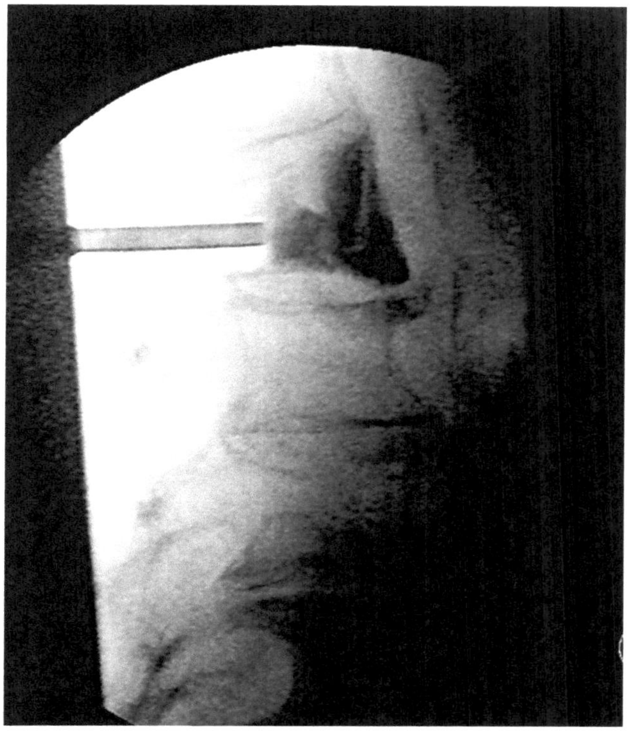

a

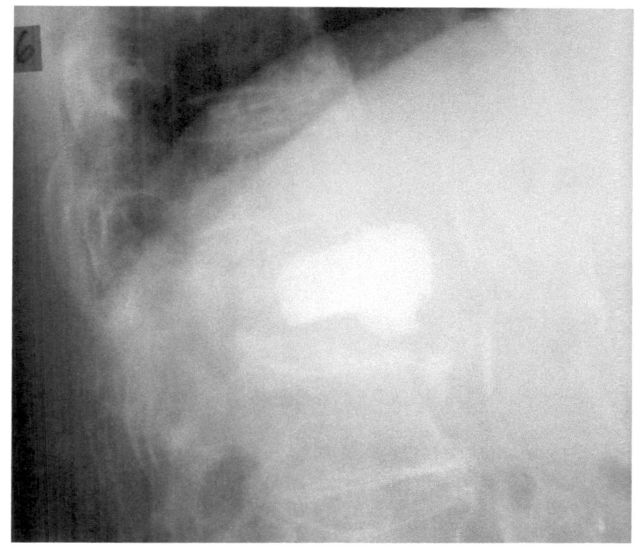

b

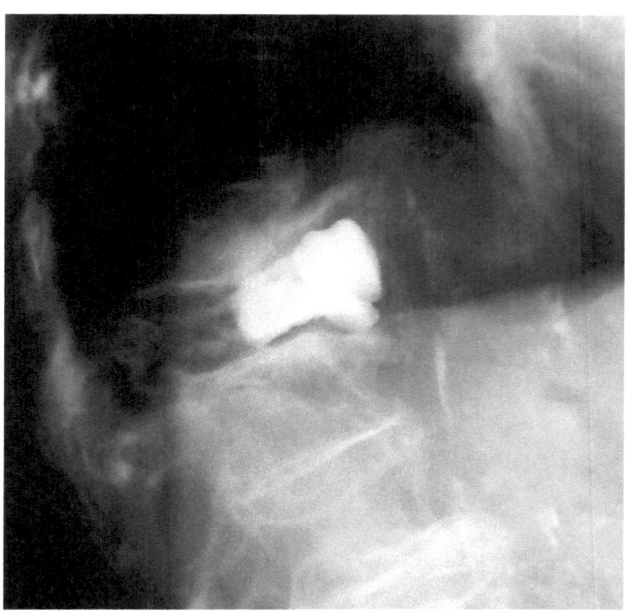

c

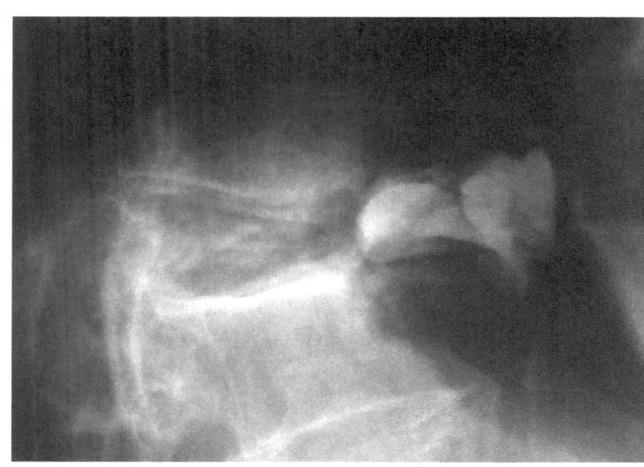

d

Abb. 45. Weiblich, 83 J. Z. n. Vertebroplastie Th12 bei Osteolyse und unbekanntem Primärtumor. **a** Intraoperativer Befund. **b** 3 Wochen später beginnende Dislokation des Zementes nach ventral. **c** Befund 9 Mo. post-op. **d** Befund 2 Jahre post-op

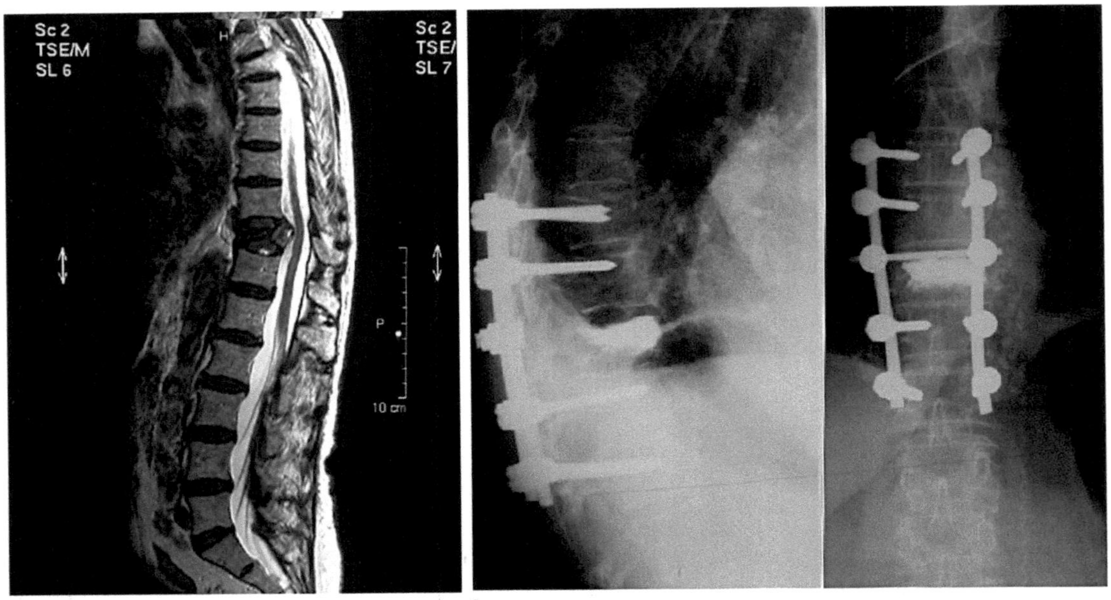

a b

Abb. 46. a Weiblich, metastatische Wirbelkörperkompression Th 11 bei unbekanntem Primärtumor, inkomplette neurologische Ausfälle der unteren Extremitäten. Deutlich Einengung des Spinalkanals. **b** Chirurgische Versorgung mit Laminektomie und offener Kyphoplastie Th11 und dorsaler Instrumentation Th9 bis L1 mit lateraler dorsaler Spongiosaplastik

sind osteoblastische Metastasen zwar schmerzhaft, führen jedoch nur selten zu Wirbelfrakturen, sodass hier primär eine stabile Wirbelsäulensituation besteht. Osteolytische Metastasen jedoch gefährden sehr stark die Stabilität der Wirbelsäule und sind zudem sehr schmerzhaft, sodass sie frühzeitig eine operative Intervention benötigen. Osteolytische Metastasen können durch Primärkarzinome der Prostata, Mamma, Magen, Lunge, Nieren und Schilddrüse auftreten [Grundmann 1986]. Der positive Einfluss von Zement auf Osteolysen der Wirbelkörper bei Lungenadenokarzinom sowie multiplen eosinophilen Granulomen wurde bereits in der Literatur nach Vertebroplastie beschrieben [Baba 1997; Cardon 1994]. Auch nach Kyphoplastie liegen die ersten Ergebnisse vor, welche eine persistierende signifikante Schmerzlinderung bis zu einem Jahr postoperativ dokumentieren [Fourney 2003].

Eine weitere gute Indikation für tumorbedingte Frakturen der Wirbelsäule ist das Hämangiom [Berlemann 2004; Castel 1999; Galibert 1990].

Besonderheiten der Technik bei Plasmozytom und osteolytischen Metastasen

Im Gegensatz zur Vertebroplastie ist die Kyphoplastie in der Lage, mittels der unten beschriebenen Egg shell Technik eine osteolytische Wirbelkörperwand wieder aufzubauen. Dennoch ist die Kyphoplastie bei Wirbelmetastasen sowie Plasmozytomen in unserer Erfahrung schwieriger als bei primären osteoporotischen Frakturen. Das Austrittsrisiko von Zement ist größer als bei rein osteoporotischen Frakturen, sodass primär eine Egg shell Technik einer normalen Kyphoplastietechnik vorgezogen werden sollte (s. Abb. 52). Weiterhin besteht die Möglichkeit, dass auch Pedikel von der Osteolyse befallen sein können, sodass der transpedikuläre Zugang hier nicht mehr sicher durchgeführt werden kann. In diesem Fall sollte entweder ein kontralateraler Zugang über einen noch intakten Pedikel erfolgen oder ein extrapedikulärer Zugang gewählt werden (Abb. 44). Durch vermehrte Konvergenz des Ballons bei extrapedikulärem Zugang kann nun der Ballon so mittig in den Wirbel platziert werden, dass die Stabilisierung über einen Ballon ausreicht. Trotzdem ist zu beachten, dass bei Fehlen der anterioren Corticalis unter Umständen eine Dislokation des Zementblockes auftreten kann (Abb. 45).

Dennoch bietet die Kyphoplastie bei Osteolysen der Wirbelsäule und gerade beim Plasmozytom mit guter Überlebensrate bei optimaler Therapie eine gute Indikation zur Stabilisierung der Wirbelsäule. Wie bei osteoporotischen Patienten, so stehen gerade auch bei Tumorpatienten Lebensqualität und Schmerzfreiheit im Vordergrund der Therapie. Bezüglich der Lokalisationshöhe können Metastasen der gesamten Wirbelsäule versorgt werden, in Einzelfällen wird auch von einer hochzervikalen Stabilisation mit Zement berichtet [Wetzel 2002]. Weiterhin kann auch ein kombiniertes Verfahren (Abb. 46) bei Tumorerkrankungen mit neurologischen Ausfällen durch eine rein dorsale Instrumentation und Stabilisation zu einer primären stabilen Situation führen, ohne dass ein ventraler zweitzeitiger Eingriff hier durchgeführt werden muss.

Literatur

Baba Y, Ohkubo K, Hamada K, et al (1997) Percutaneous vertebroplasty for osteolytic metastasis: a case report. Nippon Igaku Hoshasen Gakkai Zasshi 57: 880–2

Barlogie B, Jagannath S, Desikan K, et al (1999) Total therapy with tandem transplants of newly diagnosed multiple myeloma. Blood 93: 55–5

Berenson A, Lichtenstein A, Porter L, et al (1996) Efficacy of palmidronate in reducing skeletal events in patients with advanced multiple myeloma. N Engl J Med 22; 334(8): 488–93

Berlemann U, Müller CW, Krettek C (2004) Perkutane Augmentierungtechniken der Wirbelsäule. Orthopäde 33(1): 6–12

Callander NS, Roodman GD (2001) Myeloma bone disease. Semin Hematol 38: 276–85

Cardon T, Hachulla E, Flipo RM, et al (1994) Percutaneous vertebroplasty with acrylic cement in the treatment of a Langerhans cell vertebral histiocytosis. Clin Rheumatol 13: 518–21

Castel E, Lazennec JY, Chiras J, et al (1999) Acute spinal cord compression due to intraspinal bleeding from a vertebral hemangioma: two case-reports. Eur Spine J 8: 244–48

Dudeney S, Lieberman IH, Reinhardt MK, Hussein M (2002) Kyphoplasty in the treatment of osteolytic vertebra compression fractures as a result of multiple myeloma. J Clin Oncol 20(9): 2382–7

Fourney DR, Schomer DF, Nader R, et al (2003) Percutaneous vertebroplasty and kyphoplasty for painful vertebral body fractures in cancer patients. J Neurosurg Spine 98(1): 21–30

Galibert P, Deramond H (1990) Percutaneos acrylic vertebroplasty as a treatment of vertebral angioma as well as painful and debilitating diseases. Chirurgie 116: 326–34

Grundmann E (1986) Spezielle Pathologie. Urban & Schwarzenberg, München

McHorney CA, Ware JE Jr, Raczek AE (1993) The MOS 36-Item Short-Form Health Survey (SF-36). II. Psychometric and clinical tests of validity in measuring physical and mental health constructs. Med Care 31(3): 247–63

Perrin C, Jullien V, Padovani B, et al (1999) Percutaneous vertebroplasty complicated by pulmonary embolus of acrylic cement. Rev Mal Respir 16: 215–17

Ware JE Jr, Sherbourne CD (1992) The MOS 36-item short-form health survey (SF-36). I. Conceptual framework and item selection. Med Care 30(6): 473–83

Wetzel SG, Martin JB, Somon T, Wilhelm K, Rufenacht DA (2002) Painful osteolytic metastasis of the atlas: treatment with percutaneous vertebroplasty. Spine 27(22): 493–5

Die mikrochirurgische interlaminäre Kyphoplastie

B. Boszczyk und M. Bierschneider

Die interlaminäre Kyphoplastie ist eine mikrochirurgische Variante der von Wenger und Markwalder beschriebenen offenen bipedikulären Technik [Wenger 1999]. Bisher wurde dieser Zugang an Patienten mit ausgedehnter Fragmentierung der Hinterwand und/oder neuraler Kompressionssymptomatik angewandt [Boszczyk 2004].

Diese mikrochirurgische Operation wird in Vollnarkose durchgeführt. Die Lagerung entspricht der üblichen Knie-Brust Lagerung bei mikrochirurgischer Diskektomie oder Dekompression. Der interlaminäre Spaltraum in Projektion auf die Wirbelkörperhinterkante des betroffenen Wirbels wird als Zugang gewählt. Sofern zwei angrenzende Wirbelkörper behandelt werden sollen, wird der gemeinsame interlaminäre Spaltraum gewählt. In der Regel erfolgt der Zugang einseitig auf der beschwerdeführenden Seite. Über einen medianen, ca. 5 cm langen Hautschnitt wird eine paramediane Spaltung der thorakolumbalen Faszie durchgeführt. Die paravertebrale Muskulatur wird abgedrängt und der interlaminäre Spaltraum dargestellt. Es wird eine laterale Flavektomie und Laminotomie unter sorgfältiger Schonung der neuralen Strukturen durchgeführt und der laterale Rand des Duralsackes dargestellt. Entsprechend der neuralen Symptomatik wird die Dekompression gelenkschonend nach lateral und unterminierend auf die Gegenseite ausgeweitet. Nach vollständiger Dekompression wird der Duralsack vorsichtig nach medial mobilisiert und die betroffene Wirbelkörperhinterkante dargestellt (Abb. 47). Durch diese wird der Arbeitstrokar in Projektion auf die Mittellinie der ventralen Kortikalis durch leichte Hammerschläge eingebracht. Hierbei muss eine Kompression der neuralen Strukturen vermieden werden. Im Bereich der LWS und des thorakolumbalen Übergangs ist bei einem normal weitem Spinalkanal in der Regel eine Platzierung in beschriebener Technik problemlos möglich (Abb. 48). Im Bereich der mittleren BWS kann eine mediale Pedikelresektion erforderlich werden. Ein einzelner Kyphoplastieballon wird nun über die Arbeitskanüle in zentraler Lage eingebracht (Abb. 49). Die Frakturreposition und Augmentierung erfolgt wie für die perkutanen Techniken beschrieben. Die mikrochirurgische Kyphoplastie erlaubt im Falle eines Materialaustrittes die sofortige Inspektion des Spinalkanals. Ausgetretenes PMMA kann vor Erhärtung meist problemlos entfernt werden da es gewöhnlich nicht zu einer Adhäsion mit der Dura kommt.

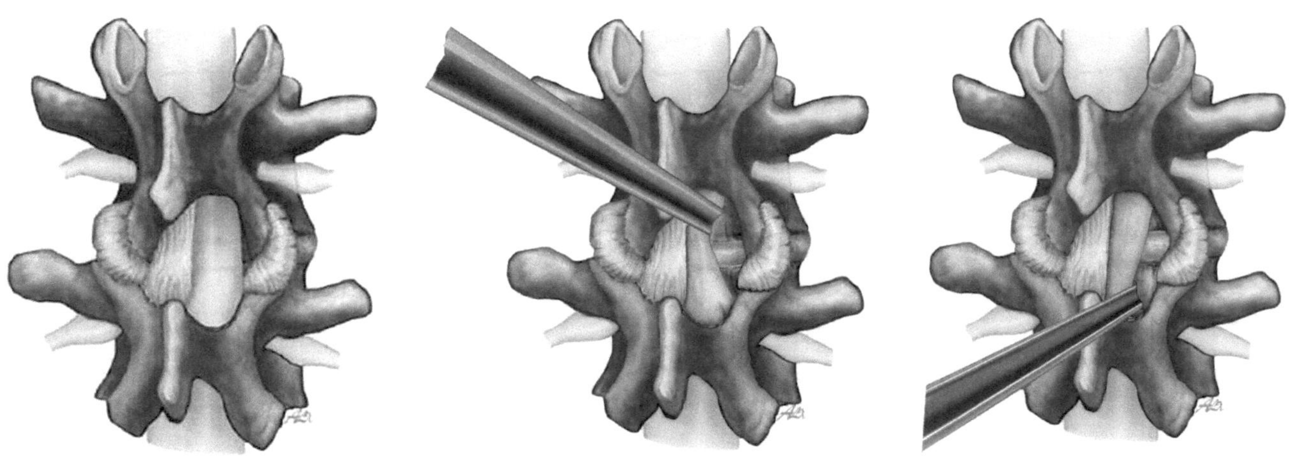

a b c

Abb. 47. a–c Ansicht eines Bewegungssegmentes von dorsal nach rechtsseitiger interlaminärer Fensterung mit Flavektomie (**a**). Darstellung des Eintrittspunktes (**b**) an der Hinterkante des superioren Wirbelkörpers durch Mobilisierung der neuralen Strukturen. Darstellung des Eintrittspunktes (**c**) an der Hinterkante des inferioren Wirbelkörpers durch Mobilisierung der neuralen Strukturen

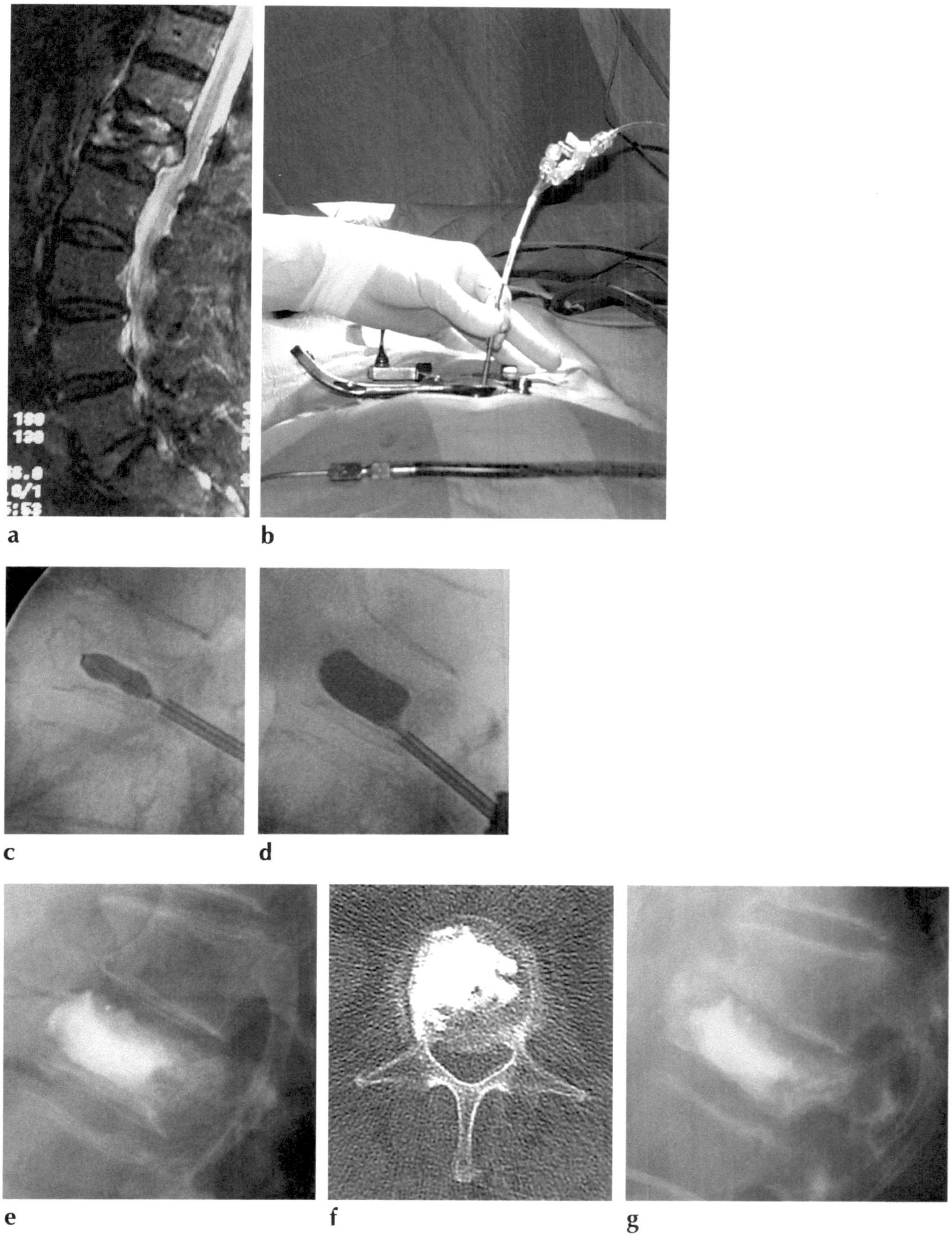

Abb. 48. a–f 79-jährige Patientin mit inkompletter Berstungsfraktur LWK 1 Typ A 3.1 mit großem Hinterkantenfragment und starkem Höhenverlust nach Sturz und mehrwöchiger erfolgloser konservativer Anbehandlung (**a**) [Boszczyk 2002]. Der interlaminäre Zugang erlaubt eine sichere Platzierung des Kyphoplastieballons im Wirbelkörper (**b**). In der seitlichen Durchleuchtung kann eine subtotale Frakturreposition durch Inflation eines einzelnen Kyphoplastie Ballons verifiziert werden (**c–d**). Das Augmentationsergebnis zeigt eine tragfähige Auffüllung des Wirbelkörpers im vorderen und mittleren Drittel des Wirbelkörpers (**e**, **f**). Die Operationsdauer betrug 70 Minuten mit einem Blutverlust von 120 ml. 18 Monate postoperative zeigt sich ein teilweiser Höhenverlust mit ventraler Spangenbildung bei zufrieden stellender Beschwerdereduktion seitens der Fraktur (**g**)

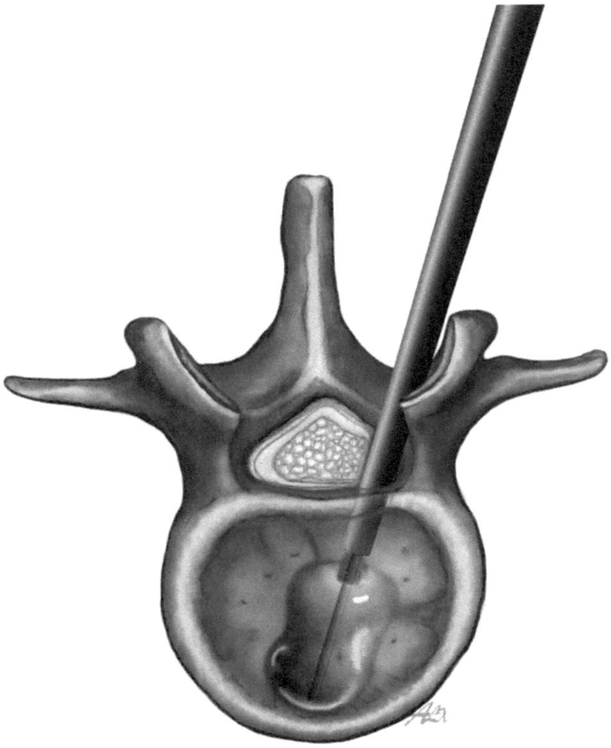

Abb. 49. Endlage des über die Hinterkante zentral im Wirbelkörper eingebrachten Kyphoplastie Ballons

Literatur

Boszczyk B, Bierschneider M, Potulski M, Robert B, Vastmans J, Jaksche H (2002) Erweitertes Anwendungsspektrum der Kyphoplastie zur Stabilisierung der osteoporotischen Wirbelfraktur. Unfallchirurg 105: 952–7

Boszczyk BM, Bierschneider M, Schmid K, Grillhösl A, Robert B, Jaksche H (2004) Microsurgical interlaminary vertebro- and kyphoplasty for severe osteoporotic fractures. J Neurosurg 100: 32–7

Wenger W, Markwalder TM (1999) Surgically controlled, transpedicular methyl methacrylate vertebroplasty with flouroscopic guidance. Acta Neurochir (Wien) 141: 625–31

Spezielle Kyphoplastietechnik bei Auslockerung eines Fixateur internes und bei Wirbeldefekten

S. Becker und M. Ogon

Traumatische Frakturen der Wirbelsäule werden im Falle eines operativen Vorgehens standardmäßig mit einem Fixateur interne versorgt. Komplikationen mit Lockerung der Pedikelschrauben treten insbesondere bei osteoporotischen Patienten auf, insgesamt werden Lockerungsraten von bis zu 11% beschrieben [Dickman 1992; Essens 1993]. Das Versagen eines Fixateur internes bei einer osteoporotischen Wirbelsäule ist höher, da die Verankerungsfestigkeit der Schrauben direkt von der Knochendichte abhängt [von Strempel 1994; Wittenberg 1991]. Wir stellen in der Folge vier kyphoplastische Techniken vor, die bei Versagen der Instrumentation bei älteren Patienten mit Osteoporose oder bei Vorliegen von Wirbeldefekten (Egg Shell Technik) angewandt werden können.

Die transpedikuläre Kyphoplastie nach Schraubenentfernung (Abb. 50)

Bei der transpedikulären Kyphoplastie wird zunächst die eingebrochene Schraube in herkömmlicher Weise offen entfernt. Transpedikulär kann dann über einen Kirschnerdraht der Arbeitskanal ohne Probleme eingelegt werden. Ein Problem besteht hier lediglich in der Fixation des Arbeitskanals: Da die Schraube im Allgemeinen auch einen Pedikeldefekt verursacht hat, muss der Arbeitskanal bei dem Aufblasen des Ballons über 2 ml mit der Hand fixiert werden, da der Ballon sonst die Tendenz hat, nach dorsal auszuwandern, was unter Umständen zu einem Defekt an der Hinterkante führen könnte. Diese Komplikation ist in unserem Patientengut bisher jedoch noch nicht aufgetreten. Es empfiehlt sich jedoch, wenn auf einer Seite der Arbeitskanal angelegt wurde, hier den Kyphoplastiekatheter bereits einzulegen und den Ballon auf ca. 0,5 ml aufzublasen, da so der Arbeitskanal mit fixiert ist und keine Gefahr besteht, dass bei Anlege des kontralateralen Zuganges die Arbeitskanüle ipsilateral verrutscht.

Eine weitere Schwierigkeit ergibt sich hinsichtlich des Risikos des Zementaustrittes: Im Allgemeinen führt eine Schraubenauslockerung dazu, dass die Deckplatte durchbrochen und die angrenzende Grundplatte ebenso arrodiert ist. Dadurch kann also ein großer Defekt bis in den angrenzenden Wirbel hinein auftreten. Auch bei der Kyphoplastie kann hier der Zement in diesen großen Defekt hineinlaufen. Deshalb ist besonders darauf zu achten, dass der Zement die optimale Konsistenz hat (s. Kap. 7), weiterhin ist bei diesen Fällen eine Egg-Shell Technik (s.u.) indiziert.

Die Augmentationstechnik (Abb. 51)

Weiterhin kann die Kyphoplastie optimal als ventrale Abstützung zur Schraubenaugmentation eingesetzt werden, sollte es aufgrund von biomechanischen Überlegungen wichtig werden, eine Instrumentation mit Schrauben zu verlängern oder wenn der primäre Knochen so osteoporotisch ist, dass mit einer Schraubenlockerung gerechnet werden muss, eine Fixateur interne Stabilisation jedoch unumgänglich ist. Bei der Augmentation wird zunächst bei dem zu instrumentierenden Wirbel eine normale Kyphoplastie durchgeführt. Es muss jedoch vor Aushärtung des Zementes der Arbeitskanal entfernt werden, da die Schrauben in den noch weichen Zement eingebracht werden müssen. Ist der Zement einmal ausgehärtet, kann es bei osteoporotischen Wirbel schwierig bis unmöglich sein, die Schrauben noch regelrecht einzubringen, da hier der Zement aufgebohrt werden muss und ein entsprechendes knöchernes Widerlager ventral oft fehlt. Zu beachten ist hier weiterhin, dass die angrenzenden Wirbel ein sehr hohes Spontanfrakturrisiko aufweisen, deshalb ist hier immer eine prophylaktische Stabilisierung indiziert.

Die Egg Shell Technik (Abb. 52)

In Fällen mit großem Wirbeldefekt ist die sog. Egg Shell Technik hilfreich. Es handelt sich hier um die Herstellung einer PMMA Begrenzung im Bereich des Wanddefektes des Wirbelkörpers, welche durch das Einbringen von flüssigen 0,5 ml Zement sowie danach des Einbringens des Ballonkatheters und des Aufblasens des Ballons gekennzeichnet ist. Dadurch drückt der Ballon den Zement in den Wanddefekt, und es wird die Egg Shell, d.h. die PMMA Wandbegrenzung geschaffen. Nach Entfernung des Ballonkatheters kann der Zement in gewohnter Konsistenz eingebracht werden, was die Extravasation des Zementes deutlich reduziert. Diese Technik sollte auf jeden Fall nach einer Schraubenentfernung durchgeführt werden, insbesondere, wenn

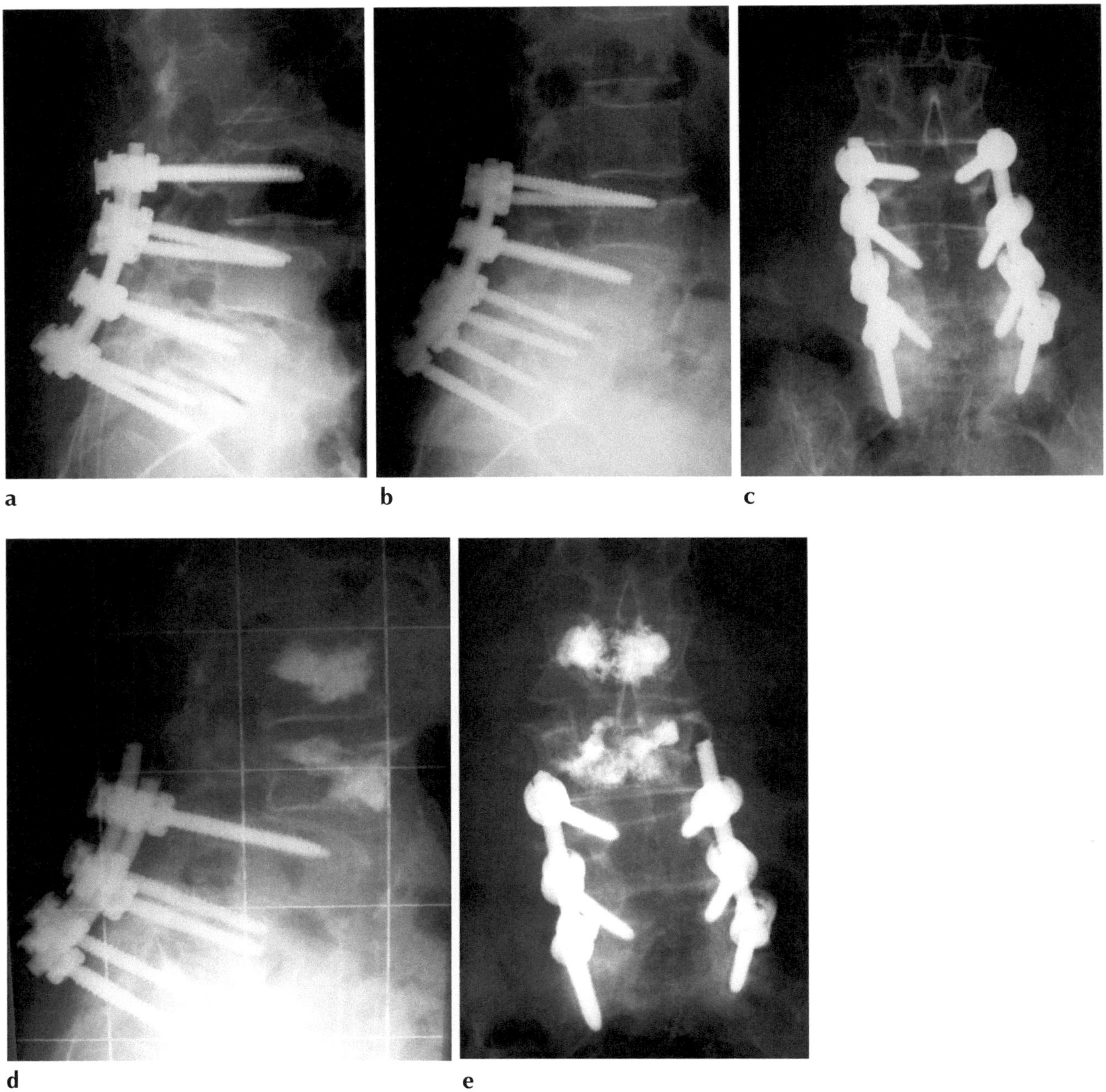

Abb. 50. Kyphoplastie nach Schraubenentfernung. Es handelt sich hier um eine 78-jährige Patientin mit absoluter Spinalkanalstenose L3/L4 und L4/L5, welche primär in Höhe L3–S1 dekomprimiert und stabilisiert wurde (**a**). Bei einer Routinekontrolle nach 3 Monaten fiel eine Auslockerung der Schrauben L3 auf, ohne dass es bei der Patientin zu einer Schmerzsymptomatik kam (**b**, **c**). Aufgrund des Ausbrechens der Schrauben wurden die Schrauben L3 entfernt, der Längsstab entsprechend gekürzt und eine transpedikuläre Kyphoplastie in oben beschriebener Technik in Höhe L3 sowie prophylaktisch eine Kyphoplastie in Höhe L2 durchgeführt (**d**, **e**)

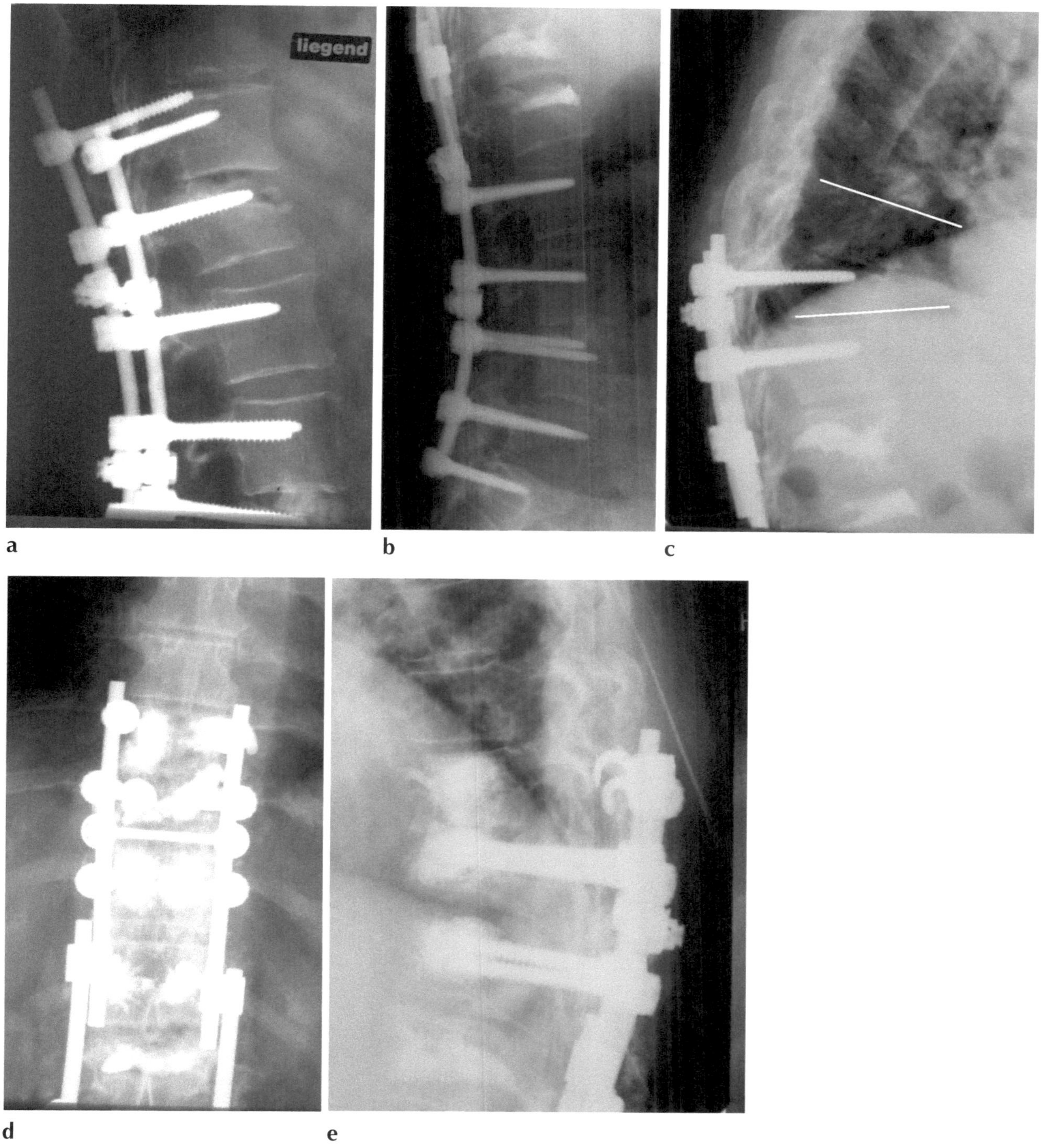

Abb. 51. Siehe Abb. 52

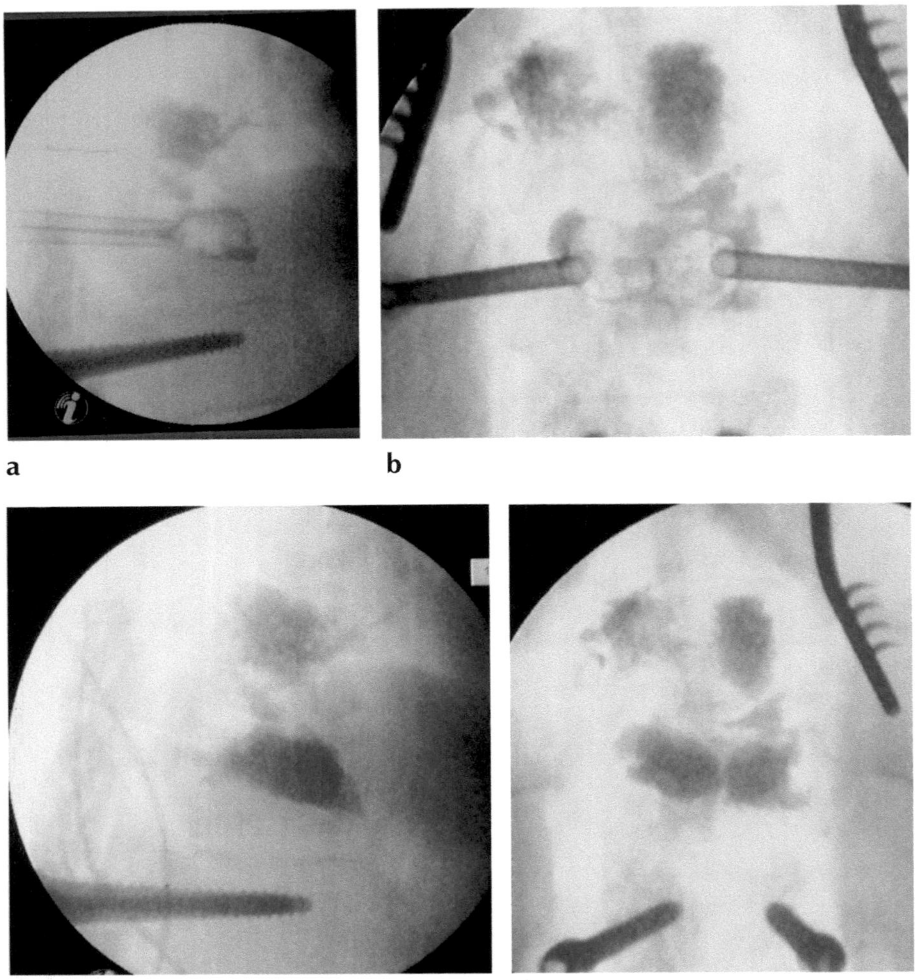

a b c d

Abb. 52. Kyphoplastische Augmentationstechnik und Egg Shell Technik. Es handelt sich bei dieser Patientin um eine 60-jährige Patientin mit schwerer degenerativer Skoliose der LWS, welche von dorsal von Th 12 bis S1 unter Aufrichtung der Skoliose instrumentiert wurde. Nach einem Sturz kam es zu einer Auslockerung der Schrauben im Segment Th12 und L1 (**Abb. 51a**), sodass in diesen Segmenten eine Kyphoplastie durchgeführt wurde und die Instrumentation auf Th10 verlängert wurde (**Abb. 51b**, **c**). 4 Wochen nach diesem Eingriff kam es zu einer Auslockerung der kranialen Schrauben Th 10 (**Abb. 51c**), sodass diesmal die Schrauben Th10 und Th11 mit einer Kyphoplastie augmentiert wurden und zusätzlich die arrodierte Grundplatte Th9 mit Kyphoplastie versorgt wurde (**Abb. 51d**, **e**). Zur weiteren Stabilisierung bei langem Hebel erfolgte eine zusätzliche Fixation des Segmentes Th9 mit Transversalhaken des Fraktursystems (USS®, Fa. Synthes). Aufgrund des großen Defektes im Wirbel Th 10 wurde hier bds. eine Egg Shell Technik vor Einbringung der Schrauben durchgeführt (**Abb. 52**). Dadurch konnte der Zementaustritt deutlich vermindert werden die Schrauben große Defekte bis hinein in den nächsten Wirbel verursacht haben. Der einmal so eingebrachte Zement hat deutlich weniger die Tendenz zum Austritt aus dem Wirbelkörper als ein flüssiger Zement, jedoch ist dennoch ein Austritt bei großen Defekten nach Schraubenlockerung nicht immer zu vermeiden.

Die Abstützungstechnik (Abb. 53)

Diese Technik ist hilfreich, wenn eine offene Operation mit Entfernung von Schrauben nicht mehr möglich ist. Es wird bei dieser Technik der Ballon in den an die Schraubenlockerung angrenzenden Wirbel eingebracht, wobei darauf geachtet werden muss, dass der Ballon in Richtung der betroffenen Endplatte, d.h. meistens in Richtung der Grundplatte des Wirbels zu liegen kommt. Wenn dort Schrauben perforiert sind, kann hier die Schraube als Widerlager verwandt werden, um den Ballon nach kranial aufzublasen und so die kyphotische Fehlstellung wieder zu korrigieren.

Durch die gezeigten Techniken können so die Vorteile der Kyphoplastie auch bei Revisionen, Schraubenlockerung oder Augmentation eingesetzt werden. Augmentationen von Schrauben werden bereits seit längerem mit PMMA Zement, bisher jedoch in Vertebroplastietechnik durchgeführt [Steffee 1986, 1988; Zucherman 1988]. Durch die Augmentation von Schrauben lassen sich die Auszugskräfte der Schrauben entscheidend verbessern [von Strempel 1994].

Wie oben beschrieben, wenden wir bei Auslockerung eines Fixateur internes die Kyphoplastie als operative Stabilisation durch. Durch die oben gezeigten Techniken stehen uns mehrere mögliche Verfahren zur Stabilisierung der Wirbelsäule zur Verfügung, ohne dass die Instrumentation nach proximal oder distal verlängert werden muss. Dadurch werden Operationszeit und Infektionsmorbidität deutlich gesenkt. Eine konservative Therapie hat in unseren Augen keine Indikation bei Schraubenlockerungen oder osteoporotischen Frakturen ober- oder unterhalb einer Instrumentation, da durch un-

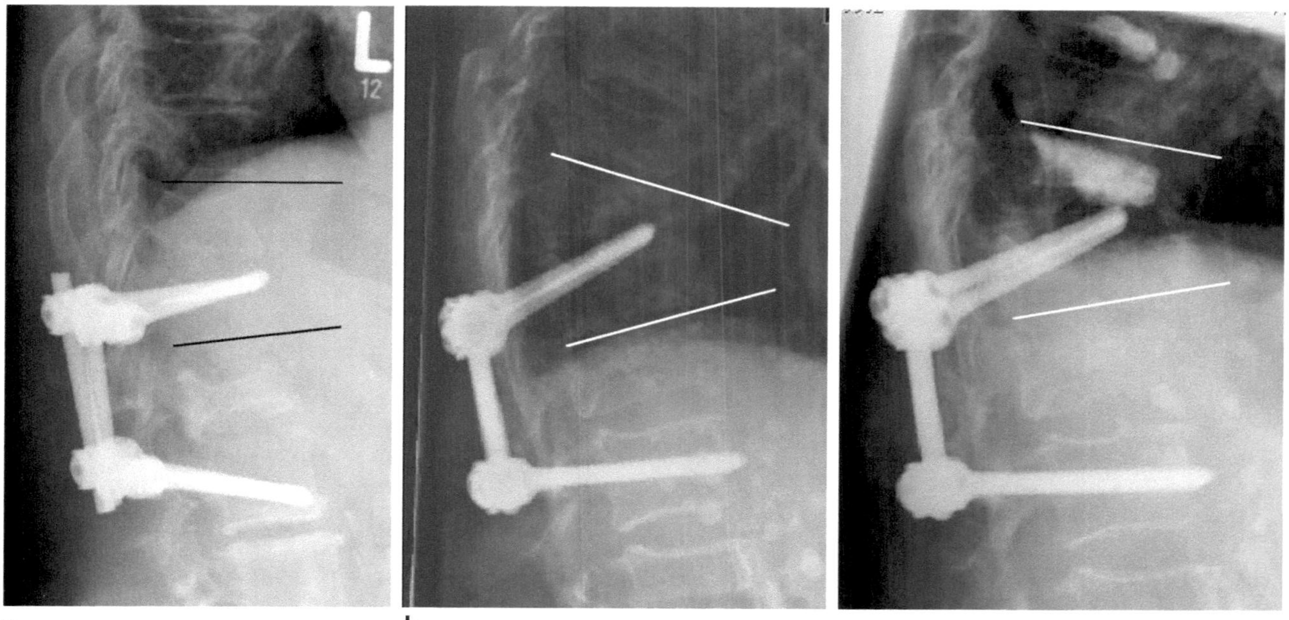

a b c

Abb. 53. Abstützungstechnik: Zunehmende kyphotische Fehlstellung mit Schraubenlockerung von Th 12–5 Monate nach dorsaler Instrumentation einer LWK 1 Fraktur bei einer 72-jährigen Patientin (**a**, **b**). Aufgrund von internistischen Begleiterkrankungen war eine offene Operation mit Schraubenentfernung nicht indiziert. Deshalb wurde nur der eingebrochene Wirbel Th11 kyphoplastiert. Der Ballon wurde direkt auf die ausgewanderte Schraube aufgelegt, um hier ein Widerlager zur Aufrichtung der Kyphose zu erreichen. Aufgrund der Tatsache, dass die Schraube in situ belassen wurde, kam es erwartungsgemäß zu keinem Zementaustritt (**c**). Die Patientin konnte am Folgetag mobilisiert werden, die 6 Mo. Nachkontrolle zeigte weiterhin einen stabilen Befund ohne weitere Schmerzprobleme terschiedliche elastische Eigenschaften der Instrumentation und des frakturierten Wirbels sicher mit einer Zunahme der durch die Fraktur verursachten Fehlstellung der Wirbelsäule zu rechnen ist. Kritisch ist hinsichtlich unserer Operationsmethoden anzumerken, dass sicher trotz Egg Shell und optimaler Zementtechnik ein Austreten von Zement in umliegendes Gewebe nicht immer zu verhindern ist. Zudem kann je nach Frakturart nicht immer eine optimale Aufrichtung der Kyphose erzielt werden, sodass bei diesen seltenen Eingriffen, die als Rettungseingriffe in schwierigen Fällen anzusehen sind, sicherlich die Primärbelastung mit frühzeitiger Mobilisation und die Schmerzreduktion im Vordergrund stehen.

Literatur

Dickman C, Fessler RG, MacMillan M, et al (1992) Transpedicular screw-rod fixation of the lumbar spine: operative technique and outcome in 104 cases. J Neurosurg 77: 860–70

Essens S, Sacs BL, Drezyin V (1993) Complications associated with the technique of pedicle screw fixation: a selected survey of ABC members. Spine 18: 2231–9

Steffee AD, Sitkowski DJ, Topham LS (1986) Total vertebral body and pedicle arthroplasty. Clin Orthop Relat R 203: 203–8

Steffee AD, Sitkowsky DJ (1988) Reduction and stabilization of grade IV spondylolisthesis. Clin Orthop Relat R 227: 82–9

von Strempel A, Kühle J, Plitz W (1994) Stabilität von Pedikelschrauben. Teil 2: Maximale Auszugskräfte unter Berücksichtigung der Knochendichte. Z Orthop 132: 82–6

von Strempel A, Seidel T, Plitz W (1994) Stabilität von Pedikelschrauben. Teil 1: Maximale Auszugskräfte bei knochengesunden Stammwirbelsäulen unter Berücksichtigung der Bohrtechnik. Z Orthop 132: 75–81

Wittenberg RH, Shea M, Swartz DE, Lee KS, White III AA, Hayes WC (1991) Importance of bone mineral density in instrumented spine fusions. Spine 16: 647–52

Zucherman J, Hsu K, White A, Wynne G (1988) Early results of spinal fusion using variable spine plating system. Spine 13: 570–9

Kapitel 10

Alternative Verfahren zur Kyphoplastie: Vertebroplastik – Lordoplastik

P. F. Heini und R. Orler

Die perkutane Zementaugmentation (Vertebroplastie) wurde in den 80er Jahren erstmals angewandt, primär zur Behandlung von vertebralen Hämangiomen [Galibert 1987]. Erst Mitte der 90er Jahre wurden Metastasen und in zunehmendem Maß auch Osteoporosefrakturen der Wirbelsäule damit behandelt [Cotten 1996; Weill 1996; Jensen 1997; Cortet 1999; Heini 2000]. Zwischenzeitlich hat sich diese Methode zur Behandlung von schmerzhaften Frakturen bei Osteoporose und bei tumorbedingten Osteolysen im Bereich der Wirbelsäule etabliert. Die klinische Erfolgsrate ist sehr hoch mit rascher Schmerzbefreiung bei 70–90% der behandelten Patienten [Legroux-Gerot 2004; Zoarski 2002; Peh 2002; Barr 2000].

Patientenabklärung

Die Anamnese ist in der Beurteilung von Patienten mit möglicher Osteoporosefraktur zentral. Menschen, die sich über spontane oder nach einem „Trauma" aufgetretene Schmerzen beklagen, sollen mittels Röntgenbild des schmerzhaften Wirbelsäulenabschnittes abgeklärt werden. Die initiale Symptomatik nach einer Fraktur ist recht uniform mit sehr starken, gürtelförmigen Beschwerden. Langsames abklingen der Beschwerden ist ein Hinweis für eine zunehmende Verfestigung des frakturierten Wirbels. Länger andauernde starke Beschwerden weisen auf ein weitergehendes Einsintern hin. Diese Patienten sollten engmaschig radiologisch kontrolliert werden. Patienten, welche über Wochen und Monate über mechanische Rückenschmerzen klagen, namentlich beim Positionswechsel vom Liegen ins Sitzen, haben möglicherweise eine „Pseudoarthrose". Diese Instabilität lässt sich durch den Vergleich der stehenden Röntgenaufnahme mit einer liegenden Untersuchung nachweisen. Patienten mit einem neurologischen Defizit (Schwäche, Ataxie, radikuläre Schmerzen, Claudicatio Symptomatik) sollten mittels MR oder CT oder Myelogramm abgeklärt werden.

In der klinischen Untersuchung imponiert häufig eine lokalisierte Klopfdolenz entsprechend der Frakturlokalisation. Nicht selten sind aber die Schmerzen tiefer lokalisiert als die eigentliche Fraktur. Die sagittale Balance der Wirbelsäule ist häufig bei Patienten mit hochgradiger Osteoporose und multiplen Frakturen gestört. Eine neurologische Befunderhebung sollte bei allen Patienten erfolgen.

Nebst der Klärung des Lokalbefundes gehört die Aufarbeitung der persönlichen Krankengeschichte (Allgemeinzustand, Risikofaktoren, Medikamente).

Bildgebende Abklärung

Die Untersuchung der Wahl bei einer Erstmanifestation einer osteoporotischen Wirbelfraktur ist ein konventionelles Röntgenbild des entsprechenden Wirbelsäulenabschnittes in zwei Ebenen, welches wenn möglich im Stehen durchzuführen ist.

Zur Klärung des Frakturalters am besten ist die Magnetresonanzuntersuchung geeignet. Ein Knochenödem im Wirbelkörper weist auf persistierende Aktivität hin. Eine Skelettszintigraphie kann als Screening ebenfalls nützlich sein. Zur Klärung der ossären Situation und insbesondere der Frakturmorphologie ist eine Computertomographie hilfreich. Selten sind mehrere Untersuchungen notwendig. Bei klarer Anamnese genügt ein korrelierender Befund im konventionellen Röntgenbild, bei Unklarheiten (red flags) bringt eine MR Untersuchung in der Regel die notwendige Zusatzinformation zur korrekten Analyse und Indikationsstellung. Der Vergleich der stehenden Röntgenaufnahme mit einer im Liegen durchgeführten Untersuchung demaskiert häufig Restinstabilitäten, die in bis zu 40% der Patienten zu finden sind [McKiernan 2003].

Indikationen und Kontraindikationen für die Vertebroplastik

Die Hauptindikation zur Vertebroplastik stellen Osteoporosefrakturen dar. Dabei sind folgende Situationen als klare Indikationen zu bezeichnen (s. Abb. 1):

- Osteoporosefrakturen mit korrespondierender Schmerzproblematik über mehrere Wochen;
- Patienten mit sehr starken Schmerzen die sie ans Bett binden und nach 2–4 Tagen von einer Zementaugmentation nicht besser profitieren;
- Progressiver Kollaps eines oder mehrerer Wirbel mit zunehmendem Haltungsverlust sollten mittels Multi-Level Injektionen in einer oder mehreren Sitzungen behandelt werden;
- Pseudoarthrosen mit dokumentierter Instabilität;
- Kombination mit offener Stabilisierung zur besseren Verankerung der Implantate und Schutz von Frakturen der Anschluss-Wirbel.

Osteolysen in Zusammenhang mit Tumoren und Metastasen können mittels einer Zementaugmentation behandelt werden. Das Komplikationsrisiko einerseits und die Resultate andererseits sind zur Behandlung von Osteoporosefrakturen verschieden.

Kontraindikationen

- Schmerzen die nicht mit einer Wirbelfraktur zusammenhängen,
- Infektion,
- Gerinnungsstörungen,
- Ungenügende Darstellung mit dem Bildwandler,
- Neurologisches Defizit,
- eine offen Intervention ist angezeigt.

Operative Technik, Strategien der Augmentation

Die präsentierte Technik basiert auf der Erfahrung von mehr als 500 Patienten mit über 2000 augmentierten Wirbelkörpern.

Das operative Procedere verläuft in drei Schritten: 1. Platzierung der Füllungskanüle(n), 2. Präparation des Zementes, 3. Zementapplikation. Folgende Aspekte sind dabei zu beachten: a) Benutzung eines Führungsdrahtes, b) Benutzung von großen Füllungskanülen (8 Gauge), c) Benutzung von speziell röntgendichtem Zement mit angepasster Viskosität, d) direkte Zementapplikation mittels kleinen Wegwerfspritzen.

Material zur Durchführung des Eingriffs

Lokalanästhesie (Mepivacaine 1%), 20cc Spritze mit Dreiweghahn für die Zementverteilung, 2cc und 1cc Spritzen für die Zementinjektion. Führungsdraht 2 mm/20 cm. 8 Gauge Wegwerfkanülen (Med Tech Gainsville Flordia). Zur Augmentation stehen mehrere PMMA Zemente mit hohem Röntgenkontrast zur Verfügung (Vertecem® Synthes, Vertebroplasty® DePuy Acromed, Osteopal®V Biomet-Merck, KyphX® Kyphon). Es sind verschiedene Sets auf dem Markt, die für diese Intervention zusammengestellt wurden wie z.B. das Vertebroplastieset von der Firma Synthes® (Oberdorf, Schweiz).

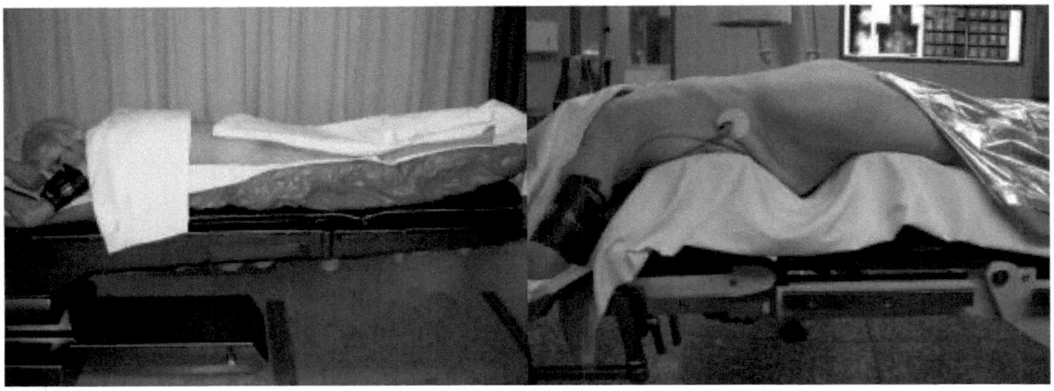

a b

Abb. 54. a Patientenlagerung bei Lokalanästhesie. Es wird eine Vakuummatratze so angepasst, dass der Patient bequem liegt. **b** In Allgemeinnarkose wird der Patient in Hyperextension mit einem Thorax- und Beckenkissen positioniert

Die Lagerung des Patienten erfolgt auf einer Vakuummatratze die eine optimale Anpassung erlaubt und dem Patienten größtmöglichen Komfort bietet. Wenn der Eingriff in Narkose durchgeführt wird, lagern wir die Patienten in einer Hyperextension, um bei einer eventuellen Instabilität eine Reposition zu erreichen bzw. bei einer geplanten Aufrichtung (Lordoplastik) diese zu unterstützen (Abb. 54).

Anästhesiologische Aspekte

Die perkutane Vertebroplastik kann im Gegensatz zur Lordo- und Kyphoplastik meist unter Analgosedation durchgeführt werden. Die Lokalanästhesie der Punktionsstelle und des Periosts ist für die Einlage der Führungsdrähte und der Kanülen, sowie für die Zementinjektion nicht genügend. Bei Patienten in Bauchlage ist die Aufrechterhaltung eines offenen Luftweges und einer suffizienten Spontanatmung während der Analgosedation entscheidend. Bei den meisten Patienten ist ein Standardmonitoring (EKG, nicht-invasive Blutdruckmessung und Pulsoximetrie) ergänzt mit endexpiratorischer CO_2 Messung über eine nasale Kanüle ausreichend. Über eine Gesichtsmaske werden 6–10 L Min.–1 Sauerstoff verabreicht. Da die Vertebroplastik keine starken postoperativen Schmerzen verursacht, ist die Verwendung eines ultra-kurz wirksamen Opiates zur Analgosedation die Methode der Wahl. Eine Infusion von Remifentanil mit einer Rate von 0,05–0,1 µg kg–1 Min.–1 wird 10 Minuten vor dem Eingriff gestartet, ohne dass ein Bolus verabreicht wird. Die Infusionsrate kann danach gesteigert werden bis die Atemfrequenz unter 10 Min.–1 abfällt oder bis der Patient somnolent wird. Dann muss die Infusionsrate reduziert oder die Infusion vorübergehend gestoppt werden. Wegen der sehr raschen Elimination von Remifentanil wird die Atemdepression rasch wieder abklingen.

Bradykardie, Hypotension und Bewusstseinsverlust können Zeichen der intravasalen Einschwemmung von PMMA sein. Während der Zementinjek-

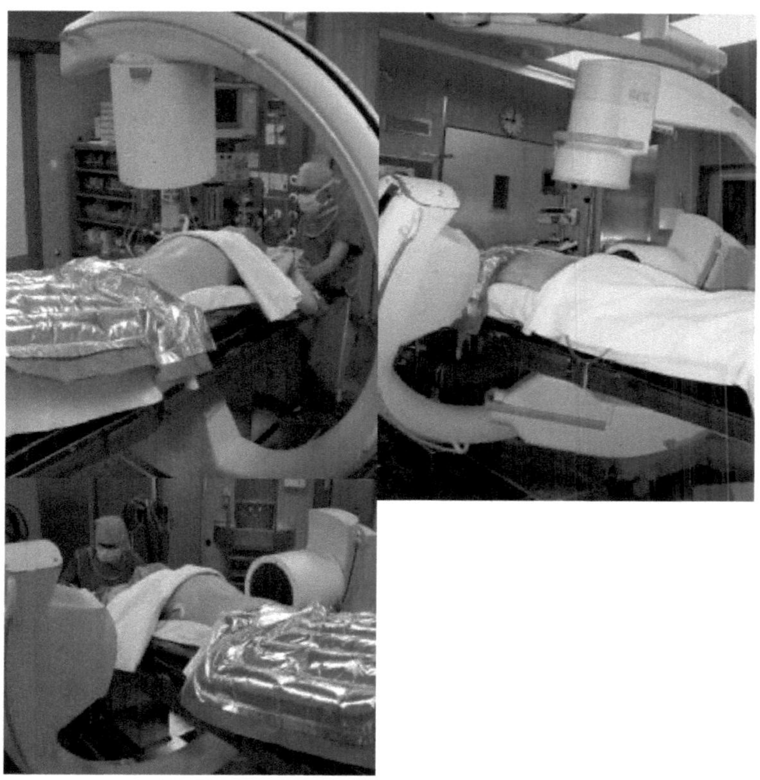

Abb. 55. Freier Zugang mit dem BV in der ap und seitlichen Projektion ist essentiell. Ein C-Arm mit großem Röhren-Kamera-Abstand ist sehr hilfreich. Bevor das Operationsfeld steril abgedeckt wird, sollten die zu augmentierenden Wirbel identifiziert und markiert werden. Auch eine biplanare Exposition mit 2 BV ist möglich, ansonsten muss man während des Einspritzens des Zements von der seitlichen in die ap-Ansicht wechseln

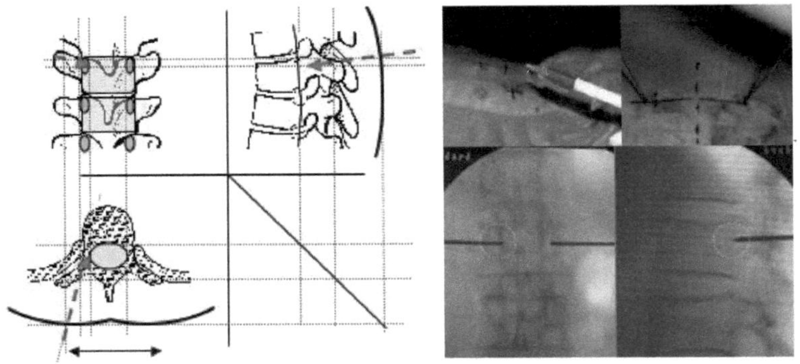

Abb. 56. Planung der Platzierung des Führungsdrahtes mit Hilfe der ap- und seitlichen BV-Projektion: Der Chirurg muss aus den zwei seitlichen eine axiale Projektion generieren. Als Landmarken dienen die Pedikel, die Endplatten und der Wirbelkörper. Abhängig von der Pedikelgröße wird der Führungsdraht entweder transpedikulär oder parapedikulär konvergierend in die Wirbelkörper vorgetrieben. Sobald die Drahtspitze in der ap-Projektion die mediale Begrenzung des Pedikels erreicht, muss sie in der seitlichen Projektion mindestens die Hinterwand des Wirbels erreichen

tion ist der Blutdruck deshalb engmaschig zu kontrollieren (alle 2 Min.).

Lordoplastik und Kyphoplastik werden im Gegensatz zur reinen Vertebroplastik in Allgemeinanästhesie mit endotrachealer Intubation durchgeführt.

Durchleuchtung / Bildgebung

Zur Durchführung des Eingriffes wird ein Bildverstärker mit einem großen Arbeitsabstand und einer sehr guten Abbildungsqualität benötigt. Freier Zugang in der p-a und seitlichen Ebene sind notwendig. Der zu behandelnde Abschnitt soll vor dem sterilen Abdecken kontrolliert und markiert werden. Wenn eine gute Einsicht besteht kann die Operation durchgeführt werden, bei ungenügender Sichtbarkeit darf der Eingriff jedoch nicht durchgeführt werden. Dies betrifft meist die obere BWS und gelegentlich die untere LWS. Eine biplanare Exposition mit 2 Bildverstärkern kann alternativ benutzt werden (Abb. 55).

Die zu augmentierenden Wirbel werden mit dem BV identifiziert. Der Röntgenstrahl soll exakt parallel zu den Endplatten ausgerichtet werden (bei frakturierten Wirbeln können die Nachbarwirbel als Referenz helfen). Der Wirbel wird symmetrisch in der a-p Projektion eingestellt. Basierend darauf wird der Eintrittspunkt für die Kanüle an der Haut definiert. Dieser liegt ca. 6 cm lateral der Mittellinie (Abb. 56).

Platzierung der Kanülen

Ein Lokalanästhesie-Depot wird im Bereich der Haut und des Periost am Eintrittspunkt in den Knochen gesetzt. Pro Punktionsstelle werden 3–5cc appliziert. Über eine Stichinzision wird ein Führungsdraht konvergierend nach kaudal zielend auf die Wirbelsäule gesetzt. Der Draht wird mit einer langen Klemme geführt, um die Hände aus dem Strahlengang fernzuhalten. Um die Drahttiefe zu kontrollieren, wird eine Klemme ca. 3 cm über dem Hautniveau befestigt. Beim initialem Knochenkontakt sollte die Drahtspitze kranial und lateral von der Projektion des Pedikels liegen. Der Führungsdraht wird dann mit Hammerschlägen vorgetrieben, bis die Spitze die mediale Begrenzung des Pedikels erreicht (Abb. 56). Wenn mehrere Wirbel augmentiert werden, wird dieser Schritt entsprechend wiederholt. Das jeweilige Bild mit der Position des Drahtes wird im Bildverstärker gespeichert. In der seitlichen Projektion wird nun die Tiefe der Drahtspitze verifiziert. Diese sollte mindestens auf Höhe der Wirbelkörperhinterwand liegen. Die Richtung des Drahts wird ggf. weiter korrigiert und derselbige nochmals 1 cm vorgetrieben. Anschließend werden die Füllungskanülen koaxial mittels rotierenden Bewegungen über den Draht geschoben. Die Spitze der Kanüle soll in der ventralen Hälfte des Wirbelkörpers zu liegen kommen. Der Führungsdraht wird entfernt und mit dem stumpfen Trocar wird die Kanülenspitze von Knochen befreit (Hammer benutzen). Dies dient gleichzeitig der taktilen Kontrolle der intraossären Lage (Abb. 57).

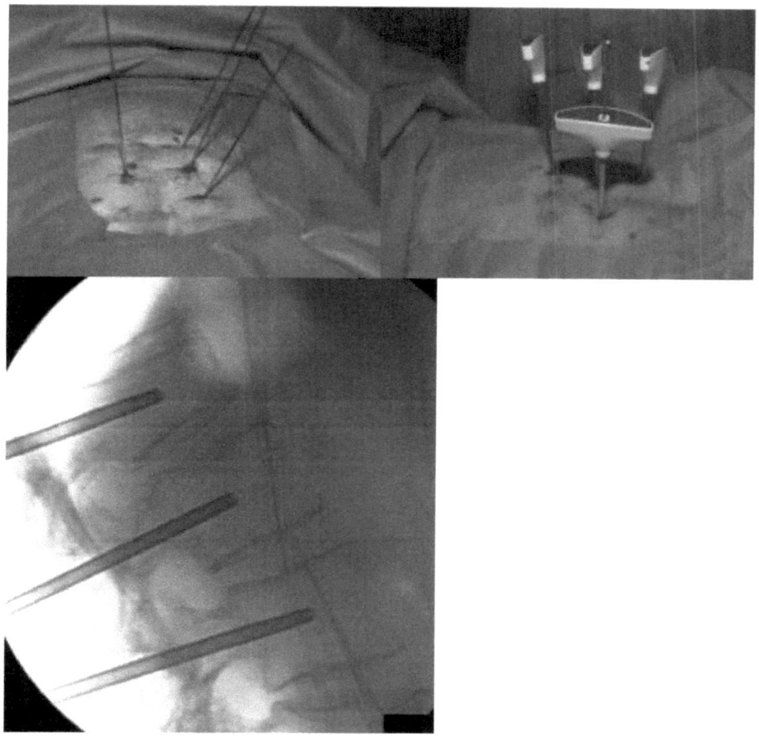

Abb. 57. Nach präliminären Setzen der Führungsdrähte werden die Führungskanülen darüber geschoben und unter BV-Kontrolle mindestens bis in die vordere Wirbelkörperhälfte vorgeschoben. Die Spitzen der Kanülen werden mit dem stumpfen Trokar befreit, damit gewinnt man gleichzeitig eine taktile Kontrolle über die intraossäre Lage. Bei unsicherer Positionierung muss eine ap-Kontrolle durchgeführt werden

Präparation und Injektion des Zementes

Der Zement wird entsprechend den Empfehlungen des Herstellers gemischt und in eine 20cc Spritze eingefüllt. Von dort wird er via 3-Weg Hahn in 2cc und 1cc Spritzen abgefüllt. Alternativ kann eine Injektionspistole benutzt werden. Es empfiehlt sich allerdings möglichst auf lange Verbindungsschläuche zu verzichten, da diese einen hohen Widerstand bieten und den Zement nur niedrig viskös applizieren lassen. Der Zement wird erst appliziert, wenn die Viskosität genügend hoch ist (Abb. 58). Ansonsten lässt sich der Zementfluss nicht kontrollieren. Bei der Probe soll der Zement nicht mehr aus der Spritze tropfen, sondern einen Faden bilden. Die Viskosität ist bzgl. des Extravasationsrisikos der entscheidende Parameter [Bohner 2003] (Abb. 59a, b).

Die Kanüle wird vorsichtig gefüllt. Der Zementfluss kann hier schon in der Kanüle beobachtet werden. Deren Leervolumen sollte bekannt sein, bei der oben angegebenen beträgt dies 1,5cc. Sobald der erste Zement an der Kanülenspitze sichtbar wird, soll die nächste Kanüle ebenso gefüllt werden. Bei einem bilateralen Zugang erfolgt die Füllung schrittweise, sodass man beide Seiten kontrollieren kann. Während des Füllens empfiehlt sich intermittierend eine Kontrolle des Füllungsvorganges in der p-a Ebene. Das Füllen selbst erfolgt stets unter seitlicher BV Kontrolle. Der Füllungsvorgang muss unter kontinuierlicher Durchleuchtungskontrolle (real time) durchgeführt werden. Bei korrektem Füllverhalten zeigt der Zement das Bild einer wachsenden Wolke (Abb. 60). Wenn initial der Zement spinnenförmig bis in die Peripherie vordringt, muss zugewartet werden. Im Vergleich zur Raumtemperatur härtet der Zement im Körper deutlich rascher, so dass er nach 45 Sek. zuwarten nicht weiter ausfließt. Jede Extravasation des Zementes muss zum Abbruch der Injektion führen. Wenn die Zementinjektion bedingt durch die zunehmende Viskosität via Spritzen nicht mehr möglich ist, kann bei Bedarf mit dem Trocar der hochvisköse Zement nachgestoßen werden und evtl. mit den 1cc Spritzen die Kanüle nochmals

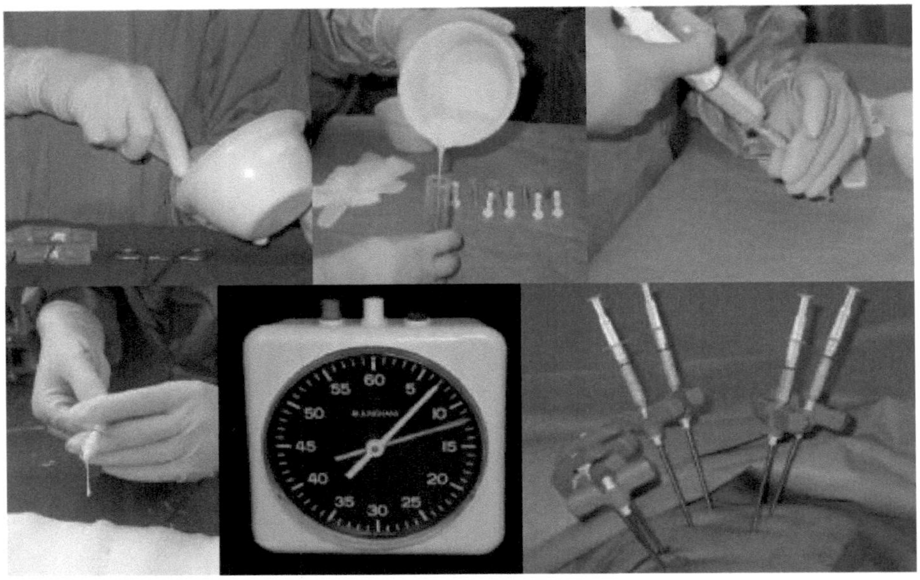

Abb. 58. Präparation des Zementes (hier Vertebroplastic®, Fa. DePuy): Die Komponenten werden in einer Schale mit dem Spatel für 30 sek. gemischt und, je nach Hersteller verschieden, nach weiteren 30 sek. in eine 20 ml Spritze eingefüllt und eine weitere Minute stehen gelassen. Danach wird er in 2 ml Spritzen umgefüllt. Diese Spritzen erlauben eine ausreichende Kraft, um den Zement zu injizieren (alternativ können auch 1 ml Spritzen verwandt werden). Der Zement wird erst bei optimaler Viskosität injiziert, diese ist dann erreicht, wenn der Zement nicht mehr aus der Spritze tropft. Vertebroplastic® Zement darf somit erst frühestens 7 min. nach Mixen injiziert werden

nachgefüllt werden. Die zur Verfügung stehenden Zemente haben eine lange „working time" von ca. 5 Minuten sodass ein ruhiges und kontrolliertes Füllen möglich ist. Die Kontrolle des Zementflusses nach dorsal (Spinalkanal) lässt sich sehr gut monitorisieren, für den Fluss nach lateral braucht es die zweite Projektions-Ebene. Bevor die Füllungskanülen entfernt werden, sollte man zuwarten, bis der Zement hart ist. Dann kann die Kanüle mit einer leichten Drehbewegung gelöst und entfernt werden. Beim zu frühem Entfernen riskiert man, Zementfäden in die Weichteile zu ziehen. Blutungen aus der Punktionsstelle sind häufig und können vorübergehend eine lokale Irritation hervorrufen.

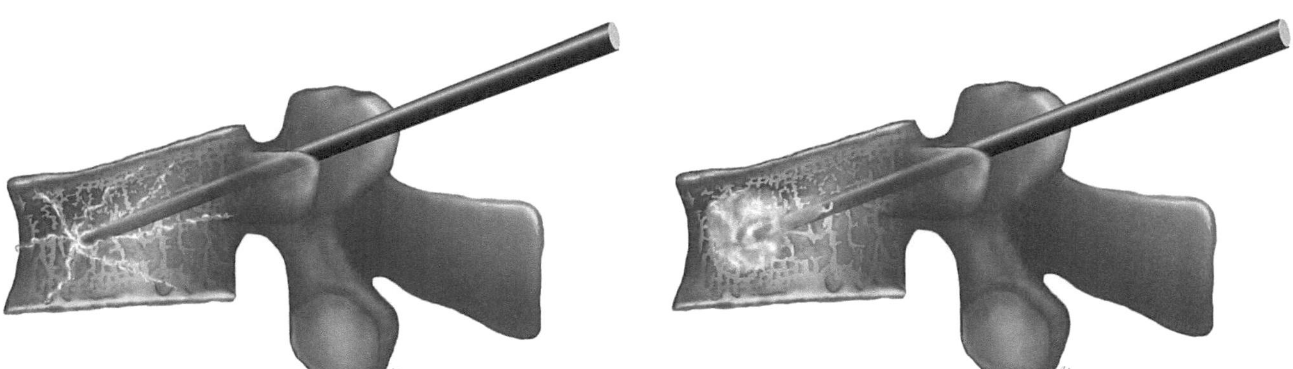

a b

Abb. 59. Zement mit niedriger Viskosität läuft unkontrolliert in der Spongiosa und zeigt eine spinnenartige Verteilung (**a**). Hochvisköser Zement dagegen zeigt eine mehr konzentrische Ausbreitung (**b**). Solange die Viskosität des Zements unter der Viskosität des Knochenmarks liegt, kann der Zement das Knochenmark nicht verdrängen

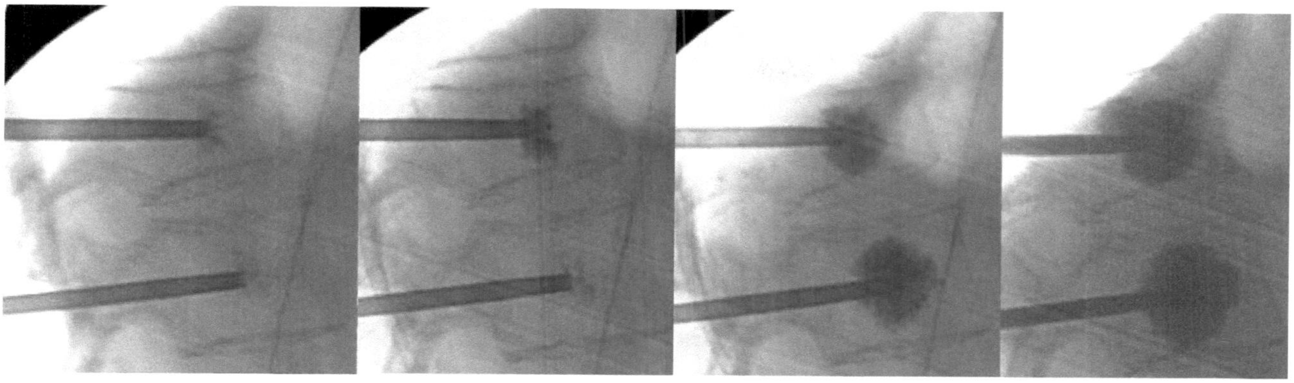

Abb. 60. Der Zement wird unter kontinuierlicher BV-Kontrolle injiziert. Die Darstellung des Zements an der Kanülenspitze muss sehr genau beobachtet werden. Wenn der Zement sich eine bestimmte Richtung weg von der Kanüle ausbreitet, heißt das, das hier eine Verbindung zu dem venösen Gefäßsystem des Wirbelkörpers besteht. Dann müssen weitere 45 sek. gewartet werden und dann sollte erst ein wenig weiterer Zement injiziert werden. Der Zement sollte sich prinzipiell wie eine wachsende Wolke ausbreiten. Der Zement wir schrittweise injiziert. Nachdem 2 ml injiziert wurden, sollte eine ap-Kontrolle durchgeführt werden. Wenn der Injektionswiderstand ansteigt, kann der Zement mit dem Trokar aus der Kanüle gedrückt werden. Diese Technik erlaubt eine kontrollierte Applikation des Zements. Bei jedweden Zeichen von Zementleakage muss die Injektion abgebrochen werden

Strategien der Augmentation

Bei leichtgradiger Osteoporose ist eine monosegmentale Injektion des frakturierten Wirbels genügend. Bei frischen Frakturen empfiehlt sich ein bilateraler Zugang. Wenn von einer Seite die Füllung nicht wunschgemäß erfolgt, kann in der Regel von der Gegenseite der gewünschte Effekt erzielt werden (Abb. 61). Bei höhergradiger Osteoporose wird empfohlen, nebst dem frakturierten Wirbe die kranialen und kaudalen Wirbelkörper mit zu augmentieren (Abb. 62). In diesem Fall wird die Fraktur bilateral angegangen und die Anschlusswirbel monolateral. Der natürliche Verlauf einerseits und die erhöhte Inzidenz von neuen Frakturen nach der Augmenation rechtfertigen diesen Schritt [Lindsay

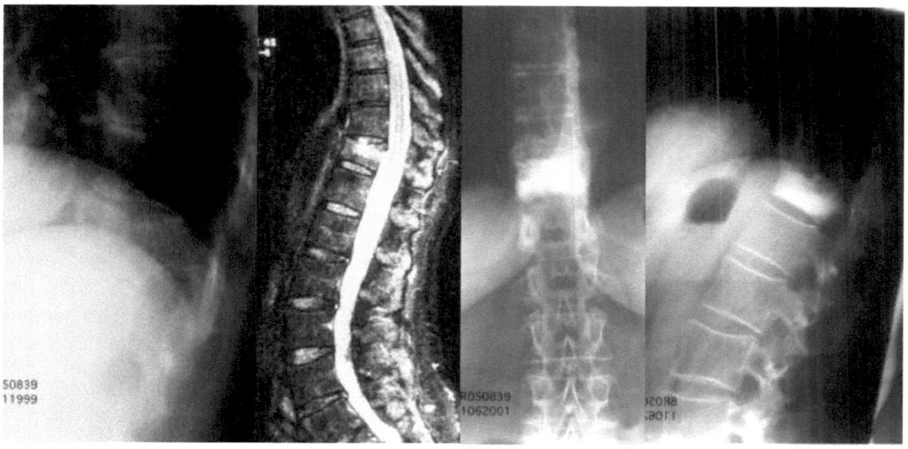

a b

Abb. 61. Weiblich, 70 J. mit Kompressionsfraktur Th11 und Schmerzen seit 3 Monaten. Das MRT zeigt ein persistierendes Ödem als Zeichen einer noch aktiven und nicht verheilten Fraktur (**a**). Nach Vertebroplastie zeigte sich sofortiger und bei weiteren Kontrollen eine weiter persistierende Schmerzreduktion (**b**); Nachuntersuchung nach 1,5 Jahren. Die Patientin ist unter antiosteoporotischer Therapie mit Bisphosphonaten, nimmt aber keine Schmerzmedikamente ein

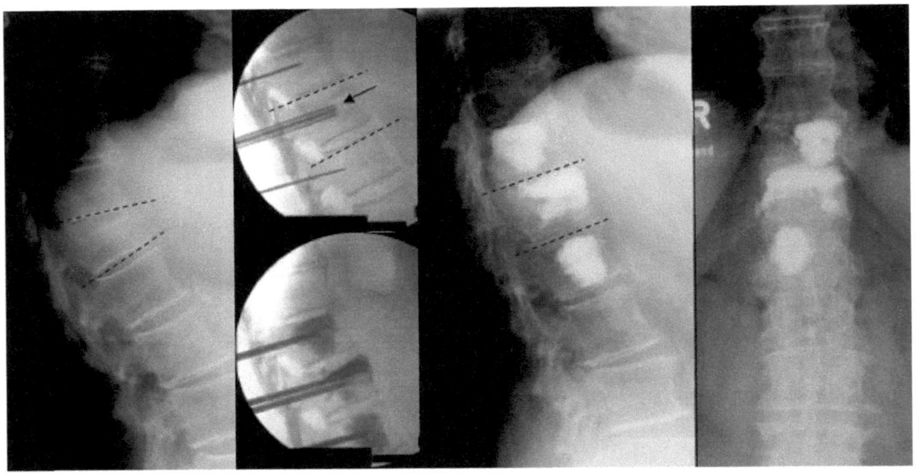

a b

Abb. 62. Spontane Reposition einer BWK 12 Fraktur allein durch die Lagerung des Patienten. Im stehenden Röntgenbild imponiert eine relevante Kyphose (**a**). In Bauchlage findet sich eine beinahe komplette Aufrichtung des Wirbelkörpers mit gut sichtbarer Defektzone (Pfeil). Das Füllungsmuster ist charakteristisch entsprechend diesem Defekt (**b**). Im Stehen praktisch vollständig erhaltenes Alignement der Wirbelsäule. Die Anschlusswirbel wurden im prophylaktischen Sinn augmentiert

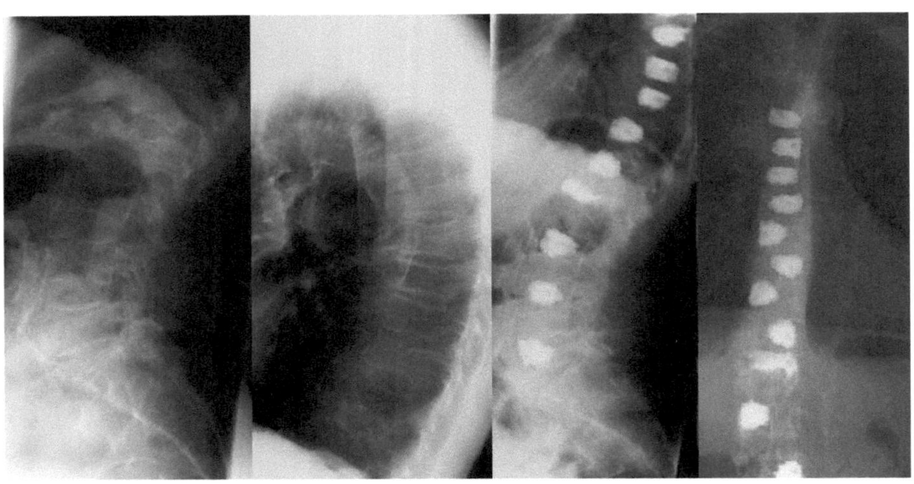

Abb. 63. 68-jährige Frau unter hochdosierter Steroidtherapie über mehrere Jahre nach Herztransplantation. Die Patientin klagt über diffuse belastungsabhängige Rückenschmerzen und Episoden von eher starken Schmerzen. Verlust der Körpergröße von 7 cm innerhalb der letzten 16 Monate. Radiologisch finden sich multiple Wirbelfrakturen im Bereich der BWS und LWS. S wurde eine Vertebroplastik von Th5 bis L5 in drei Sitzungen von jeweils 45 Minuten durchgeführt. Der weitere Kollaps konnte gestoppt werden, subjektiv empfindet die Patientin eine massive Besserung der Rückenschmerzen und eine deutlich aufrechtere Haltung

2001; Ross 1993; Uppin 2003; Kim 2004; Berlemann 2002]. Bei Patienten mit massiver Osteoporose und entsprechendem Risikoprofil (Steroid Einnahme etc). kann eine multietagere Injektion notwendig sein. Dies wird in der Regel monolateral, alternierend links und rechts durchgeführt. Pro Sitzung werden maximal 6 Wirbelkörper in 2–3 Schritten augmentiert, bzw. das injizierte Volumen auf 25–30cc beschränkt, um eine pulmonale Überlastung durch das ausgeschwemmte Knochenmark zu vermeiden (Abb. 63) [Heini 2005].

Kyphosekorrektur: Indikation, Technik, Resultate

Wie bei der klassischen Frakturversorgung der Wirbelsäule gilt es auch bei der Versorgung von Osteoporosefrakturen das sagittale Alignement möglichst wieder herzustellen. Die limitierte technische Machbarkeit aufgrund der Osteoporose einerseits und der oft reduzierte Gesundheitszustand andererseits erlauben dies aber häufig nicht mehr. Im Falle einer relevanten segmentalen Kyphose sollte eine geschlossene Reposition versucht werden.

Die Vertebroplastik zementiert den Status quo im eigentlichen Sinne und nur eine eventuelle Spontankorrektur kann ggf. erreicht werden (Abb. 62). Nebst der Kyphoplastik, die dieses Ziel allerdings nur bedingt erfüllt, bietet sich die Lordoplastik als Alternative an. Dabei wird analog dem „Fixateur interne"-Prinzip eine indirekte Reposition über die Anschlusswirbel via Ligamentotaxis erreicht. Ungleich der Kyphoplastik, wo häufig die initiale Reposition nach entlasten der Ballone verloren geht, kann bei der Lordoplastik mit bestehender Vorspannung der frakturierte Wirbel augmentiert werden.

Technik: Die Operation verläuft in 3 Schritten: 1. Bipedikuläre Vertebroplastik des benachbarten kranialen und kaudalen Wirbelkörpers (vgl. oben), 2. Reposition des frakturierten Wirbelkörpers über die liegenden und zementierten Füllungskanülen der Nachbarwirbel, 3. Vertebroplastik des reponierten Wirbelkörpers. Der Patient wird in frei durchhängender Bauchlage mit einem Rollkissen unter dem Becken und unter dem Sternum gelagert. Die initiale Reposition allein durch die Lagerung kann im seitlichen Strahlengang im Bildverstärker beurteilt werden.

Bei der Platzierung der Kirschnerdrähte sollte versucht werden, dieselbigen im kranialen Wirbelkörper in leicht kranio-kaudaler Richtung und im kaudalen in leicht kaudo-kranialer Richtung einzubringen (optimierte Repositionskraft). Im seitlichen Strahlengang wird die Tiefe der 6 Kirschner-Drähte kontrolliert. Die Kanülen werden wie oben beschrieben platziert und die beiden Anschlusswirbelkörper augmentiert. Dabei gilt es zu beachten,

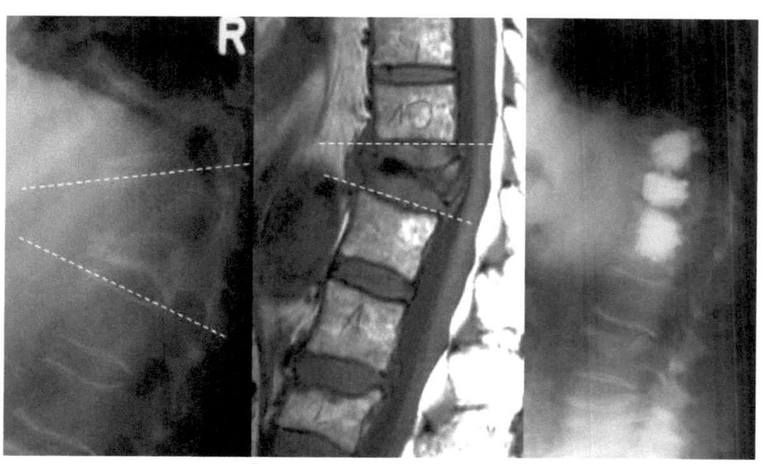

a b c

Abb. 64. Patient mit 6-monatiger Schmerzdauer nach einer Th 11 Fraktur (**a**). Die Schmerzen sind insbesondere nach dem Aufrichten vom Liegen ins Stehen gegeben. In der MR Untersuchung findet sich ein Kollaps von Th11 (**b**). Im Vergleich zur stehenden Aufnahme (**a**) besteht allerdings eine klare Restmobilität. Die Behandlung erfolgte mittels einer geschlossenen Aufrichtung (Lordoplastik). Die Röntgenverlaufskontrolle 6 Monate postoperativ zeigt eine zufrieden stellende Situation mit gut erhaltenem Alignement (**c**) und schmerzfreier Patientin dass zwingend die Trokare in die Kanülen eingeführt werden müssen (verhindert Abknicken) und damit nochmals 1 ml Zement nachgeschoben wird. Vor Aushärtung des Zementes werden die Kanülen samt Trokare vorsichtig ca. 1 cm weiter eingeschoben, damit sie langstreckig im Zement liegen. Nach Aushärtung des Zementes (Probe vom Restzement) wird über die liegenden Kanülen ein lordosierendes Moment appliziert und mit den Facettengelenken als Hypomochlion der frakturierte Wirbelkörper im Sinne der Ligamentotaxis (vorderes und hinteres Längsband, anulus fibrosus) aufgerichtet. Das Repositionsmanöver entspricht grundsätzlich dem eines Fixateur internes [Dick 1987]. Die Repositionskanülen werden entweder mit 2 Weber-Repositionszangen gehalten oder mittels eines Querbolzens (stumpfer Trocar) gegeneinander verklemmt (Abb. 64–66). Im reponiert gehaltenen Zustand wird der dazwischen liegende Wirbelkörper unter BV-Kontrolle im seitlichen Strahlengang mit Zement augmentiert. Erst wenn der Zement ausgehärtet ist, wird die Verspannung gelöst. Die Kanülen lassen sich einfach durch leichtes Drehen entfernen. Der Eingriff wird in der Regel in Allgemeinnarkose durchgeführt, um so die Reposition zu optimieren (hyperlordosierende Lagerung, Relaxation des Patienten). Auf die Zementierung des kranialen und kaudalen Wirbelkörpers kann bei guter Knochenqualität verzichtet werden. In ausgesuchten Fällen kann diese Technik mit einer Kyphoplastik kombiniert werden und erlaubt eine noch effizientere Reposition.

Resultate: Unsere Erfahrung mit der Lordoplastik setzt sich mittlerweile aus über 70 Patienten zusammen. 31 Patienten (7 m, 24 f) mit einem Follow up von mindestens einem Jahr konnten vollständig prospektiv erfasst werden. Das Alter der Fraktur war im Durchschnitt 38 Tage. Bei 87% der Patienten konnte eine nachhaltige Schmerzreduktion erzielt werden, die durchschnittliche Verbesserung aller Patienten betrug 5 Punkte (7,6 auf 2,6) auf einer Visual Analog Skala von 0 bis 10. Eine Kyphosekorrektur von über 10 Grad gemessen im seitlichen stehenden Röntgenbild konnte bei 57% der Patienten erreicht werden. Die durchschnittliche Kyphosekorrektur aller Patienten betrug im Durchschnitt 12,4 Grad (Abb. 67). Die Materialkosten für das ganze Verfahren belaufen sich auf 400 Euro. An Komplikationen hatten wir einen partiellen Wurzelschaden L2 mit vorübergehendem sensomotorischem Defizit zu beklagen, ferner 2 Patienten mit einer persistierenden Instabilität im Bewegungssegment nach der Augmentation, was jeweils eine offene Stabilisierung nach sich zog.

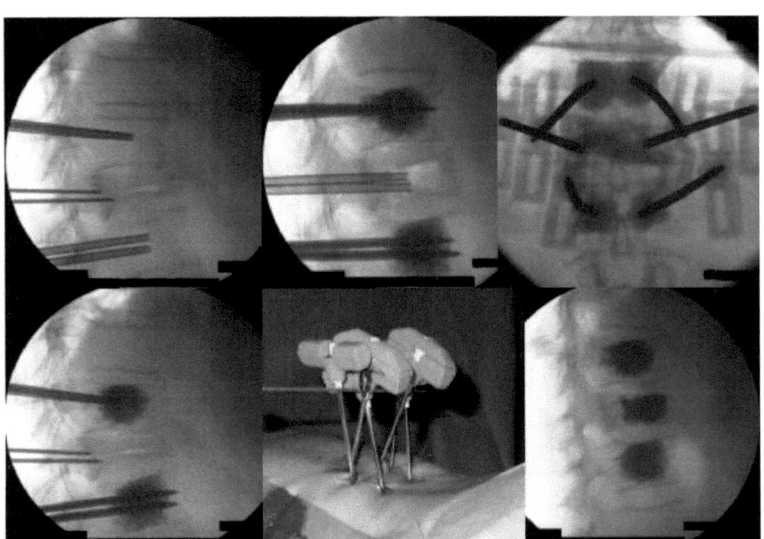

Abb. 65. Die Technik der Lordoplastik entspricht der indirekten Fraktur-Reposition. Die Kanülen kranial und kaudal werden als Hebel benutzt, um den frakturierten Wirbel aufzurichten. Der Defekt nach Reposition ist gut sichtbar (*). Dieser wird unter beibehaltener Vorspannung aufzementiert und erst wenn der Zement ausgehärtet ist, werden die Kanülen entfernt

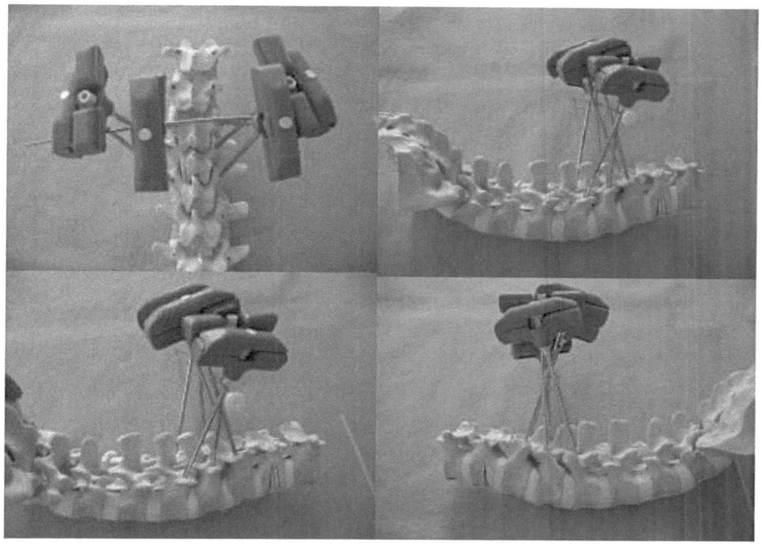

Abb. 66. Modell der Lordoplastik. Die Kanülen mit liegendem Trokar dienen als Hebel, um ein lordosierendes Moment zu applizieren. Mit einem Querbolzen werden die Kanülen gegeneinander verspannt

Zusammenfassend kann festgehalten werden, dass die Lordoplastik ein effizientes, minimal invasives und kostengünstiges Verfahren ist, Osteoporosefrakturen aufzurichten und somit das sagittale Alignement der Wirbelsäule wenigstens partiell wieder herzustellen. Die Indikation für eine Aufrichtung ist bei Frakturen mit einer Restinstabilität und relevanten Deformität gegeben. Frakturen die älter als 3 Monate sind lassen sich in der Regel nicht mehr korrigieren, Ausnahme ist das Vorliegen einer Pseudoarthrose.

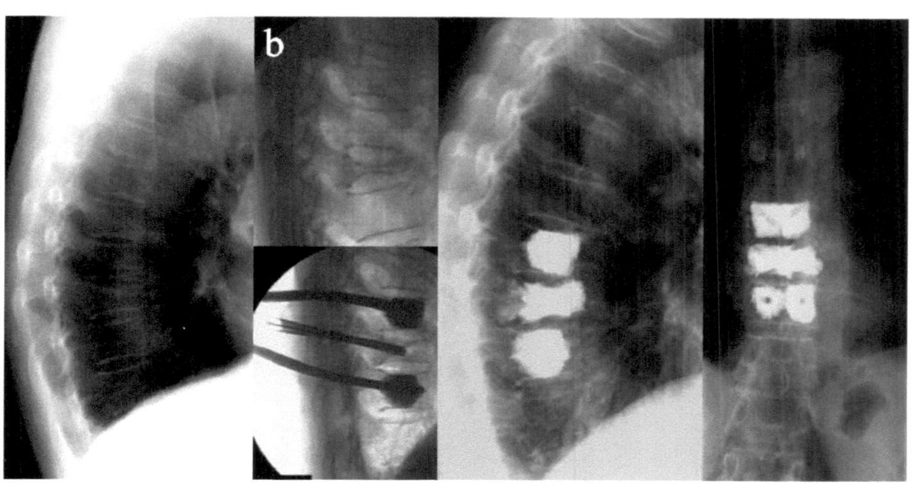

a c d

Abb. 67. Weibliche Patientin (76 J.) mit Fraktur von Th. 9 (**a**). Die Verlaufskontrolle nach 5 Wochen zeigt einen beinahe vollständigen Kollaps des Wirbelkörpers (**b**). Mittels einer Lordoplastik konnte eine relevante Aufrichtung des Wirbelkörpers erreicht werden (**c**). In der stehenden Verlaufskontrolle zeigt sich eine gut erhaltene Wirbelhöhe (**d**)

Kombinierte Operationsverfahren

Mit zunehmender Inzidenz von Osteoporosefrakturen steigt auch die Häufigkeit von Frakturen mit komplizierterem Verlauf mit Spinalstenose und/oder schwerer Fehlstellung [Kim 2003]. In diesen Fällen ist in aller Regel ein offenes chirurgisches Vorgehen mit Stabilisierung des betroffenen Bewegungssegmentes notwendig [Natelson 1986]. Die Verankerung von Implantaten bietet dabei oft Schwierigkeiten. Die Kombination von Zementaugmentation und pedikulärer Stabilisierung eröffnet eine effiziente Behandlungsoption für eine technisch unlösbar scheinende Problematik [Wuisman 2000; Moore 1997]. Dabei werden die Pedikel regulär präpariert. Danach werden bilateral 7 Gauge Füllungskanülen eingebracht und unter Durchleuchtungskontrolle der Zement in den Wirbelkörper appliziert. Noch bevor der Zement aushärtet werden Pedikelschrauben platziert. Wenn der Zement hart ist kann die Instrumentierung wie gewohnt vervollständigt werden. Es hat sich gezeigt dass bei diesen Patienten ein massives Risiko für Frakturen der Anschlusswirbel besteht. Deshalb ist es unumgänglich, dass bei dieser Patientengruppe die Anschlusswirbel perkutan in klassischer Manier augmentiert werden (Abb. 68). Es ist auch möglich, vorgängig eine perkutane Augmentation der Wirbelkörper durchzuführen. Die Präparation der Pedikelschrauben muss dann mit einer Bohrmaschine erfolgen. PMMA lässt sich damit leicht bearbeiten. Nach Aufbohren mit dem 3,2 mm AO Bohrer können 5 mm Schrauben problemlos verankert werden.

Grenzen und Komplikationen

Obwohl die Zementaugmentation sehr erfolgreich ist, muss daran erinnert werden, dass das Hauptproblem dieser Technik in der Zementextravasation (Embolisation, Spinalkanal) liegt [Bernhard 2003; Ryu 2002; Ratliff 2001; Padovani 1999; Harrington 2001; Vasconcelos 2001; Scroop 2002; Tozzi 2002; Yoo 2004]. Der Schlüssel zur Vermeidung dieser potentiell sehr gefährlichen und irreversiblen Komplikationen liegt in der Viskosität des Zementes. Niedrig visköser Zement erlaubt es nicht, das Knochenmark zu verdrängen. Deshalb fließt dieser primär entlang von Gefäßkanälen oder Frakturspalten. Der Fluss lässt sich nicht kontrollieren, der Zement kann so vom Blutfluss im Wirbelkörper ungehemmt ausgewaschen werden. Je höher die Viskosität desto sicherer lässt sich der Zement applizieren [Bohner 2003]. Allerdings braucht es dazu entsprechend mehr Kraft [Baroud 2004].

Zur Optimierung der Sicherheit sind folgende Parameter zu beachten: Benutzung von dicken Kanülen (kleinerer Flusswiderstand), Vermeidung von langen Verbindungsschläuchen (erhöhter Flusswiderstand, Nachlaufen des Zementes), direkte Zementeinspritzung mit kleinen Spritzen (gute Kraft, Kontrolle des Zementflusses), Zuwarten, bis die optimale Viskosität erreicht ist.

Ein weiterer Aspekt, den es zu beachten gilt, ist die erhöhte Inzidenz von neuen Frakturen nach einer Zementaugmentation [Uppin 2003; Kim 2004; Berlemann 2002; Grados 2000]. Aber auch der natürliche Verlauf der Erkrankung zeigt ein zu-

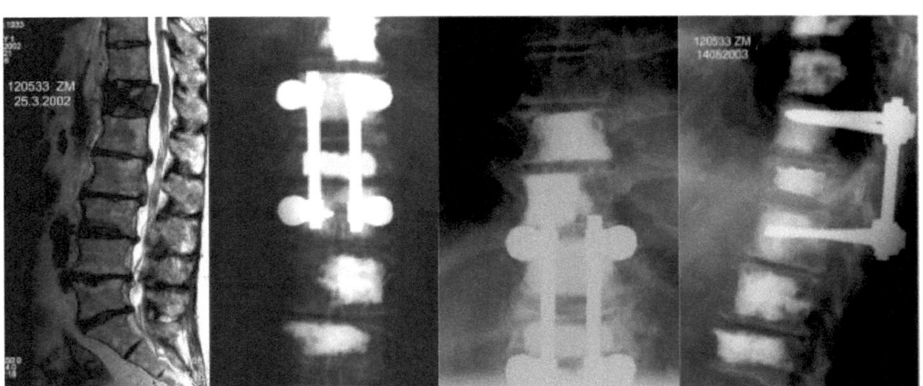

Abb. 68. 69-jährige Frau mit instabiler Th12 Fraktur. Die Patientin klagt über ein Taubheitsgefühl in beiden Beinen beim Aufstehen. Es besteht des Weiteren eine Bodenplattenimpressionsfraktur im Bereich von L3. Die Patientin leidet an einer steroidinduzierten Osteoporose bei chronisch obstruktiver Lungenerkrankung. Deshalb wurde ein „kleiner" Eingriff mit kurzstreckiger Stabilisierung und Zementierung der Anschlusswirbel durchgeführt

nehmendes Frakturrisiko mit zunehmender Anzahl frakturierter Wirbel [Lindsay 2001; Ross 1993]. Dies gilt es in der Strategie der Augmentation zu beachten (vgl. oben). Allerdings sollte die Anzahl Wirbel pro Sitzung auf 6 beschränkt werden, bzw. das injizierte Gesamtvolumen soll 25–30 ml nicht überschreiten [Heini 2005; Heini und Orler 2004]. Vor allem ist es wichtig, dass der Patient und die nachbehandelnden Ärzte die Patienten bei einer erneuten Schmerzexazerbation zur Evaluation erneut zuweisen.

Bei ausgeprägten Deformationen ist die Zementaugmentation nicht mehr effizient. Auch die perkutane Aufrichtung (Lordoplastik, Kyphoplastik) kann in fixierten Situationen nicht mehr helfen. Hier ist die kombinierte offene Intervention indiziert, wenn die klinische Situation dies erfordert. Die korrekte Frakturanalyse ist essentiell. Die Vertebroplastik selbst kann bei einer B- oder C-Fraktur die Stabilität nicht wiederherstellen.

Literatur

Baroud G, Bohner M, Heini P, Steffen T (2004) Injection biomechanics of bone cements used in vertebroplasty. Biomed Mater Eng 14(4): 487–504

Barr JD, Barr MS, Lemley TJ, McCann RM (2000) Percutaneous vertebroplasty for pain relief and spinal stabilization. Spine 25(8): 923–8

Berlemann U, Ferguson SJ, Nolte LP, Heini PF (2002) Adjacent vertebral failure after vertebroplasty. A biomechanical investigation. J Bone Joint Surg Br 84(5): 748–52

Bernhard J, Heini PF, Villiger PM (2003) Asymptomatic diffuse pulmonary embolism caused by acrylic cement: an unusual complication of percutaneous vertebroplasty. Ann Rheum Dis 62(1): 85–6

Bohner M, Gasser B, Baroud G, Heini P (2003) Theoretical and experimental model to describe the injection of a polymethylmethacrylate cement into a porous structure. Biomaterials 24(16): 2721–30

Center JR, Nguyen TV, Schneider D, Sambrook PN, Eisman JA (1999) Mortality after all major types of osteoporotic fracture in men and women: an observational study. Lancet 353(9156): 878–82

Cortet B, Cotten A, Boutry N, Flipo RM, Duquesnoy B, Chastanet P, Delcambre B (1999) Percutaneous vertebroplasty in the treatment of osteoporotic vertebral compression fractures: an open prospective study. J Rheumatol 26(10): 2222–8

Cotten A, Dewatre F, Cortet B, Assaker R, Leblond D, Duquesnoy B, Chastanet P, Clarisse J (1996) Percutaneous vertebroplasty for osteolytic metastases and myeloma: effects of the percentage of lesion filling and the leakage of methyl methacrylate at clinical follow-up. Radiology 200(2): 525–30

Dick W (1987) The "fixateur interne" as a versatile implant for spine surgery. Spine 12(9): 882–900

Galibert P, Deramond H, Rosat P, Le Gars D (1987) Preliminary note on the treatment of vertebral angioma by percutaneous acrylic vertebroplasty. Neurochirurgie 33(2): 166–8

Grados F, Depriester C, Cayrolle G, Hardy N, Deramond H, Fardellone P (2000) Long-term observations of vertebral osteoporotic fractures treated by percutaneous vertebroplasty. Rheumatology (Oxford) 39(12): 1410–4

Harrington KD (2001) Major neurological complications following percutaneous vertebroplasty with polymethylmethacrylate: a case report. J Bone Joint Surg Am 83-A(7): 1070–3

Heini PF (2005) The current treatment-a survey of osteoporotic fracture treatment. Osteoporotic spine fractures: the spine surgeon's perspective. Osteoporos Int 16 [Suppl 2]: 85–92

Heini PF, Orler R (2004) Vertebroplasty in severe osteoporosis. Technique and experience with multi-segment injection. Orthopade 33(1): 22–30

Heini PF, Walchli B, Berlemann U (2000) Percutaneous transpedicular vertebroplasty with PMMA: operative technique and early results. A prospective study for the treatment of osteoporotic compression fractures Eur Spine J 9(5): 445–50

Jensen ME, Evans AJ, Mathis JM, Kallmes DF, Cloft HJ, Dion JE (1997) Percutaneous polymethylmethacrylate vertebroplasty in the treatment of osteoporotic vertebral body compression fractures: technical aspects. AJNR Am J Neuroradiol 18(10): 1897–904

Kim KT, Suk KS, Kim JM, Lee SH (2003) Delayed vertebral collapse with neurological deficits secondary to osteoporosis. Int Orthop 27(2): 65–9

Kim SH, Kang HS, Choi JA, Ahn JM (2004) Risk factors of new compression fractures in adjacent vertebrae after percutaneous vertebroplasty. Acta Radiol 45(4): 440–5

Legroux-Gerot I, Lormeau C, Boutry N, Cotten A, Duquesnoy B, Cortet B (2004) Long-term follow-up of vertebral osteoporotic fractures treated by percutaneous vertebroplasty. Clin Rheumatol 23(4): 310–7

Lindsay R (2001) Risk of new vertebral fracture in the year following a fracture. Jama 285(1): 320–323

McKiernan F, Jensen R, Faciszewski T (2003) The dynamic mobility of vertebral compression fractures. J Bone Miner Res 18(1): 24–9

Melton LJ, 3rd, Kan SH, Frye MA, Wahner HW, O'Fallon WM, Riggs BL (1989) Epidemiology of vertebral fractures in women. Am J Epidemiol 129(5): 1000–11

Moore DC, Maitra RS, Farjo LA, Graziano GP, Goldstein SA (1997) Restoration of pedicle screw fixation with an in situ setting calcium phosphate cement. Spine 22(15): 1696–705

Natelson SE (1986) The injudicious laminectomy. Spine 11(9): 966–9

Padovani B, Kasriel O, Brunner P, Peretti-Viton P (1999) Pulmonary embolism caused by acrylic cement: a rare complication of percutaneous vertebroplasty. AJNR Am J Neuroradiol 20(3): 375–7

Peh WC, Gilula LA, Peck DD (2002) Percutaneous vertebroplasty for severe osteoporotic vertebral body compression fractures. Radiology 223(1): 121–6

Ratliff J, Nguyen T, Heiss J (2001) Root and spinal cord compression from methylmethacrylate vertebroplasty. Spine 26(13): E300–2

Ross PD, Genant HK, Davis JW, Miller PD, Wasnich RD (1993) Predicting vertebral fracture incidence from prevalent fractures and bone density among non-black, osteoporotic women. Osteoporos Int 3(3): 120–6

Ryu KS, Park CK, Kim MC, Kang JK (2002) Dose-dependent epidural leakage of polymethylmethacrylate after percutaneous vertebroplasty in patients with osteoporotic vertebral compression fractures. J Neurosurg 96 [1 Suppl]: 56–61

Scroop R, Eskridge J, Britz GW (2002) Paradoxical cerebral arterial embolization of cement during intraoperative vertebroplasty: case report. AJNR Am J Neuroradiol 23(5): 868–70

Tozzi P, Abdelmoumene Y, Corno AF, Gersbach PA, Hoogewoud HM, von Segesser LK (2002) Management of pulmonary embolism during acrylic vertebroplasty. Ann Thorac Surg 74(5): 1706–8

Uppin AA, Hirsch JA, Centenera LV, Pfiefer BA, Pazianos AG, Choi IS (2003) Occurrence of new vertebral body fracture after percutaneous vertebroplasty in patients with osteoporosis. Radiology 226(1): 119–24

Vasconcelos C, Gailloud P, Martin JB, Murphy KJ (2001) Transient arterial hypotension induced by polymethylmethacrylate injection during percutaneous vertebroplasty. J Vasc Interv Radiol 12(8): 1001–2

Weill A, Chiras J, Simon JM, Rose M, Sola-Martinez T, Enkaoua E (1996) Spinal metastases: indications for and results of percutaneous injection of acrylic surgical cement. Radiology 199(1): 241–7

Wuisman PI, Van Dijk M, Staal H, Van Royen BJ (2000) Augmentation of (pedicle) screws with calcium apatite cement in patients with severe progressive osteoporotic spinal deformities: an innovative technique. Eur Spine J 9(6): 528–33

Yoo KY, Jeong SW, Yoon W, Lee J (2004) Acute respiratory distress syndrome associated with pulmonary cement embolism following percutaneous vertebroplasty with polymethylmethacrylate. Spine 29(14): E294–7

Zoarski GH, Snow P, Olan WJ, Stallmeyer MJ, Dick BW, Hebel JR, De Deyne M (2002) Percutaneous vertebroplasty for osteoporotic compression fractures: quantitative prospective evaluation of long-term outcomes. J Vasc Interv Radiol 13(2 Pt 1): 139–48

Kapitel 11

Übersicht über einspritzbare Zemente für die Vertebroplastie und die Kyphoplastie

M. Bohner

Bei allen Knochenaugmentationsverfahren wie der Vertebroplastie und der Kyphoplastie spielt der Zement eine Schlüsselrolle. Bisher fehlte oft ein genaues Verständnis für die Zemente und es wurde auch sehr wenig getan, um zu verstehen, welche Eigenschaften der Zement aufweisen sollte. Es ist das Ziel dieses Manuskripts, zuerst die Zemente, meist PMMA und CaP, generell vorzustellen und dann einen Überblick der letzten Ergebnisse in diesem Bereich zu geben.

Die Anforderung an die Zementeigenschaften sind bei der Vertebroplastie höher als bei der Kyphoplastie. Es ist in der Tat sehr viel einfacher, Zement in einen großen Raum zu injizieren, als in die Spongiosa. Deshalb kann ein für die Vertebroplastie angemessener Zement auch für die Kyphoplastie verwendet werden, aber nicht unbedingt umgekehrt.

Verschiedene Zemente

In diesem Abschnitt werden die allgemeinen Eigenschaften der PMMA- und CaP-Zemente beschrieben. Anschließend wird ein kritischer Vergleich der letzteren Zemente aufgeführt und ein kurzer Überblick über neue Zemente und Zemententwicklungen gegeben.

PMMA-Zemente: Der erste bei einem Knochenaugmentationsverfahren verwendete Zement war ein Poly(methylmethacrylat)- (= PMMA) -Zement [Galibert 1987]. Dieser Zement besteht aus mehreren Bestandteilen, die alle ihre Bedeutung haben [Kühn 2000]:

1) Ein Monomer namens Methylmethacrylat (MMA ist eine durchsichtige Flüssigkeit; MG = 100 g/Mol), welche letztendlich reagiert, um PMMA zu bilden. Diese Reaktion setzt eine sehr große Wärme frei, (im Bereich von 57 kJ/Mol), während die spezifische Wärme von PMMA relativ gering ist, (im Bereich von 1,46 $J/(g \cdot K)$) [Vallo 2002]. Demzufolge ist die bei der Reaktion freigesetzte Wärme potenziell groß genug, um den Zement beim Abbinden um mehrere hundert Grad zu erhitzen.
2) Ein PMMA-Pulver (oder Copolymer), welches als Füllmaterial verwendet wird. Dieses reduziert die gesamte freigesetzte Wärme per Zementvolumen sowie die Schrumpfung beim Abbinden (–21% für reines MMA).
3) Ein röntgenkontrasterhöhendes Mittel sorgt dafür, dass der Zement röntgenologisch sichtbar ist (röntgenkontrasterhöhende Mittel sind im PMMA-Pulver enthalten oder werden beigefügt). $BaSO_4$ und ZrO_2 sind typische Pulver.
4) Einige Additive, um die Polymerisationsreaktion auszulösen. Üblicherweise werden die folgenden zwei Zusatzstoffe verwendet: Dibenzoylperoxid (normalerweise bereits im PMMA-Pulver enthalten oder beigefügt) und N,N-Dimethyl-p-Toluidin (normalerweise bereits in der flüssigen Phase enthalten)
5) Andere Zusatzstoffe, wie Stabilisatoren, Hemmstoffe, Radikalfänger, Färbemittel, Antibiotika.

Bei kommerziellen Rezepturen liegt das Verhältnis von Pulver zu Flüssigkomponente normalerweise im Bereich von 2:3. Außerdem kann der Gehalt des röntgenkontrasterhöhenden Mittels leicht 30% erreichen. Zum Beispiel enthält die Pulverkomponente von Osteopal V (Biomet) 14,16 g PMMA (40,0 Gew% des gesamten Zementgewichts), 11,70 g ZrO_2 (33,1 Gew%), 0,14 g Benzoylperoxid (0,4 Gew%) und Chlorophyll (Färbemittel). Die flüssige Komponente enthält 9,2 g MMA (26 Gew%), 0,19 g N,N-Dimethyl-p-Toluidin (0,5 Gew%) und Chlorophyll. Da der MMA-Gehalt relativ klein ist, sind Schrumpfung und Wärmefreisetzung der handelsüblichen Zementmischungen wesentlich niedriger als die des reinen MMA-Zements.

Bedeutend ist, dass die Härtungsreaktion (= Abbinden oder Aushärtung) der PMMA-Zemente eine Polymerisationsreaktion darstellt, d.h. kleine Monomere reagieren zusammen, um immer längere Polymerketten zu bilden. Die Aushärtung geschieht durch die Verflechtung der Polymerketten. Die Reaktion ist beendet, sobald keine MMA-Monomere mehr vorhanden sind. Die endgültige Porosität des Zements liegt bei null.

Am Anfang wurden die für die Vertebroplastie verwendeten PMMA-Zemente modifiziert, um den Anwendungsanforderungen besser zu entsprechen. Das Verhältnis von Pulver zu Flüssigkeit wurde reduziert und mehr röntgenkontrasterhöhendes Mittel beigefügt, um einerseits die Injektionszeit zu verlängern und andererseits den Röntgenkontrast zu erhöhen. Diese Änderungen hatten beträchtliche Modifikationen der Zementeigenschaften (Viskosität, Abbindezeit, Monomerfreisetzung, mechanische Eigenschaften) zur Folge. Da es keinen geeigneten Zement für die vertebralen Knochenaugmentationsverfahren gab, waren diese Änderungen auf Kosten und Gefahr des Klinikers und der Patienten damals nicht zu vermeiden (off-label Gebrauch = Verwendung ausserhalb der formalen Zulassung). Heute gibt es Zemente, die spezifisch auf die Anwendung abgestimmt sind (z.B. Kyph'X, Osteofirm, Osteopal V, Spineplex, Synicem VTP, Vertebroplastic, Vertecem). Die Verwendung solcher Zemente bei Vertebro- oder Kyphoplastie ist daher empfehlenswert.

Kalziumphosphatzemente: Die Kalziumphosphatzemente wurden vor etwa zwei Jahrzehnten von LeGeros [LeGeros 1982] sowie Brown und Chow [Brown und Chow 1983] entdeckt. Seither haben sich Kalziumphosphatzemente als attraktive Knochenersatzmaterialien [Constantz 1995] bewährt. Der erste *In-vitro*-Versuch, CaP-Zement für die Augmentation von osteoporotischen Knochen zu verwenden, fand vor über einem Jahrzehnt statt [Bohner 1992]. Einige Jahre später wurde die erste *In-vitro*-Verwendung für eine intravertebrale Rekonstruktion vorgeschlagen [Schildhauer 1995].

Die Kalziumphosphatzemente bestehen hauptsächlich aus einer wässerigen Lösung und einem Pulver, welches üblicherweise mehrere Kalziumphosphatverbindungen enthält. Beim Mischen löst sich das Pulver in der wässerigen Lösung auf, wobei sich neue Kristalle bilden (= Präzipitation). Die Reaktion setzt sich solange fort, bis alle reaktiven Kalziumphosphatverbindungen reagiert haben. Die Zementaushärtung erfolgt mit einer Verflechtung von Kalziumphosphatekristallen (Abb. 69) und führt deshalb zu einer stark porösen Struktur. Das Endprodukt hat eine Porosität im Bereich von 40–60% und Poren, die üblicherweise von 0,1 bis 10 µm groß sind. Bemerkenswert ist, dass die CaP-Zemente eine mechanisch viel stärkere Druck- als Zug- oder Scherfestigkeit aufweisen, da die verflochtenen Kristalle nicht gut verbunden sind. Die Druckfestigkeit ist üblicherweise fünf- bis zehnmal größer als die Zugfestigkeit.

Es gibt zwei Arten von CaP-Zementen: Apatit [z.B. Hydroxylapatit, $Ca_5(PO_4)_3(OH)$] und Brushit (auch Dikalziumphosphatdihydrat genannt, $CaHPO_4{\cdot}2H_2O$), je nach Endprodukt der Abbindereaktion [Bohner 2000]. Die meisten auf dem Markt verkauften CaP-Zemente gehören zur ersten Kategorie, z.B. alpha-BSM, Biopex, BoneSource, Calcibon, Cementek, Embarc, Kyphos, Mimix, Norian, Rebone. Einige wenige Brushit-CaP wurden in den letzten Monaten klinisch getestet: chronOS Inject, Eurobone und VitalOS. Der wichtigste Unterschied zwischen Apatit und Brushit-CaP liegt in ihrer Löslichkeit und daher in der Resorptionsrate: Brushit ist viel leichter löslich als Apatit, also wird Brushit-CaP rascher resorbiert als Apatit-CaP.

Der Unterschied zwischen PMMA und CaP: Da die CaP-Zemente die Hauptkandidaten für den Ersatz der PMMA-Zemente in der Vertebroplastie und Kyphoplastie sind, ist es von Interesse, die wichtigsten Unterschiede zwischen den CaP- und den PMMA-Zementen zu beschreiben. Tatsächlich bestehen einige sehr wichtige Unterschiede (Tabelle 7). Nachfolgend werden vier dieser Unterschiede

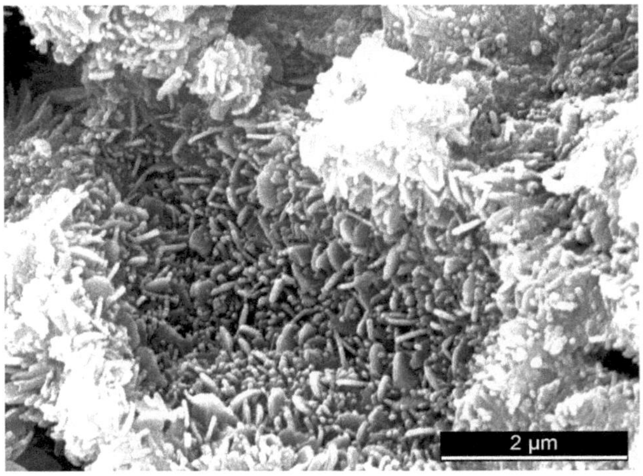

Abb. 69. Typische Struktur eines CaP-Apatits mit Verflechtung der kleinen Apatitkristalle

Tabelle 7. Zusammenfassung der Hauptmerkmale der PMMA- und Kalziumphosphatzemente

	PMMA-Zement	CaP-Zement
Hydrophilie	Hydrophob	Hydrophil
Einspritzfähigkeit	Ausgezeichnet	Kritisch
Abbindezeit	< 20 Minuten	< 20 Minuten
Abbindegeschwindigkeit	Sehr groß	Klein
Temperaturwechsel	Groß	Unbedeutend
Zugfestigkeit	> 50 MPa [2]	< 15 MPa
Druckfestigkeit	> 70 MPa [2]	< 100 MPa
Porosität	Beinahe 0%	40–60%
Porendurchmesser	–	0,1–10 µm
Resorption	Nein	Klein bis groß
Knochen-Zementkontakt	Begrenzt	Ausgezeichnet

beschrieben. Erstens sind die PMMA-Zemente hydrophob, während die CaP-Zemente hydrophil sind. Aus diesem Grund wird die Abbindereaktion von PMMA kaum durch die Körperflüssigkeiten beeinträchtigt. Dies im Gegensatz zu den CaP-Zementen, bei welchen eine Zementauflösung erfolgen kann, welche zur Freisetzung von großen Mengen von Mikro- und Nanopartikeln in das unmittelbare Umfeld des Zements und ins Blut führt. Zweitens erfolgt die Abbindereaktion der PMMA-Zemente viel rascher als die der CaP-Zemente. Als Folge davon setzt sich die von den PMMA-Zementen herrührende Reaktionswärme viel rascher frei als die der CaP-Zemente, was einen viel größeren Temperaturanstieg im Zement bewirkt. Obwohl die CaP-Zemente manchmal so exotherm wie die PMMA-Zemente sind, binden die CaP-Zemente isothermisch ab. Drittens bestehen die CaP-Zemente aus sehr zerbrechlichen Materialien. Besonders die Scher- und Zugeigenschaften der CaP-Zemente sind viel kleiner als die der PMMA-Zemente. Diese geringen Zugeigenschaften sollten eigentlich das Ergebnis des vertebralen Knochenaugmentationsverfahrens nicht beeinträchtigen, da allgemein anerkannt wird, dass die Druckfestigkeit die wichtigste mechanische Eigenschaft für die vertebrale Knochenaugmentation darstellt. Es ist zudem bekannt, dass die Druckfestigkeit von CaP-Zementen viel größer ist als die der Spongiosa. Die Kliniker bringen negative Resultate bei der mit CaP-Zement ausgeführten vertebralen Knochenaugmentation jedoch mit den geringen Schereigenschaften (Zementrisse) in Verbindung. Eine Sammlung zusätzlicher Daten über die Verwendung von CaP-Zementen bei der vertebralen Knochenaugmentation ist daher unbedingt erforderlich. Im Gegensatz zu den PMMA-Zementen sind die CaP-Zemente resorbierbar. Folglich sollten die CaP-Zemente durch Knochen ersetzt und nicht einfach resorbiert werden. Derzeit ist noch nicht klar, wie rasch der CaP-Zement resorbiert wird und wie viel Knochen sich bei osteoporotischen Patienten nach der Resorption des CaP-Zements bildet.

Andere Zemente: Es gibt wenig neue Ansätze im Bereich der polymeren und keramischen Zemente. Cortoss, das Ergebnis einer neuen Entwicklung im Bereich der Methacrylatzemente, ist ein Zement mit einer komplexeren Zusammensetzung als bei herkömmlichen PMMA-Zementen. Es ist beabsichtigt, dass das Vorhandensein von drei spezifischen Methacrylatkomponenten die toxische Monomerfreisetzung reduziert und die mechanischen Eigenschaften im Vergleich zu den PMMA-Zementen verbessert. Außerdem sorgt ein hoher keramischer Anteil für einen guten Röntgenkontrast und hilft das Ausmaß des Temperaturanstiegs beim Abbinden zu reduzieren. Dieser Zement ist jedoch steifer als die PMMA-Zemente und hat, in Bezug auf die Anforderungen der Vertebroplastie, die Tendenz stark flüssig zu sein. Gegenstand einer weiteren Entwicklung ist ein neuerer nicht resorbierbarer Zement, der auf einer Mischung von funktionellen Thiolen, Acrylmolekülen, einem Reaktionsstarter, einem thixotropen Mittel und Bariumsulfat (32 Gew%) basiert [Zamparo 2004]. Dieser Zement, der isothermisch und langsam aushärtet, besitzt eine Druckfestigkeit im Bereich von 30–40 MPa (die Spongiosa hat einen Wert von weniger als 10 MPa) und einen geringeren E-Modul als die Spongiosa (ca. 70 MPa im Vergleich zu 100–500 MPa bei der Spongiosa und über 1GPa beim PMMA-Zement). Demzufolge bewirkt die Augmentation eines Wirbelkörpers mit diesem Zement keine signifikante Beeinträchtigung der Compliance des Knochens. Als äußerst fortgeschrittenes Projekt im Bereich der keramischen Zemente existiert experimentell ein nicht resorbierbarer, auf Kalziumaluminat basierender Zement mit einer sehr geringen Porosität und daher sehr guten mechanischen Eigenschaften [Axen und Persson 2004]. Es wurden sogar Biege- und Druckfestigkeiten im Bereich von 30–50 MPa resp. 150–180 MPa gemessen. Das E-Modul im Bereich von 10–12 GPa ist leider sehr hoch (Spongiosa: 0,1–0,5 GPa).

Zementeigenschaften für die Vertebroplastie

In den letzten Jahren hat sich das allgemeine Verständnis für die Frage, welche Zementeigenschaften für die vertebralen Knochenaugmentationsverfahren angemessen sind, weitgehend verbessert. Die bedeutenden Parameter sind Zementhandhabung, Viskosität, Injektionszeit, Injektionsfähigkeit, Röntgenkontrast, Abbindezeit, exotherm Wärme, mechanische Eigenschaften, Blutgerinnungseigenschaften und Monomerfreisetzung. In diesem Abschnitt werden diese Parameter behandelt.

Handhabung: Das Vorgehen, wie z.B. das Mischen von Zement und das Füllen von Spritzen mit Zement, sollte einfach und zuverlässig sein. Die meisten Zemente erfüllen diese Anforderungen, könnten allerdings noch verbessert werden.

Viskosität: Die Zementviskosität ist ein sehr wichtiger Anwendungsparameter: Sie definiert nicht nur den Injektionsdruck sondern, was noch wichtiger ist, auch das Risiko einer Extravasation [Bohner 2003; Breusch 2002]. Tatsächlich nimmt die Extravasationsgefahr mit einer erhöhten Zementviskosität ab. Es ist daher wichtig, eine angemessene Balance zu finden zwischen einer hohen Zementviskosität, welche die Extravasationsrisiken reduziert und einer geringen Viskosität, die einen geringen Injektionskraftaufwand bedingt. Dies erfordert die Verwendung eines passenden Injektionssystems. Üblicherweise wird eine Zementviskosität im Bereich von 100–1000 Pa·s als ideal betrachtet.

Injektionszeit: Idealerweise sollte ein Zement eine konstante Viskosität im vorerwähnten Bereich aufweisen. Leider hat die Zementviskosität keinen konstanten Wert: Nach einer Abnahme in den ersten Sekunden nach dem Mischen nimmt die Viskosität während der Härtung beträchtlich zu, was letztendlich zur Aushärtung führt. Da die Zementviskosität hoch genug sein sollte, um eine Extravasation zu verhindern, ist es wichtig, ein entsprechendes Injektionszeitfenster zu definieren. Zurzeit erwähnt keiner der Zementhersteller die geeignete Zementviskosität, so dass viele Kliniker den Zement zu früh und in einem zu flüssigen Zustand injizieren. Gleichzeitig bietet auch keiner der Zementhersteller die Möglichkeit, die tatsächliche Viskosität im OP zu bestimmen, wobei die Zementviskosität sehr stark temperaturabhängig ist. Im Moment besteht daher ein großer Bedarf an besseren und zusätzlichen Informationen für die Kliniker.

Injektionsfähigkeit: Die Eignung eines Zements ohne Phasentrennung zwischen Flüssigkeit und Pulver injiziert zu werden wird als Injektionsfähigkeit des Zements definiert. Die PMMA-Zemente lassen sich sehr gut injizieren, ganz im Gegensatz zu den CaP-Zementen, die eine Tendenz zur Phasentrennung oder Filterpressung haben. Oberhalb eines bestimmten Injektionsdrucks wird die Flüssigphase rascher injiziert als die Pulverphase, was letztendlich zum Verstopfen führt. Im Fall einer Verstopfung (z.B. im Knochen) ist eine Zementinjektion nicht mehr möglich. Verschiedene Ansätze eignen sich zur Verbesserung der Injektionsfähigkeit von CaP-Zementen, so kann zum Beispiel das Verhältnis von Flüssigkeit zu Pulver [Bohner 2005] erhöht werden. Ein sinnvoller Ansatz besteht jedoch darin, der Mischflüssigkeit eine kleine Menge Polymergel hinzuzufügen (wie z.B. 0,5–1,0% Natriumhyaluronatgel), was die Interpartikelkontakte schmiert, ohne dabei die Zementviskosität zu verringern.

Röntgenkontrast: Im Gegensatz zu den CaP-Zementen haben die PMMA-Zemente kaum einen Röntgenkontrast. Beide Zementarten benötigen jedoch einen zusätzlichen Kontrast. Bei den PMMA-Zementen ist die Wahl relativ einfach, da die PMMA-Zemente nicht resorbierbar sind. Somit können alle röntgendichten, nicht- oder schwerlöslichen Pulver, wie Metallsalze ($BaSO_4$, ZrO_2, $SrCO_3$) oder Metallpulver (Ti, Ta, W) verwendet werden. Bei den CaP-Zementen ist das Problem größer. Die CaP-Zemente werden langsam resorbiert, so dass alle hinzugefügten Pulver mit der Zeit freigesetzt werden. Die meisten Metallsalze sind kaum löslich ($SrCO_3$) oder sogar unlöslich ($BaSO_4$, ZrO_2). Dies bedeutet, dass Milliarden von kleinen röntgendichten Partikeln mit der Zeit freigesetzt werden. Diese Freisetzung könnte eine Biokompatibilitätsgefahr darstellen und muss sorgfältig beobachtet werden. Eine andere Alternative besteht darin, das Zementverhältnis von Pulver zu Flüssigkeit zu erhöhen, um den Feststoffgehalt zu steigern. Diese Strategie ist möglich, aber von begrenzter Wirksamkeit, und sie reduziert die Injektionsfähigkeit des Zements. Es ist auch möglich, ein flüssiges Röntgenkontrastmittel hinzuzufügen, wie z.B. wässerige auf Jod basierende Lösungen. Ein kleiner Teil der Bevölkerung ist allergisch auf Jod, was im schlimmsten Falle zu einer tödlichen Schockreaktion führen kann. Daher sind jodhaltige Kontrastmittel für diese Indikation weniger geeignet.

Abbindezeit: Die Zeit, die ein Zement benötigt, um eine bestimmte mechanische Festigkeit zu erreichen, wird allgemein als Abbindezeit definiert. Diese Eigenschaft kann ziemlich einfach moduliert werden, so dass die meisten Zemente für die vertebrale Knochenaugmentation eine Abbindezeit im Bereich von 5–20 Minuten haben. Nennenswert ist, dass die Zementabbinderate schwieriger zu kontrollieren ist: Sobald die Abbindereaktion beginnt, kann die Reaktion weder verlangsamt noch beschleunigt werden. Üblicherweise härten die PMMA-Zemente sehr rasch (20–30 Minuten), während die CaP-Zemente eher langsam aushärten (100% der mechanischen Festigkeit werden nach 5–10 Stunden erreicht).

Wärmeabgabe: Der Grund der Schmerzlinderung nach einem vertebralen Knochenaugmentationsverfahren war Thema einer Kontroverse. Zwei Haupterklärungen wurden vorgeschlagen. Erstens, die Schmerzlinderung ist auf die mechanische Stabilisierung des Wirbelkörpers zurückzuführen. Diese Erklärung ist die heute am häufigsten verwendete Erklärung. Zweitens, die Schmerzlinderung resultiert aus der Nekrose der Nerven infolge der starken Wärmefreisetzung des Zements. Es wäre dann wichtig, immer sehr exotherme und schnell abbindende Zemente wie PMMA-Zemente zu verwenden.

Über den thermischen Effekt der PMMA-Zemente nach der vertebralen Knochenaugmentation wurden mehrere Studien publiziert (z.B. [Belkoff 2003]). Um diese Studien besser zu verstehen, sollte beachtet werden, dass die Freisetzung von Wärme, die exotherme Freisetzung und der Temperaturanstieg beim Abbinden ähnlich, aber nicht identische Themen sind: Der Temperaturanstieg ist nicht nur abhängig vom Umfang der Wärmefreisetzung, sondern auch vom Umfang der Wärmeausbreitung. In anderen Worten, sehr exotherme Zementreaktionen führen nicht unbedingt zu einem Temperaturanstieg, wenn der zeitliche Verlauf der Wärmefreisetzung sehr langsam ist (zum Beispiel bei CaP) oder wenn die Wärmeausbreitung sehr gut ist. Die Wärmeausbreitung wird begünstigt (1), wenn sich der Zement in Kontakt mit einem Material hoher Wärmeleitfähigkeit (wie ein Metallimplant) befindet (2), wenn der Zement in Kontakt mit einer fließenden Flüssigkeit (z.B. Blut) ist und, wenn (3) das Zementstück eine hohe spezifische Oberfläche (Verhältnis von Zementoberfläche zu Zementvolumen) besitzt.

Mechanische Eigenschaften: Die mechanische Auswirkung der vertebralen Knochenaugmentation wurde eingehend untersucht. Ein besonders interessanter Punkt ist die potenziell negative Wirkung der Knochenaugmentation auf das Frakturrisiko angrenzender Wirbel [Berlemann 2002]. Obwohl Finite-Element-Modelle die Vorstellung erwecken, dass die angrenzenden Wirbel eines mit steifem Material, wie PMMA oder CaP Zement, augmentierten Wirbels höheren Belastungen als normal ausgesetzt sind [Polikeit 2003; Baroud 2003], ist die Wertigkeit dieser Auswirkung noch nicht klar. Sollte die Zementsteifigkeit ein sehr wichtiger Parameter sein und reduziert werden, so besteht das Problem in der Schwierigkeit einer Steifigkeitsverminderung der PMMA- oder CaP-Zemente. Tatsächlich ist die Vergrößerung der Porosität des Zements die einzige Möglichkeit dies zu erreichen. Dieser Ansatz wurde von Bisig [2003] basierend auf einer Idee von De Wijn [1976] vorgeschlagen, welcher eine wässerige Phase in eine PMMA-Zementpaste integrierte. Mit einem 40%igen wässerigen Anteil könnte eine Steifigkeit ähnlich der Spongiosa erreicht werden. Bei den CaP-Zementen geht dies nicht, da sie bereits sehr porös sind. Ein anderer Ansatz bestünde darin, neue Materialarten wie die hier erwähnten verträglichen Zemente zu verwenden. Ein zweiter interessanter Punkt betrifft die mechanischen Eigenschaften und zwar insbesondere die Ermüdungseigenschaften von CaP-Zementen, da sie aus spröden Materialien bestehen und viel geringere mechanische Eigenschaften aufweisen als die PMMA-Zemente. Tatsächlich existiert unserem Wissen nach nur eine Studie über die Ermüdungseigenschaften von CaP-Zementen [Gisep 2004]. Auch hier sind weitere Arbeiten erforderlich, vielleicht auch in Verbindung mit *In-vivo*-Studien.

Blutgerinnung: Dieses Thema erhielt beträchtliche Beachtung in den 12 Monaten nach dem Erscheinen der Kurzfassung von Bernards [2004], welche nachwies, dass die Injektion von einem CaP Zement in den Blutstrom von Schweinen eine rasche Embolie und den Tod auslöste. Eine in-vitro-Studie von Axen [Axen und Ahnfelt 2004] kam zu ähnlichen Resultaten. Sie beobachteten, dass CaP und Kalziumsulfat zu einer Blutgerinnung führten, während ein Kalziumaluminatzement [Axen und Persson 2004] und PMMA Zement keine Gerinnung verursachte. Eine andere Studie bestätigte das Fehlen oder die begrenzte Wirkung der PMMA-Zemente auf die Blutgerinnung [Blinc 2004]. Zur Zeit diskutieren wir mehrere Theorien, welche die negative Wirkung von CaP-Zemente auf die Gerinnung erklären, wie z.B. die Freisetzung von Ca-Ionen, welche eine sehr wichtige Rolle im Gerinnungsablauf spielen. Die wahrscheinlichste Erklärung ist jedoch, dass die Kalziumphosphatpartikel, die aus dem Zement in den Blutstrom gelangen, die Blutgerinnung auslösen. Die Tatsache, dass die PMMA-Zemente hydrophob (wasserabstoßend) und die CaP-Zemente hydrophil sind, könnte diesen Unterschied der beiden Materialien erklären. Zusätzliche Informationen sind jedoch erforderlich, um diese Interpretation der Daten zu bestätigen.

Monomerfreisetzung: Die beim Abbinden aus PMMA-Zementen freigesetzten MMA wurden mit einer starken Hypotonie aufgrund einer Einwirkung auf die Eingeweidemuskelfasern in Zusammenhang gebracht [Kim 1972; Karlsson 1995]. Zur Zeit ist eine große Datenmenge aus dem Bereich der Hüftarthroplastie verfügbar, aber wenig über den Bereich der vertebralen Knochenaugmentation. Trotz der Tatsache, dass das bei der vertebralen Knochenaugmentation injizierte Zementvolumen kleiner ist als bei der Hüftarthroplastie, ist es sehr wichtig festzustellen, wie viele Monomere beim Abbinden der PMMA-Zemente freigesetzt werden. Vier Hauptgründe führen zu dieser Überlegung: (1) das für die Vertebroplastie verwendete Zementverhältnis von Flüssigkeit zu Pulver ist normalerweise größer als das bei der Hüftarthroplastie verwendete, was zu einer größeren Monomerfreisetzung führen sollte; (2) die Abbindezeit der bei der Vertebroplastie verwendeten Zemente ist normalerweise länger als in der Hüftarthroplastie, was auch zu einer größeren Monomerfreisetzung führen sollte; (3) die Wirbelkörper sind sehr gut durchblutete Knochen und (4) die Wirbelkörper befinden sich in nächster Nähe des Herzens.

Schlussfolgerung

Im ersten Teil dieses Kapitels wurden die allgemeinen Eigenschaften der PMMA- und CaP-Zemente vorgestellt und diskutiert. Auch neue Zemente oder Zemententwicklungen wurden kurz erwähnt. Der zweite Teil beinhaltet eine Auslese verschiedener Zementeigenschaften, welche bezüglich der vertebralen Knochenaugmentation optimiert werden müssen. Dabei wurden Eigenschaften wie Zementhandhabung, Viskosität, Injektionszeit, Injektionsfähigkeit, Röntgenopazität, Abbindezeit, Wärmeabgebung, mechanische Eigenschaften, Blutgerinnungseigenschaften und Monomerfreisetzung diskutiert. Die wichtigsten Schlussfolgerungen sind, dass wohl noch ausreichend Potential für neue Zemente mit besser angepassten Eigenschaften besteht und dass trotz kürzlich publizierter Arbeiten noch viel getan werden muss, um angemessene Zementeigenschaften für die vertebrale Knochenaugmentation zu definieren.

Literatur

Axen N, Ahnfelt N-O, Persson T, Hermansson L, Sanchez J, Larsson R (2004) Clotting behavior of orthopaedic cements in human blood. Proceedings of the 9th annual meeting "Ceramics, cells und tissues", Faenza 2004

Axen N, Persson T, Bjorklund K, Engqvist H, Hermansson L (2004) An injectable bone void filler cement based on Ca aluminate. Key Eng Mater 254–256: 265–8

Baroud G, Nemes J, Heini P, Steffen T (2003) Load shift of the intervertebral disc after a Vertebroplastie: a finite-element study. Eur Spine J 12(4): 421–6

Belkoff SM, Molloy S (2003) Temperature measurement during polymerization of polymethyl-methacrylate cement used for vertebroplasty. Spine 28(14): 1555–9

Berlemann U, Ferguson SJ, Nolte LP, Heini PF (2002) Adjacent vertebral failure after vertebroplasty – A biomechanical investigation. J Bone Joint Surg Br 84B5: 748–52

Bernards CM, Chapman JR, Mirza SK (2004) Lethality of embolized Norian bone cement varies with the time between mixing und embolization. Proceedings of the 50th Annual Meeting of the Orthopaedic Research Society(ORS), San Fransisco 29: 254

Bisig A, Bohner M, Schneider E (2003) Biomechanical adaptation of PMMA vertebroplasty in osteoporotic spines. Proceedings of the GRIBOI meeting 2003, Baltimore, USA (Talk)

Blinc A, Bozic M, Vengust R, Stegnar M (2004) Methylmethacrylate bone cement surface does not promote platelet aggregation or plasma coagulation in vitro. Thromb Res 114(3): 179–84

Bohner M, Baroud G (2005) Injectability of calcium phosphate pastes. Biomaterials 26(13): 1553–63

Bohner M, Gasser B, Baroud G, Heini P (2003) Theoretical und experimental model to describe the injection of a polymethyl-methacrylate cement into a porous structure. Biomaterials 24(6): 2721–30

Bohner M, Lemaître J, Cordey J, Gogolewski S, Ring TA, Perren SM (1992) Potential use of biodegradable bone cement in bone surgery: holding strength of screws in reinforced osteoporotic bone. Orthopaedic Trans 16: 401–2

Bohner M (2000) Calcium orthophosphates in medicine: from ceramics to calcium phosphate cements. Injury 31(4): 37–47

Breusch S, Heisel C, Mueller J, Borchers T (2002) Mau H. Influence of cement viscosity on cement interdigitation und venous fat content under in vivo conditions. Acta Orthop Scand 73(4): 409–415

Brown WE, Chow LC (1983) A new calcium phosphate setting cement. J Dental Res 62: 672

Constantz BR, Ison IC, Fulmer MT, Poser RD, Smith ST, Van Wagoner M, Ross J, Goldstein SA, Jupiter JB, Rosenthal

DI (1995) Skeletal repair by in situ formation of the mineral phase of bone. Science 267: 1796–9
De Wijn JR (1976) Poly(methyl-methacrylate) aqueous phase blends: in situ curing porous materials. J Biomed Mater Res 10: 625–35
Galibert P, Deramond H, Rosat P, Le Gars D (1987) Preliminary note on the treatment of vertebral angioma by percutaneous acrylic vertebroplasty. Neurochir 33(2): 166–8
Gisep A, Kugler S, Wahl D, Rahn B (2004) Mechanical characterisation of a bone defect model filled with ceramic cements. J Mater Sci Mater Med 15(10): 1065–71
Karlsson J, Wendling W, Chen D, Zelinsky J, Jeevanandam V, Hellman S, Carlsson C (1995) Methylmethacrylate monomer produces direct relaxation of vascular smooth muscle in vitro. Acta Anaesthesiol Scand 39(5): 685–9
Kim KC, Ritter MA (1972) Hypotension associated with Methylmethakrylat in total hip arthroplasties. Clin Orthop 88: 154–60
Kühn KD (2000) Bone cements: up-to-date comparison of physical und chemical properties of commercial materials. Springer, Berlin Heidelberg
LeGeros RZ, Chohayeb A, Shulman A (1982) Apatitic calcium phosphates: possible dental restorative materials. J Dental Res 61: 343
Polikeit A, Nolte LP, Ferguson SJ (2003) The effect of cement augmentation on the load transfer in an osteoporotic functional spinal unit – Finite-element analysis. Spine 28(10): 991–6
Schildhauer TA, Bennett AP, Tomin E, Wright TM, Lane JM, Poser RD, Constantz BR (1995) Biomechanical evaluation of a new method for intra-vertebral body reconstruction with an injectable in situ setting carbonated apatite. Combined Orthopaedic Res Soc Meeting, San Diego, California, p 237
Vallo CI (2002) Theoretical prediction and experimental determination of the effect of mold characteristics on temperature and monomer conversion fraction profiles during polymerization of a PMMA-based bone cement. J Biomed Mater Res 63(5): 627–42
Zamparo E (2004) Novel biocompliant material for vertebroplasty. Vertebroplasty Course, Geneva, Switzerland

Kapitel 12

Die physiotherapeutische Nachbehandlung nach Kyphoplastie – Aspekte und Konzepte

Silke Becker

Eine neue operative Behandlungsmethode erfordert eine entsprechend adaptierte moderne physiotherapeutische Nachbehandlung. Für die Physiotherapie ergeben sich daraus neue Ansätze in der postoperativen Therapie basierend auf aktuellen wissenschaftlichen Erkenntnissen.

Die Osteoporose ist eine Erkrankung, deren Diagnostik und Therapie oberste Priorität hat und einer multidisziplinären Zusammenarbeit bedarf. Dies gilt besonders, wenn es bereits zu einer osteoporotischen Wirbelkörperfraktur (WKF) gekommen ist.

Ein operatives Verfahren dient hier der korrekten Rekonstruktion der Fraktur, kann die Osteoporose aber nicht im Sinne einer Heilung beeinflussen, sondern ist lediglich ein Baustein in der multidiziplinären Behandlung.

Reduzierte Knochenmasse und osteoporotische Frakturen können nicht allein durch Medikamente behandelt werden. Ebenso ist es fragwürdig, den Patienten lediglich operativ mit einer Vertebro- oder Kyphoplastie zu versorgen, ohne ein entsprechendes Nachbehandlungskonzept anzubieten oder zu entwickeln. Maßnahmen der Physiotherapie spielen eine wichtige Rolle in der Behandlung nach WKF und in der Prävention weiterer Frakturen. Die positive Wirkung der Physiotherapie für Patienten mit Osteoporose ohne WKF ist wissenschaftlich gut belegt [Bérard 1997; Wolff 1999; Sinaki 2002]. Hingegen gibt es bisher noch kein evaluiertes Behandlungskonzept für Osteoporosepatienten nach minimal-invasiv versorgter WKF, jedoch sollte gerade dieser Patientengruppe die Therapie nicht vorenthalten werden.

Alle Körperhaltungen und Körperbewegungen beinhalten Gleichgewichtsaspekte. Haltung und Gleichgewicht verändern sich negativ mit zunehmendem Alter und korrelieren mit der Sturzgefahr [Lynn 1997]. Besonders gefährdet sind Patienten mit einer ausgeprägten Kyphose, da hier die Regel zutrifft: *Je größer die Kyphose, desto schlechter die Balance, desto größer das Sturzrisiko.* So sind Osteoporosepatienten mit WKF hier besonders gefährdet. Da weiterhin das Bewegungsverhalten im Sinne einer Koordinationsstörung verändert ist, kommt es zum unphysiologischen Fallen mit einer erhöhte Frakturbereitschaft bedingt durch die erniedrigte Knochenmasse. Bös und Brehm [1998] machen in diesem Zusammenhang darauf aufmerksam, dass insbesondere das Körpergleichgewicht eine wichtige Voraussetzung für die Durchführung und Bewältigung der körperlichen Aktivitäten im Alltag darstellt. Durch Störungen der Gleichgewichtsfähigkeit kommt es häufig zu Stürzen, zu Angst vor erneuten Stürzen und daraus resultierend zum Vermeidungsverhalten in entsprechenden Situationen bzw. Inaktivität [Skelton 2001]. In diesem Sinne kommt dem Training des Gleichgewichts eine besondere Bedeutung zu, da das Gleichgewichtsvermögen als Inbegriff der koordinativen Handlungskompetenz gilt, die ihrerseits wesentlich für die Erhöhung der Alltagskompetenz (Lebensqualität) verantwortlich ist.

So ist die Vermeidung einer Kyphose als aktive Sturzprophylaxe aufzufassen.

Denn nicht nur das erhöhte Sturzrisiko ist ein wichtiger Grund für die Vermeidung einer Kyphose. Die Beweglichkeit andere Gelenke ist durch eine Kyphose ebenfalls negativ beeinflusst. Besonders die Schultergelenke sind hier in ihrer Funktion deutlich eingeschränkt. Eine verminderte Beweglichkeit hat zur Folge, dass sich die Patienten ein Kleidungsstück nicht mehr alleine über den Kopf ziehen können oder dass sie große Probleme bei der Körperpflege haben. Auch die HWS ist deutlich in ihrer Beweglichkeit eingeschränkt. Dies führt dazu, dass die Patienten ein eingeschränktes Blickfeld haben mit der Folge von zunehmender Unsicherheit und erhöhtem Sturzrisiko.

Schlaich [1998] hat die Veränderungen der Vitalkapazität (VC) und Einsekundenkapazität (FEV1) bei Osteoporosepatienten mit WKF gemessen und festgestellt, das die statischen Veränderungen der Wirbelsäule zu einer deutlichen Reduzierung der beiden Parameter geführt haben (s. Kap. 3).

Durch die Annäherung der Rippen an den Beckenkamm kommt es weiterhin zu einer Verkleinerung des Bauchraumes, d.h. die inneren Organe werden komprimiert. Dies kann zu einer Veränderung der Organfunktion führen, z.B. beim Darm zur Verstopfung. Dadurch wächst auch der Druck auf den Beckenboden. Da der Beckenboden häufig das schwächste Glied in der Kette ist, kann es so besonders bei Frauen zu Inkontinenz führen (s.u.).

Es gibt bisher eine Untersuchung, die den Zusammenhang zwischen Wirbelsäulendeformität und Prolaps der Organe des kl. Beckens untersucht hat und den gezeigten Zusammenhang untermauert [Mattox 2000].

Die Kyphose stellt nicht nur ein statisches Problem dar, sondern kann auch mitverantwortlich sein für Schmerzen. Durch die Kyphose kommt es, wie bereits gesagt, zur Veränderung der Statik des Patienten. Da es sich dabei um einen progredienten Verlauf handelt, merkt der Patient es nicht sofort, da er Zeit hat, sich an die neue Situation (Statik) anzupassen. Der Schmerz selbst beeinflusst jedoch direkt die Rückenmuskulatur und fördert so die Verschlimmerung der kyphotischen Fehlstellung (siehe Abb. 70).

Der Circulus vitiosus Schmerz – Muskulatur – Haltung kann vom Patienten allein nicht aktiv durchbrochen werden und so potenzieren sich die einzelnen Faktoren gegenseitig. Nur durch Aktivierung der Rückenmuskulatur kann eine bereits bestehende pathologische Kyphose in ihrer Progredienz nicht aufgehalten werden. Häufig hilft dann nur noch das Tragen eines Korsetts, das aber auch wieder viele Nachteile mit sich bringt. Neben der geringen Compliance durch die Patienten fördert ein Korsett eher die Muskeldeaktivierung und kann somit kontraproduktiv im Bezug auf die Kyphose sein. Wichtig ist, dass das Tragen eines starren Korsetts über einen längeren Zeitraum möglichst verhindert

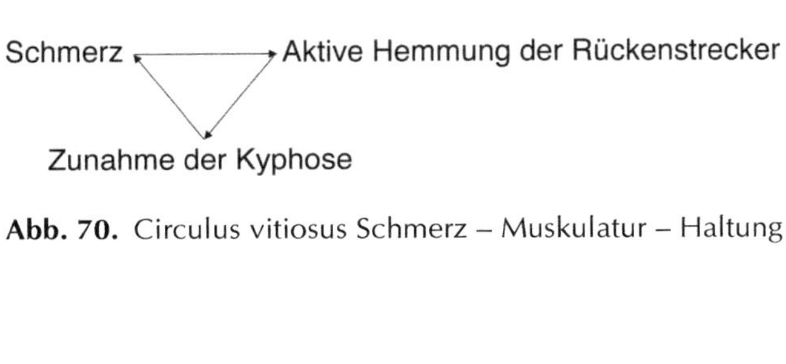

Abb. 70. Circulus vitiosus Schmerz – Muskulatur – Haltung

werden sollte [Sinaki 2003]. Günstiger sind dann elastische Stützmieder, die evtl. sogar noch einen propriozeptiven Input geben.

Hier gilt die Kyphoplastie als ein vielversprechendes Therapieverfahren, da sie bisher, abgesehen von der in Kapitel 10 dargestellten Lordoplastik, die einzige Möglichkeit ist, minimal-invasiv eine Wiederaufrichtung des frakturierten Wirbelkörpers zu erreichen [Becker 2004]. So kann der bereits beschriebene Circulus vitiosus gar nicht erst entstehen. Bedingt durch die sehr frühzeitige und schmerzfreie Mobilisation des Patienten kann in der Physiotherapie viel eher effektiv behandelt werden und der Patient kann sehr schnell aktiv am Rehabilitationsprozess teilnehmen. Korsetts oder Mieder sind in der Nachbehandlung so nicht mehr nötig.

Zusammenhang zwischen Kyphose, Zwerchfell und Atmung

Schlaich [1998] hat die Veränderungen der Vitalkapazität (VC) und Einsekundenkapazität (FEV_1) bei Osteoporosepatienten mit WKF gemessen und festgestellt, das die statischen Veränderungen der Wirbelsäule zu einer deutlichen Reduzierung der beiden Parameter geführt haben. Gerade die Atmung ist unser zentraler „Motor" und darf bei der Behandlung nicht vergessen werden. Es gibt vielfältige und abwechslungsreiche Möglichkeiten, die Atmung in den physiotherapeutischen Behandlungsprozess mit einzubeziehen. Und jeder Patient kann einfach und ohne großen zusätzlichen Zeitaufwand zuhause oder in der Freizeit seine Atmung aktiv beeinflussen. Die schönste Art der „Atemtherapie" ist das Singen im Chor, sozusagen eine Atemtherapie in der Gruppe.

Das Zwerchfell ist nicht nur unser wichtigster Atemmuskel sondern auch ein Muskel, der Einfluss auf unsere Haltung hat (Abb. 71). Durch seinen Muskelansatz, der teilweise bis $L_{3/4}$ reicht, hat er einen direkten Zugriff auf die Lendenwirbelsäule und somit auf die gesamte Wirbelsäule. Der Großteil der Menschen, unabhängig von Osteoporose oder anderen Erkrankungen, haben eher einen Zwerchfellhochstand und somit einen vermehrten Zug an der LWS. Zusätzlich ist das Zwerchfell mit dem M. iliopsoas verzahnt und hemmt diesen in seiner Entspannungsfähigkeit und ist so mit verantwortlich ist für einen Hypertonus dieses Muskels. Der M. iliopsoas gehört zur Beugerkette unseres Körpers und sorgt somit für eine ständige Flexion in den Hüftgelenken, d.h. für eine gebeugte Haltung.

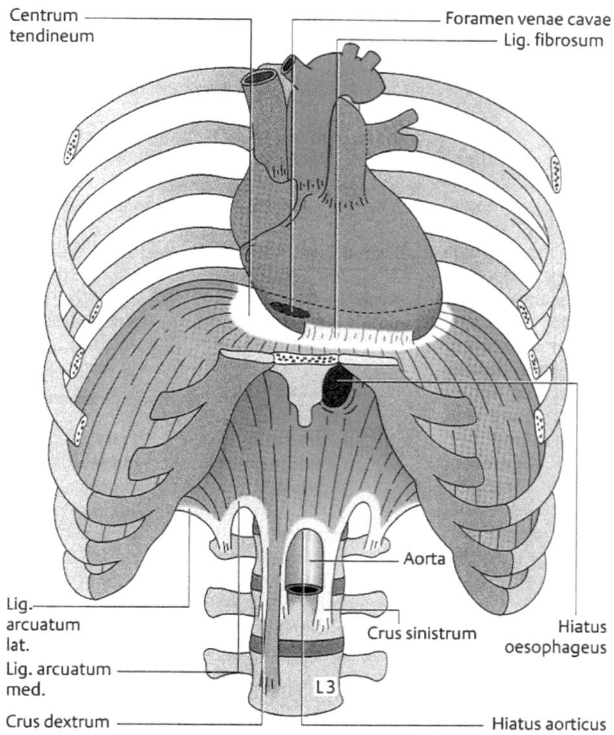

Abb. 71. Anatomischer Zusammenhang Zwerchfell – LWS. Aus: Strukturen und Funktionen begreifen Bd. 1, Jutta Hochschild, Thieme Verlag, S. 84

Somit ist das Haltungsmuster „Beugung" aktiviert und der Mensch hat große Schwierigkeiten sich aktiv aufzurichten.

Nur wenn das tiefe Stabilisierungssystem der Wirbelsäule in seiner Funktion aktiv ist, kann mit langfristigem Erfolg behandelt werden.

Zusammenhang zwischen Kyphose, Bauchblase und dem tiefen Stabilisierungssystem

Die Lungen, die Leber, das Herz, der Verdauungstrakt und andere Organe liegen mehr oder weniger frei beweglich im Brust- und Bauchraum. Alle diese inneren Organe sind stark wasserhaltig und haben ein hohes Gewicht. Wie wir wissen, sind Flüssigkeiten nicht komprimierbar. Die Bauchblase des Menschen stellt einen solchen flüssigkeitsgefüllten Raum dar. Die Wände dieser „Bauchblase" bestehen nach oben aus dem Zwerchfell, nach unten aus der Beckenbodenmuskulatur und nach vorn und seitlich aus dem M. transversus abdominis, der hinten an der Fascia thoracolumbalis ansetzt (Abb. 72). Damit erhalten Beckenboden und Zwerchfell erstmals in der Entwicklungsgeschichte eine Halte- und Stützfunktion, die ein Stück spezifisch menschlicher Entwicklung darstellt und bei vierfüßigen Tieren in dieser Art nicht zu finden ist. Die Wände der „Bauchblase", d.h. vor allem die Beckenbodenmuskulatur, das Zwerchfell und der M. transversus abdominis bilden zusammen mit den monosegmentale Anteile des M. erector spinae das *tiefe Stabilisierungssystem der Wirbelsäule*. Bei guter Funktionsfähigkeit der genannten Muskeln gewährleistet die „Bauchblase" die Stabilität der Lendenwirbelsäule. Dies kann man sich u.a. dadurch verdeutlichen, dass ein Gewichtheber, der sich zusätzlich straff gürtet, um der „Bauchblase" noch mehr Stabilität zu verleihen, Lasten heben kann, die das Mehrfache seines Körpergewichtes betragen.

Bei einer Fehlfunktion (Abschwächung oder Verspannung) einzelner Komponenten des tiefen Stabilisierungssystems versucht der Körper, die Stabilität durch verstärkte Aktivierung der entwicklungsgeschichtlich älteren Muskulatur, v.a. der Beugemuskulatur zu gewährleisten. Der schmerzgeplagte

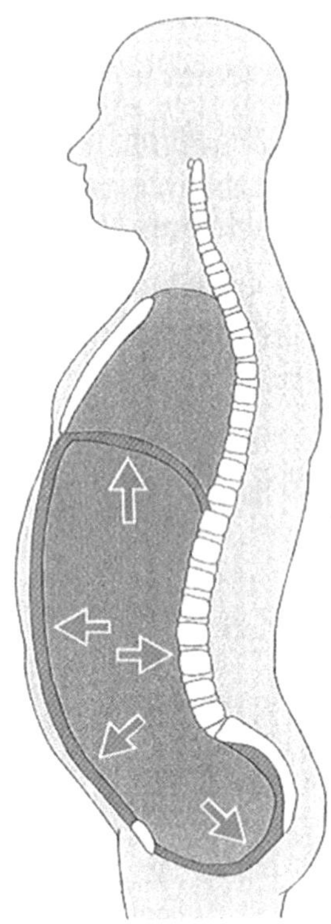

Abb. 72. Die Bauchblase des Menschen. Aus: Topographie und Funktion des Bewegungssystems, Michael Schünke, Thieme Verlag, S. 203

Mensch befindet sich in einer gekrümmten, gebückten Haltung, die oftmals nicht mehr aufgegeben werden kann. Dies wird dadurch verstärkt, dass die Beugung in einer Muskelgruppe im gesamten Körper das Kontraktionsmuster „Beugung" aktiviert und damit der Aufrichtung entgegenwirkt. Es bildet sich eine Haltung heraus mit nach dorsal gekipptem Becken (und damit einer aufgehobener Lendenwirbelsäulenkrümmung), verstärktem Rundrücken der Brustwirbelsäule, nach vorn gezogenen Schultern sowie vorgeschobenem und in den Kopfgelenken überstrecktem Kopf. Dieses Haltungsmuster finden wir auch bei unseren Osteoporosepatienten.

Zusammenhang zwischen Kyphose und Dysbalancen der Muskulatur

Bei funktioneller Betrachtung hat unsere Muskulatur zwei Hauptaufgaben: Gewährleistung der Haltung (Statik) und Ermöglichung von Bewegung (Dynamik) [Lewit 1998]. Obwohl sämtliche Muskeln an beiden Aufgaben beteiligt sind, besteht die Hauptaufgabe der Muskulatur des Rumpfes in der Kontrolle der aufrechten Haltung. Diese Aufgabe wird vor allem von der tonischen oder Haltemuskulatur übernommen, die weniger Kraft entwickelt, dafür über lange Zeit ohne Ermüdung arbeiten kann. Dagegen kann die phasische Muskulatur in kurzer Zeit große Kraft entwickeln, diese aber nur kurze Zeit aufrechterhalten. Bei chronischer Überlastung (wie dies zum Beispiel bei Versagen des tiefen Stabilisierungssystems der Fall ist), neigt die tonische Muskulatur zur vermehrten Spannungsentwicklung und in deren Folge zur Verkürzung, während die phasische Muskulatur zur Abschwächung neigt. Daraus resultiert ein spezifisches Muster an Dysbalancen:

Zur Gruppe der zur Verkürzung neigenden Muskeln gehören die kurzen Nackenstrecker, M. trapezius pars descendens, M. levator scapulae, M. pectoralis major und minor, M. erector spinae lumbalis, M. iliopsoas, M. rectus femoris, ischiocrurale Muskulatur, M. trizeps surae sowie die Beuger des Handgelenkes (z.B. M. flexor carpi ulnaris) und der Finger (z.B. M. flexor digitorum superficialis).

Zur Gruppe der Muskulatur, die eher zur Abschwächung neigt, gehören die tiefen Halsstrecker, M. rectus abdominis, M. obliquii abdominis, M. vastus medialis, lateralis und intermedius, M. trapezius pars ascendens, Mm. rhomboidei und M. erector spinae thoracalis, M. glutaeus maximus und medius, der Beckenboden sowie die Strecker der Hand-, Finger und Fußgelenke.

Entscheidend für die aufrechte Haltung ist die kurze autochthone Rückenmuskulatur. Sie ist unserem Willen entzogen und kann nicht bewusst aktiviert werden, sondern arbeitet autonom z.B. als Reaktion auf einen Gleichgewichtsimpuls. Diese Muskulatur muss aktiviert sein, bevor es zum folgenschweren Sturz kommt. Leider kann niemand diese Muskeln willentlich bei Gefahr aktivieren. Ein Training dieser Muskulatur ist nur durch sensomotorisches Training möglich [Müller 2003].

Training und Knochendichte

Wie keine andere Maßnahme wirkt körperliche Belastung in vielfältiger Weise auf das Frakturrisiko ein. Neben einer Reduktion der Sturzhäufigkeit [Robertson 2002] zeigt auf der einen Seite eine große Anzahl von Interventionsstudien [Bérard 1997] positive Effekte eines körperlichen Trainings auf die Knochendichte bei Männern und Frauen unterschiedlichen Lebensalters. Auf der anderen Seite ist noch nicht eindeutig bewiesen, dass Krafttraining einen positiven Effekt auf die Knochendichte und damit auf das Frakturrisiko hat, auch wenn bisherige Ergebnisse ermutigend waren [Sinaki 2002].

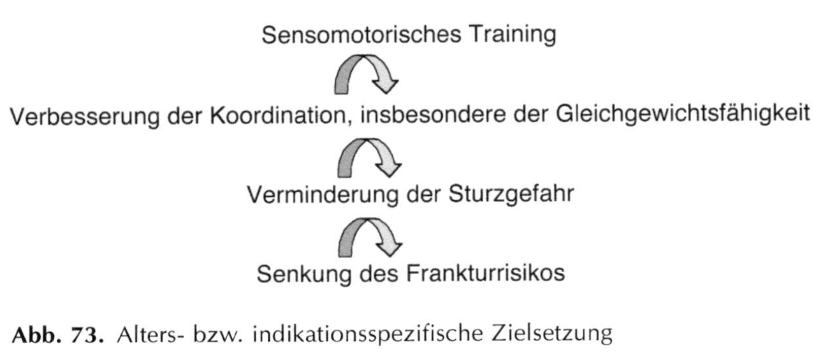

Abb. 73. Alters- bzw. indikationsspezifische Zielsetzung

Trotz einer Fülle von Untersuchungen steht aber die ideale Vorgehensweise zur Steigerung oder zum Erhalt der Knochenfestigkeit noch nicht fest.

In Tierversuche wurde nachgewiesen [Jarvinen 1998], dass mechanische Last auf Knochen zu einer Reorganisation der Knochentrabekel ohne Zunahme der Knochendichte führt. Auf den Menschen übertragen könnte das bedeuten, dass (Kraft-) Training auch ohne Verbesserung der Knochendichte zu einem geringeren Frakturrisiko führen könnte.

Wissenschaftliche Erkenntnisse machen jedoch deutlich, dass die bisher vielfach verfolgte Zielstellung über ein Krafttraining eine Vergrößerung der Knochenmasse zu generieren und so das Frakturrisiko bei älteren Personen, speziell Osteoporosepatienten, zu senken, nicht immer adäquat ist [Papaioannou 2003]. Platen [2001] verweist in diesem Zusammenhang darauf, dass ein Gewinn an Knochenmasse in der betroffenen Altersgruppe eher unwahrscheinlich ist, weil die Belastungsreize, die für einen knochenanabolen Effekt gesetzt werden müssten, aufgrund der reduzierten Belastbarkeit und der häufig schlechten allgemeinen Fitness in dieser Altersgruppe gar nicht erreicht werden können.

Statt dessen muss die alters- bzw. indikationsspezifische Zielstellung für diese Patienten lauten: Sensomotorisches Training zur Verbesserung der Koordination und der Gleichgewichtsfähigkeit. Dadurch Verminderung der Sturzgefahr und Senkung des Frakturrisikos (s. Abb. 73).

Sensomotorisches Training

Die Sensomotorik (physiologischer Begriff) bzw. die Koordination (sportwissenschaftlicher Begriff) ist eine Fähigkeit, die primär auf den Prozessen der Informationsaufnahme und -verarbeitung basiert. Sie ist an folgende Faktoren gebunden:

- funktionsfähige Wahrnehmung,
- intaktes Nervensystem,
- leistungsfähige Skelettmuskulatur.

Laube [2000] verweist darauf, dass Teile des sensomotorischen Systems nie selektiv (einzeln) angesprochen oder in Funktion versetzt werden können. Rezeptoren alleine sind nicht trainierbar, sondern nur das funktionelle (sensomotorische) System als Ganzes.

Für die Praxis leitet sich daraus die Notwendigkeit ab, Trainingsprogramme zu entwickeln, die das sensomotorische System als Ganzes trainieren. Dies schließt die Aufgabe ein, auf neue, unerwartete Impulse adäquat und im Bewegungsablauf schnell zu reagieren, also die reflektorische Bewegungskontrolle zu optimieren. Die Aufrechterhaltung der Haltung während des Bewegungsablaufes ist eine der Hauptaufgaben des tiefen Stabilisierungssystems (Beckenbodenmuskulatur, Zwerchfell und M. transversus abd. bilden zusammen mit den monosegmentalen Anteilen des M. erector spinae das tiefe Stabilisierungssystem der Wirbelsäule).

Sensomotorisches Training beinhaltet demzufolge ein Training des gesamten sensomotorischen Systems von der Informationsaufnahme (Wahrnehmung) über die Bewegungsausführung bis zur Bewegungsspeicherung (*„Softwareentwicklung für das Bewegungssystem“*). Es stellt die einzige Möglichkeit dar, die kurze autochthone Rückenmuskulatur als Bestandteil des tiefen Stabilisierungssystems zu trainieren, da diese nur reflektiv aktiviert wird und autonom arbeitet (z.B. auf einen Gleichgewichtsimpuls). Damit kann der Körperschwerpunkt unbewusst verlagert werden, um posturale Antworten des tiefen Stabilisierungssystems zu stimulieren.

Zur Ausprägung von neuen Bewegungsprogrammen bzw. zur Korrektur bestehender Bewegungsprogramme im Kleinhirn bedarf es vieler (tausender) Übungswiederholungen [Meinel 1998]. Dies erfordert einerseits viel Zeit und ist andererseits häufig mit dem Risiko von Überlastungsreaktionen bis hin zu Schäden verbunden. Zudem zeigen Interventionsstudien mit Osteoporosepatienten, dass gerade im fortgeschrittenen Alter die Sturzhäufigkeit und das Sturzverhalten sehr viel höher mit einer erhöhten Frakturrate korrelieren als die Knochendichte [Drinkwater 1995]. Im Umkehrschluss bedeutet dies, dass eine verbesserte Sensomotorik (Balance) für eine verminderte Frakturinzidenz wichtiger ist als eine verbesserte Muskelkraft und die damit verbundene Erhöhung der Knochendichte.

Diese Erkenntnis bestätigt auch Sinaki [2002] durch Untersuchungen an Osteoporosepatienten mit ausgeprägter Kyphose. Je unsicherer die Patienten in ihrem koordinativen Verhalten sind, desto mehr profitieren sie von einem sensomotorischen Training bezüglich des Gleichgewichts, das sich wiederum positiv auf das Sturzrisiko auswirkt.

In Analogie zur Prävention und Therapie von Rückenschmerzen [Müller 2001], beschränken sich vorhandenen Studien bei Osteoporose fast ausnahmslos auf der Verbesserung funktionell motorischer Ressourcen (Kraft, Ausdauer, Beweglichkeit).

Einen wesentlichen Prädikator für das Sturzrisiko stellt jedoch die sensomotorische Leistungsfähigkeit dar, da diese der Wechselbeziehung zwischen sensorischer Kontrolle, kognitiver Repräsentanz und motorischer Steuerung von Haltung (Stützmotorik) und Bewegung (Zielmotorik) Rechnung trägt, die für Sturzereignisse ausschlaggebend ist [Werle 1999]. Von großer Bedeutung ist dabei das propriozeptive System, denn viele ältere Menschen mit Störungen der Seh- und Kontrastschärfe geraten erst bei zusätzlicher Störung der Propriozeption aus dem Gleichgewicht. Für Walter [2001] zählt die Sturzprophylaxe neben der Inkontinenz, der Beeinträchtigung der Sinnesorgane sowie einer drohenden sozialen Isolation zu den bedeutenden präventiven Themen für ältere Menschen.

Sensomotorisches Training erfüllt demnach folgende Funktionen:

1. Erstellen eines neuen Bewegungsprogramms,
2. Automatisieren der Bewegung.

Nachbehandlungskonzepte mit Sensomotorischem Training

Sensomotorisches Training kann mit Geräten ausgeführt werden, die hohe Anforderungen an das Gleichgewicht stellen [Müller 2003]. Dies sind beispielsweise der aerostep®, das Minitrampolin und der Gymnastikball. Diese Geräte sind einzeln nutzbar, können aber auch sinnvoll mit dem Thera-Band oder ähnlichen Geräten kombiniert werden. Aber auch im alltäglichen Leben kann man das Gleichgewicht trainieren.

aerostep®

Bei dem Trainingsgerät aerostep® handelt es sich um ein flexibles Zweikammer-Luftkissen mit glatter oder genoppter Oberfläche. Die Übungssituation auf dem aerostep® ist dadurch gekennzeichnet, dass der Trainierende beim Üben seinen Körperschwerpunkt innerhalb der Unterstützungsfläche ständig zentrieren muss und so ein *„Gefühl"* für seine Körperhaltung erlangt. Aufgrund des Anforderungsprofils des Gerätes (instabiler Untergrund, Noppenoberfläche) ist ein effektives Training des posturalen Systems, insbesondere propriorezeptiver und taktiler Anteile möglich.

Der aerostep® zeichnet sich auch dadurch aus, dass er ein ideales Trainingsgerät für den häuslichen Einsatz ist. Anders als beispielsweise ein Pezziball ist der aerostep® auch bei geringem Platzangebot noch sinnvoll einsetzbar. Idealerweise lässt er sich in das tägliche Leben einbauen, da bereits das Stehen auf dem Gerät einen Trainingseffekt hat. Einsatzmöglichkeiten (Abb. 74):

- beim Telefonieren,
- beim Zähneputzen,
- beim Bügeln,
- beim Gemüse putzen, Kartoffeln schälen etc.,
- beim Fernsehen.

Der Fantasie des Patienten und des Therapeuten sind hier keine Grenzen gesetzt.

In einer eigenen Untersuchung [Schwesig 2004] konnten wir feststellen, dass das sensomotorische Training auf dem aerostep® geeignet ist, die sensomotorische Leistungsfähigkeit älterer Personen und insbesondere Osteoporosepatienten zu verbessern. Signifikante Verbesserungen fanden sich insbesondere im Bereich der statischen und dynamischen Gleichgewichtsfähigkeit. Diese Verbesserungen basierten primär auf Anpassungen im peripheren Vestibularsystem sowie auf einer Erhöhung und Präzisierung der sagittalen Bewegungsgeschwindigkeit. Überdies deuten Korrelationen mit der Variablen „Sturzgefährdung" auf eine Reduktion der Sturzgefahr durch das Training auf dem aerostep® hin. Ebenfalls positiven Einfluss hatte das Trainingsprogramm auf die gesundheitliche Befindlichkeit der Probanden, wohingegen es die Lebensqualität nicht zu beeinflussen vermochte. Neben der objektiven und subjektiven Wirksamkeit dieses Trainingskonzeptes sind seine Praktikabilität und Akzeptanz bei den Trainierenden hervorzuheben. Ausgehend von diesen Studienergebnissen ist festzustellen, dass dem Einsatz dieses Trainingsgerätes bei zielgerichtetem und qualifiziertem Umgang fast keine Grenzen gesetzt sind.

Mini-Trampolin

Der Vorteil des Minitrampolins gegenüber ähnlichen Trainingsformen auf festem Untergrund (z.B. Seilspringen, Laufen) besteht darin, dass der Bremsweg auf dem gefederten Trampolin länger ist als auf harter Unterlage. Dadurch werden Belastungsspitzen und Überbeanspruchungen des passiven und aktiven Stütz- und Bewegungssystems vermieden. Auf dem Trampolin finden alle Körperbewegungen primär in der Transversalebene unter ständiger und direkter Ausnutzung der Schwerkraft statt [Schwesig 2004] (Abb. 79).

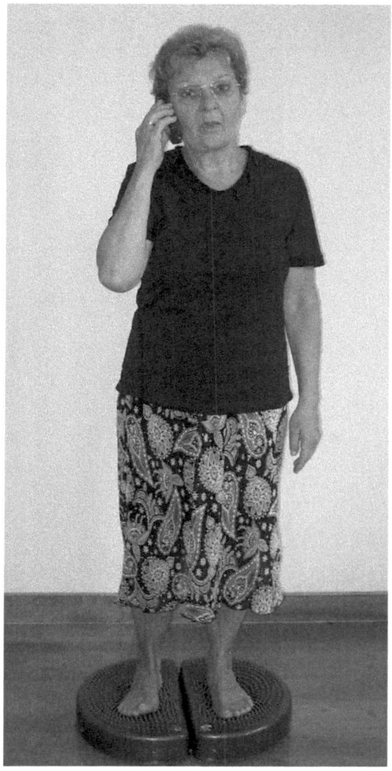

Abb. 74

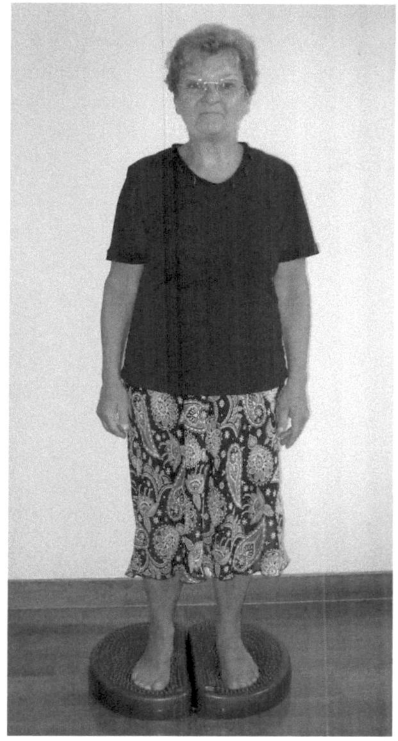

Abb. 75

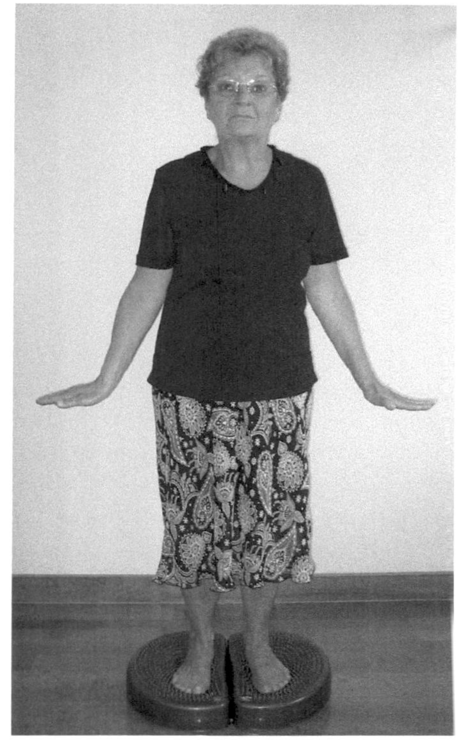

Abb. 76

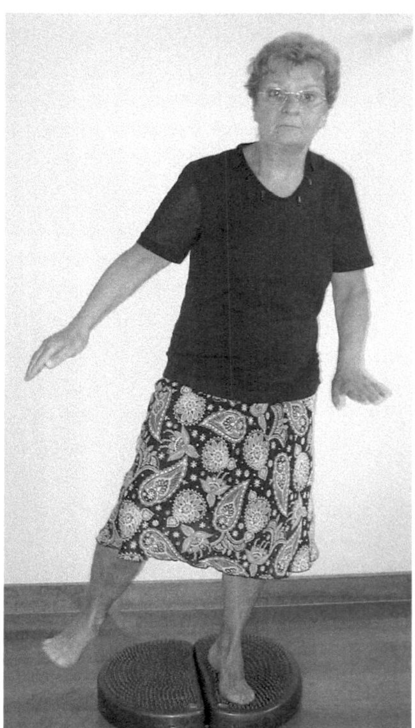

Abb. 77

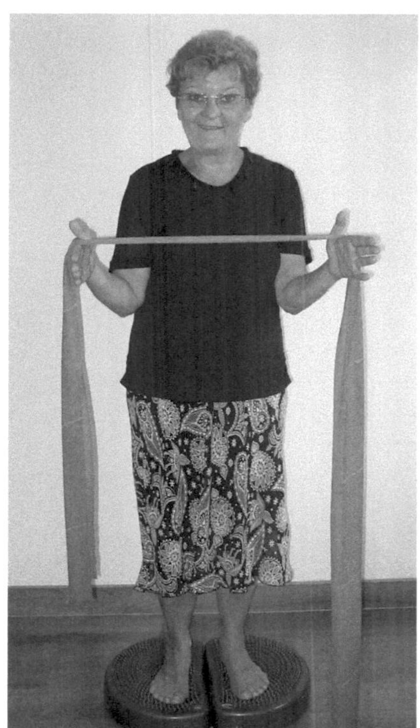

Abb. 78

Abb. 75–78. Übungsbeispiele auf dem aerostep®

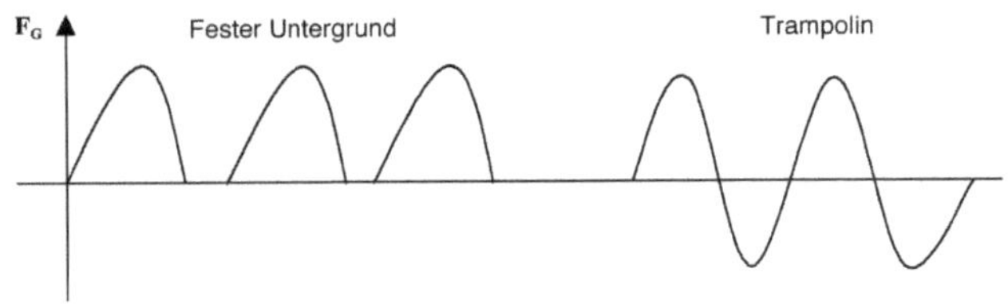

Abb. 79. Belastungscharakteristika auf festem Untergrund und auf dem Mini-Trampolin

Der Körper erfährt auf dem Trampolin eine doppelt bis dreifach so große Beschleunigung wie bei normalen Bewegungen. Da sich die Belastung aber relativ langsam aufbaut, können die Strukturen des Körpers die höheren Kräfte besser abfangen. Durch die Erhöhung des Trainingseffektes aufgrund der Beschleunigungskräfte wird die Zeitdauer der Behandlungssequenzen wesentlich verkürzt [Bayerlein 1997].

Die Übungssituation auf dem Trampolin ist zudem dadurch gekennzeichnet, dass der Trainierende beim Schwingen/Springen auf einer Stelle seinen Körperschwerpunkt innerhalb der Unterstützungsfläche zentrieren muss. Durch diese Aktivität erfährt der Körper einen größeren Drehimpuls um die Horizontalachse als auf festem Untergrund. Dadurch wird der Trainierende dazu veranlasst, seine Extremitäten und seinen Rumpf entsprechend zu verlagern. Zusätzlich werden beim Schwingen auf dem Trampolin neurophysiologische Aufrichtungsimpulse angebahnt. Diese betreffen insbesondere die Vestibularaktivität (Gleichgewichtsapparat) und den monosynaptischen Dehnungsimpuls für die gesamte Antischwerkraftmuskulatur. Aufgrund der ständigen neurophysiologischen Aufrichtungsimpulse auf dem Trampolin wird die aufrechte Körperhaltung im motorischen Gedächtnis gespeichert und so die Grundlage für ein neues Haltungs- und Bewegungsbewusstsein gelegt [Placht 1998].

Das Training auf dem Trampolin spricht vor allem die kleinen, monosegmentalen Rückenstrecker an, die willkürlich nicht aktivierbar sind und deshalb nur reflektorisch trainiert werden können. Dies stellt einen wichtigen Beitrag zur Verbesserung der Funktionsfähigkeit des tiefen Stabilisierungssystems und damit zur besseren Haltungskontrolle dar. Deshalb ist das Trampolin auch ein ideales Trainingsgerät für Osteoporosepatienten.

Durch die Arbeit auf dem Trampolin kommt es natürlich auch zur Aktivierung anderer Organsysteme:

Das Herz-Kreislauf-System wird abhängig von der Trainingsintensität aktiviert und somit kommt es zu einer Steigerung der Herzfrequenz. Hier gilt es, genau wie für andere Trainingsgeräte auch, eine regelmäßige Puls- und Blutdruckkontrolle durchzuführen.

Die Atmung reagiert auf die Aktivierung des Herz-Kreislaufsystems und so kann es zu einer Erhöhung der Atemfrequenz, aber auch zu einer Vertiefung der Atemzüge kommen. Hier besteht dann der direkte Bezug zum Zwerchfell (s.o.).

Durch die Wirkung der wechselnden Gravitationskräfte während des Rebounding sind positive Effekte sowohl auf den Knochen als auch auf den Muskelstoffwechsel zu erwarten. Eine Frequenz von 3 Schwingungen pro Sekunde ist „normal" und führt zu einer hochfrequenten Aktivierung der Rezeptoren.

Durch unsere persönlichen mehrjährigen Erfahrungen mit der Trampolintherapie sehen wir das Minitrampolin als ein ideales Trainingsgerät auch für Osteoporosepatienten an. Neben den positiven Faktoren Reizintensität und Reizhäufigkeit (bis zu 180 Impulse/Minute) hat das Minitrampolin einen sehr positiven Einfluss auf die Motivation der Patienten. Selbst Patienten, die zu Beginn der Therapie kritisch und skeptisch sind, wollen schon nach kurzer Zeit „gar nicht mehr aufhören" (Abb. 80–82).

Soll die Trampolintherapie nicht nur zum sensomotorischen Training genutzt werden, kann sie (gleichzeitig) für ein Training mit knochenanabolen Stimuli eingesetzt werden. Durch die Eigenschaften des Gerätes sind Wiederholungszahlen über 3500 pro Trainingseinheit kein Problem, um zusammen mit der Reizhöhe positive Effekte auf den Knochen zu haben. Denn laut Kemmler [2003] gilt: Je niedriger die Reizhöhe, desto höher sollte die Reizhäufigkeit sein. Danach können auch Verformungen von unter 1000 $\mu\Sigma$ (microstrain) bei adäquater Reizhäufigkeit einen positiven Einfluss auf den Knochen nehmen.

Anmerkung: Die Intensität eines Belastungsreizes (Reizhöhe), z.B. einer axialen Kompression, wird typischerweise als relative Verformung (engl.: strain) des betroffenen Knochens gemessen und in microstrain ($\mu\Sigma$) angegeben. 1000 $\mu\Sigma$ sind definiert als eine Längenveränderung von 0,1%.

Outdoortraining

Neben der Integrierung von Übungseinheiten in das tägliche Leben und das persönliche Umfeld ist es

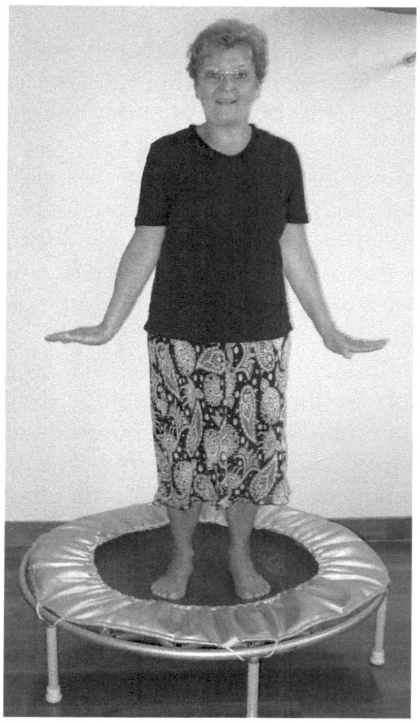

Abb. 80

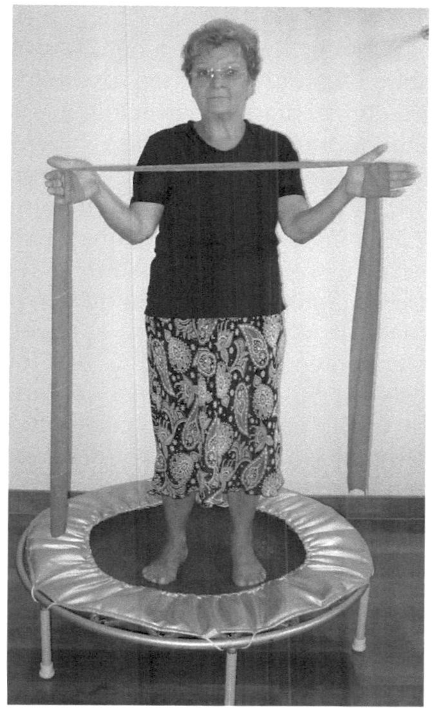

Abb. 81

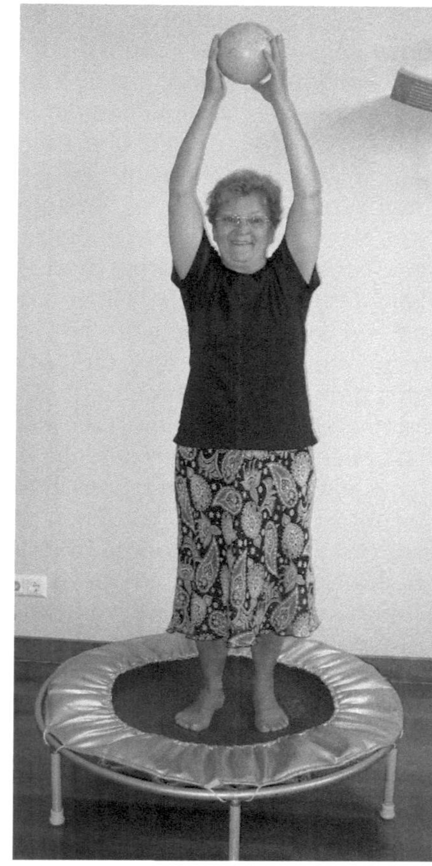

Abb. 82

Abb. 80–82. Übungsbeispiele auf dem Mini-Trampolin

für die Patienten ebenso wichtig, dass sie nicht nur unter künstlichen Bedingungen in Turnhallen o.ä. trainieren, sondern auch in realen Umgebungen. Das Überqueren einer Straße mit hohen Bordsteinen, das Einsteigen in öffentliche Verkehrsmittel und das Gehen auf unebenen Boden z.B. im Wald sollte geübt werden, denn nur wenn die Patienten wissen, das sie diese Hürden gefahrlos bewältigen können, werden sie sich diesen Situationen stellen. Schnell kommt es zu sozialer Isolation, wenn die Patienten nicht den Mut haben, sich außerhalb ihres gewohnten Umfeldes zu bewegen.

Die unten gezeigten Fotos vom Besuch eines Spielplatzes sollen eine Möglichkeit zu Aktivitäten in der freien Natur zeigen (Abb. 83–86). Viele der Osteoporosepatienten sind Großeltern und können so die Zeit mit den Enkelkindern auch für ihre Gesundheit positiv nutzen.

Ist es realistisch von einem Patienten zu erwarten, das er 4–5 x wöchentlich 60 min trainiert? Sind Trainingsprogramme mit nur einer Einheit pro Woche sinnvoll? Noch gibt es keine verlässlichen Daten für ein optimales Training. Die Anzahl der Trainingshäufigkeit sollte auf jeden Fall zwei Ansprüche erfüllen:

- Realisierbar und motivierend für den Patienten,
- Positiver Einfluss auf die Knochenparameter.

Wichtig ist, dass jeder Patient, der an einem Trainingsprogramm teilnimmt, Übungen erlernt, die er allein und sicher zu Hause ausführen kann. Und das ohne großen zusätzlichen Aufwand wie Kleidung wechseln oder Gerät aufbauen, denn nur Übungen, die quasi in den Alltag integriert werden können, werden auch tatsächlich über einen längeren Zeitraum vom Patienten durchgeführt.

Alle Studienergebnisse und Überlegungen nutzten wenig, wenn der Patient nicht motiviert ist bzw. motiviert werden kann, Eigenverantwortung für sich zu übernehmen, indem er regelmäßig trainiert. Hier sind Ärzte, Therapeuten und Angehörige gleichermaßen gefragt um positiv auf den Patienten einzuwirken. Wichtig ist es weiterhin, dass die Erwartungen, die an den Patienten gerichtet werden, realistisch und realisierbar sind. Nur sehr wenige Patienten werden täglich über eine Stunde trainieren und das über viele Jahre hinweg. Je geringer der materielle, zeitliche und räumliche Aufwand des Patienten zur Durchführung eines Trainingsprogramms ist, desto größer ist die Wahrscheinlichkeit, dass es auch tatsächlich durchgeführt wird. Spaß ist dabei ein großer Motivationsfaktor, deshalb ist es wichtig, persönliche Vorlieben des Patienten zu berücksichtigen. So konnte in einer Wiener Studie [Kudlacek 1997] sogar der positive Effekt einer Seniorentanzgruppe auf die Knochendichte bei osteoporotischen Frauen nachgewiesen werden.

Über kurz oder lang wird jeder Patient nur das Trainingsprogramm regelmäßig durchführen, zu dem er motiviert ist.

Kyphose und Inkontinenz

Wir sprechen die Harninkontinenz (HI) in diesem Rahmen ganz bewusst an, da sie, speziell bei älteren Menschen, unseren Patienten, eine nicht zu unterschätzende Bedeutung hat und starken Einfluss auf die Lebensqualität hat.

Die folgenden Daten machen dies deutlich:

Epidemiologie: Frauen sind häufiger betroffen als Männer, die Datenlage über Frauen ist wesentlich besser als bei den Männern.

12,6% der Gesamtbevölkerung leiden an Harninkontinenz [Brähler 2004]. Im Alter zwischen 18–40 Jahre sind es 6,1%, bei den 41–60-Jährigen 9,5% und bei den über 60-Jährigen schon 30%. Ab diesem Alter steigt die Anzahl der betroffenen Männer deutlich und ist vergleichbar mit den Frauen. Leider sind nur 15% der Betroffenen in ärztlicher Behandlung.

Trotz dieser deutlichen Zahlen wird die HI vom Patient als auch vom Arzt häufig vernachlässigt und als normaler Teil des Alterns hingenommen. Der Patient bespricht das Problem oft nicht oder erst sehr spät mit seinem Arzt. Wichtig ist, dass die Patienten direkt auf die Inkontinenz angesprochen werden, da aus Schamgefühl das Problem nicht freiwillig thematisiert wird. Zusätzlich halten viele Patienten eine Operation für die einzige Therapiemöglichkeit und verschweigen so das Thema aus Angst. Aber auch nicht gynäkologisch oder urologisch tätige Ärzte wissen häufig wenig über die HI Bescheid und leiten so diagnostische Schritte oft nur zögerlich und unzureichend ein.

Jede Berufsgruppe, die sich mit älteren Menschen beschäftigt, sollte sich mit diesem Thema beschäftigen, da die HI schwerwiegende Folgen hat:

Angst, Depression, geringere soziale Aktivität und Beschämung führen häufig zur Isolation. Daher bezeichnet man die HI auch als den sozialen Tod!

Inkontinenz ist die zweithäufigste Ursache für die Aufnahme in ein Heim und die häufigste Ursache für Langzeitpflege.

66% der inkontinenten Frauen und 58% der Männer fühlen sich in ihrer Lebensqualität (LQ) nachhaltig eingeschränkt. Die Beeinträchtigung der LQ korreliert statistisch signifikant mit der Häufigkeit und dem Ausmaß der Inkontinenz, mit einer Beeinträchtigung des Sexuallebens sowie der Notwendigkeit des Tragens von Inkontinenzeinlagen.

Es gibt einige Risikofaktoren für eine HI: Alter, BMI, Geburten, Hysterektomie [Madersbacher 2003] sowie nicht zuletzt die Kyphose [Mattox 2000].

Es gibt eine Form der Inkontinenz, die besonders für Patienten mit kyphotischer Fehlstellung der Wirbelsäule von Bedeutung ist.

Bei der *Reflektorischen Inkontinenz* handelt es sich um eine Beckenbodeninsuffizienz bedingt durch eine Funktionsstörung des Bewegungssystems [Rock 2003]. Hauptursache ist eine unphysiologische Körperhaltung, die sich folgendermaßen darstellt: Wirbelsäulenflexion – Thoraxsenkung – Beckenextension – Hüftadduktion – Plantarflexion im OSG – abgesunkenes vorderes Quergewölbe.

Eine andauernde Wirbelsäulenflexion, egal ob im Liegen, Sitzen oder Stehen, verringert die Aktivität des M. transversus abd. und dieser verändert die Aktivität der Beckenbodenmuskulatur und damit deren Funktion im Blasenverschlussapparat [Sapsford 2001]. Der intraabdominelle Druck steigt und somit auch der Druck auf den Beckenboden.

Der M. transversus abd. verbindet das Becken mit dem Thorax und der Wirbelsäule. Die Stellung dieser Rumpfanteile nimmt demnach Einfluss auf die Aktivität des Muskels und umgekehrt. Es ist nachgewiesen, dass der M. transversus abd. deutlich aktiver ist bei Wirbelsäulenextension als bei Wirbelsäulenflexion. M. transversus abd. und der

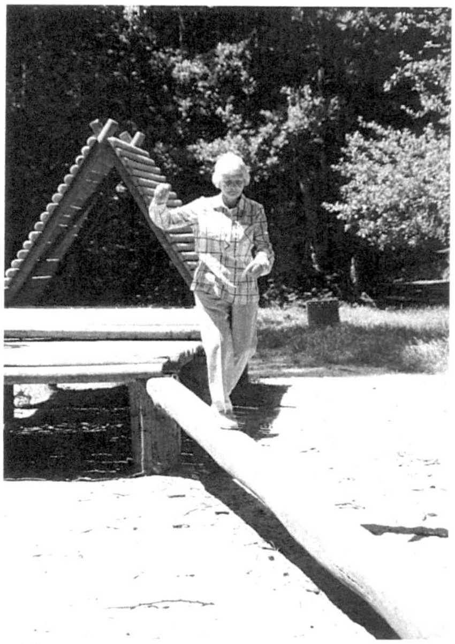

Abb. 83

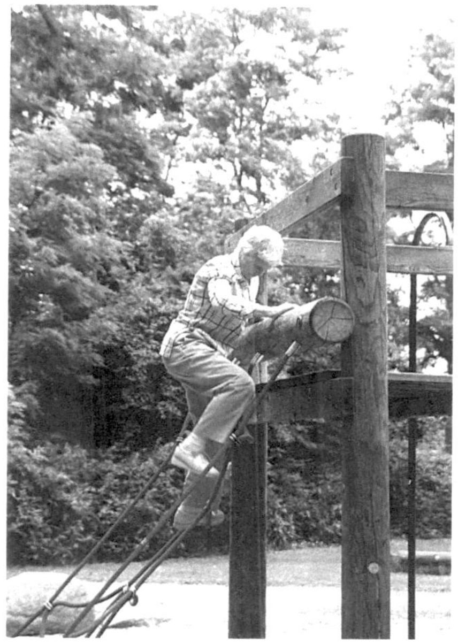

Abb. 84

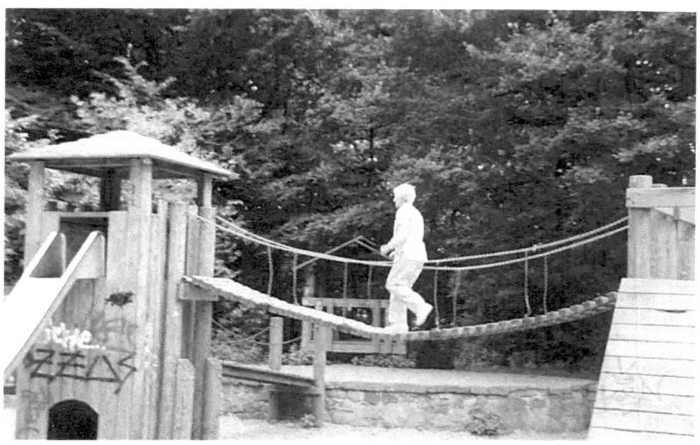

Abb. 85

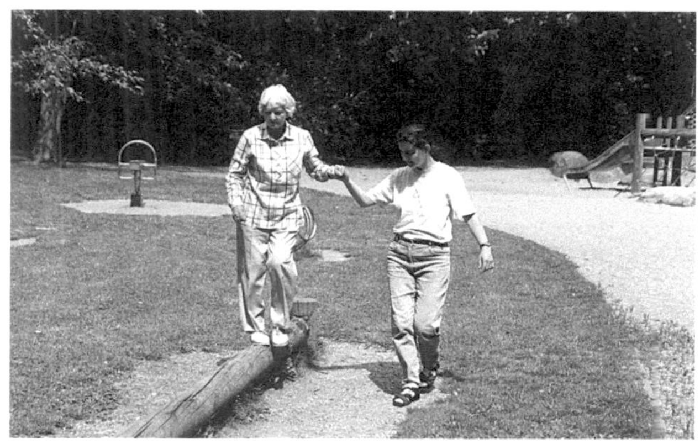

Abb. 86

Abb. 83–86. Outdooraktivitäten

Beckenboden (BB) hängen funktionell zusammen, da eine konzentrische Aktivität des M. transversus abd. zur Aktivierung des BB führt und umgekehrt. Somit ist für die physiologische Funktion des BB eine aufrechte Körperhaltung notwendig. Die Beckenbodenmuskulatur ist damit integrativer Bestandteil des Bewegungssystems und kann physiologisch aktiviert werden ohne dass eine isolierte konzentrische Aktivität initiiert werden muss. Niemand kann und sollte 24 Std. täglich an seinen Beckenboden denken und ihn versuchen zu aktivieren.

Die Kooperation von M. transversus abd./Beckenboden und Diaphragma ist logisch durch die Atemphysiologie zu erklären: Bei der Inspiration

Muskulatur	Inspiration	Exspiration
Diaphragma	konzentrisch	exzentrisch
M. transversus abd.	exzentrisch	konzentrisch
Beckenboden	exzentrisch	konzentrisch

Abb. 87

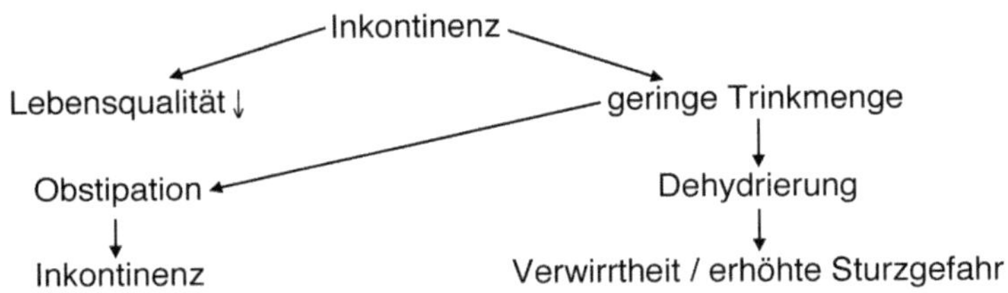

Abb. 88. Auswirkungen der Inkontinenz

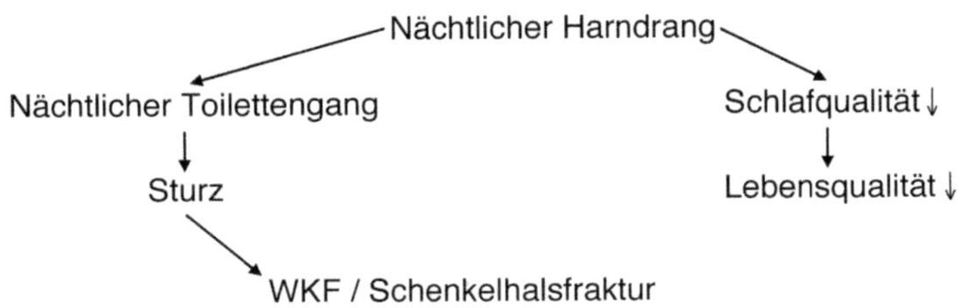

Abb. 89. Auswirkungen des nächtlichen Harndranges

arbeitet das Diaphragma konzentrisch und expandiert in den Abdominalraum. Dort steigt der Druck, M. transversus abd. und BB müssen weichen, um den Bauchorganen Platz zu schaffen, d.h. beide arbeiten exzentrisch. Bei der Exspiration verhält es sich umgekehrt. Funktionsstörungen des Diaphragma führen zwangsläufig zur Beeinträchtigung der exzentrischen und konzentrischen Kraftentfaltung des Beckenbodens (Abb. 87).

Die Patienten hoffen, durch eine noch geringere Trinkmenge der Inkontinenz entgegenwirken zu können. Das funktioniert aber nicht sondern führt eher zur Dehydrierung und folgender Verwirrtheit. Diese kann sehr leicht zum Sturz mit weitreichenden Konsequenzen führen.

Ebenso führt die geringe Trinkmenge zur Obstipation; eine solche Raumforderung im kl. Becken kann eine Überlaufinkontinenz auslösen (Abb. 88).

Jeder nächtliche Toilettengang kann bei einer Nykturie zum Sturz führen. Zusätzlich ist die Schlafqualität deutlich gemindert und auf Dauer so auch die Lebensqualität (Abb. 89).

Inkontinenzbehandlung kann also auch als Sturzprophylaxe angesehen werden.

Zusammenfassend ist Inkontinenz behandelbar, je eher mit der Therapie begonnen wird desto besser sind die Erfolgsaussichten, diese können bei bis zu 80% liegen.

Grundvoraussetzung für eine adäquate Therapie bzw. Prophylaxe ist die aufrechte Körperhaltung und somit eine Vermeidung einer kyphotischen Fehlstellung der Wirbelsäule.

Literatur

Bayerlein R (1997) Rebounding, Training und Therapie auf dem Minitrampolin – eine Einführung in das Rebounding und eine Anleitung für Patienten. Haug-Verlag

Becker S, Chavanne A, Meissner J, Bretschneider W, Ogon M (2004) Die minimal-invasive chirurgische Versorgung osteoporotischer Wirbelfrakturen mit Vertebroplastie und Kyphoplastie. J Miner Stoffwechs 11 [Suppl 1]: 4–7

Bérard A, Bravo G, Gauthier P (1997) Metaanalysis of the effectiveness of physical activity for the prevention of bone loss in postmenopausal women. Osteoporos Int 7: 331–7

Bös K, Brehm W (1998) Gesundheitssport – Ein Handbuch. Hofmann, Schorndorf

Brähler E (2004) Auch geringe Inkontinenz beeinflusst Lebensqualität. http://www.uni-protokolle.de/nachrichten/id/86798

Drinkwater BC, Mc Cloy H (1995) Research lecture: does physical activity play a role in preventing osteoporosis? Research Quarterly for Exercise and Sport 3: 197–206

Jarvinen TL, Kannus P, Sievanen H, et al (1998) Randomized controlled study of effects of sudden impact loading on rat femur. J Bone Miner Res 13: 1475–1482

Kemmler W, von Stengel S, Weineck J, Engelke K (2003) Empfehlungen für ein körperliches Training zur Verbesserung der Knochenfestigkeit: Schlussfolgerungen aus Tiermodellen und Untersuchungen an Leistungssportlern. Dtsch Z Sportmed 11: 306–16

Kudlacek S, Pietschmann P, Bernecker P, Resch H, Willvonseder R (1997) Effect of dancing on bone mass. Am J Phys Med Rehabil 76(6): 477–81

Laube, W (2001) Koordination und Sensomotorisches System in der Rehabilitation. In: Müller, Becker, Röhl, Seidel (Hrsg) Ausgewählte Aspekte der Physikalischen und Rehabilitativen Medizin. GFBB Verlag, Bad Kösen

Lewit K, Kolar P (1998) Funktionsstörung im Bewegungssystem – Verkettungen und Fehlprogrammierung. Krankengymnastik 8: 1346–52

Lynn SG, Sinaki M, Westerlind KC (1997) Balance characteristics of persons with osteoporosis. Arch Phys Med Rehabil 78: 273–77

Madersbacher S (2003) Prävalenz der weiblichen Harninkontinenz. J Urol Urogynäkol 1: 26–7

Mattox et al (2000) Abnormal spinal curvature and its relationship to pelvic organ prolapse. Am J Obstet Gynecol 183(6): 1381–4

Meinel K, Schabel G (1998) Bewegungslehre – Sportmotorik: Abriss einer Theorie der sportlichen Motorik unter pädagogischem Aspekt, 9. Aufl. Sportverlag, Berlin

Müller K, Schwesig R, Leuchte S, Riede D (2001) Koordinationstraining und Lebensqualität – Eine Längsschnittuntersuchung bei Pflegepersonal mit Rückenschmerzen. Gesundheitswesen 63: 609–18

Müller K, Schwesig R, Kreutzfeldt A, Becker S, Hottenrott K (2003) Das Rückenaktivprogramm. Meyer & Meyer, Aachen

Papaioannou A, Adachi JD, Winegard K, et al (2003) Efficacy of home-based exercise for improving quality of life among elderly women with symptomatic osteoporosis-related vertebral fractures. Osteoporos Int 14: 677–82

Placht W, Weiland A (1998) Die Proprioceptive Neuromuskuläre Trampolintherapie. Seminarinstitut W. Placht, Freiburg

Platen P (2001) Osteoporose – sind Prävention und Therapie durch Sport möglich? Bundesgesundheitsbl – Gesundheitsforsch – Gesundheitsschutz 44: 52–9

Robertson MC, Campbell AJ, Gardner MM, Devlin N (2002) Preventing injuries in older people by preventing falls: a meta analysis of individual-level data. J Am Geriatr Soc 50: 905–11

Rock C (2003) Beckenboden durch aufrechte Haltung. Physiopraxis 1: 2–5

Sapsford R (2001) Co-activation of the abdominal and pelvic floor muscles during voluntary exercises. Neurourol Urodyn 20: 31–42

Schlaich C, Minne HW, Bruckner T, et al (1998) Reduced Pulmonary Function in Patients with Osteoporotic Fractures. Osteoporos Int 8: 261–7

Schwesig R, Müller K, Becker S, Kreutzfeldt A (2005) Entwicklung und Evaluation eines sensomotorischen Trainingsprogramms auf dem aerostep®. Bewegungstherapie und Gesundheitssport (In Druck)

Schwesig R, Scholz K, Kreutzfeldt A, Müller K, Becker S (2004) Sensomotorisches Training auf dem Minitrampolin. Bewegungstherapie und Gesundheitssport 20: 1–10

Sinaki M, Itoi E, Wahner HW, et al (2002) Stronger back muscles reduce the incidence of vertebral fractures: a prospective 10 year follow-up of postmenopausal women. Bone 30: 836–41

Sinaki M, Lynn SG (2002) Reducing the risk of falls through proprioceptive dynamic posture training in osteoporotic women with kyphotic posturing: a randomized pilot study. Am J Phys Med Rehabil 81(4): 241–6

Sinaki M (2003) Critical appraisal of physical rehabilitation measures after osteoporotic vertebral fracture. Osteoporos Int 14: 773–779

Skelton DA (2001) Effects of physical activity on postural stability. Age and Ageing 30 (S4): 33–9

Walter U, Schwarz FW (2001) Gutachten: Prävention im deutschen Gesundheitswesen, Medizinische Hochschule Hannover für die Kommission Humane Dienste (unveröffentlichtes Manuskript)

Werle J, Zimber A (1999) Sturzprophylaxe durch Bewegungssicherheit im Alter: Konzeption und Effektivitätsprüfung eines sensumotorischen Interventionsprogramms bei Osteoporose-Patientinnen. Z Gerontol Geriat 32: 348–57

Wolff I, Croonenborg van JJ, Kemper HCG, Kostense PJ, Twisk JWR (1999) The effect of exercise training programs on bone mass: a metaanalysis of published controlled trials in pre- and postmenopausal women. Osteoporos Int 9: 1–12

Anhang

Tabellen mit Kodierungs- und Abrechnungsziffern für Österreich, Deutschland und die Schweiz

Internationale Kodierung von Krankheiten nach ICD-10-GM 2004

Kodierung bei Osteoporose

Hauptdiagnose ICD-10-GM 2004	Beschreibung
M80.08	Postmenopausale Osteoporose mit pathologischer Fraktur
M80.18	Osteoporose mit pathologischer Fraktur nach Ovarektomie
M80.28	Inaktivitätsosteoporose mit pathologischer Fraktur
M80.38	Osteoporose mit pathologischer Fraktur infolge Malabsorption nach chirurgischem Eingriff
M80.48	Arzneimittelinduzierte Osteoporose mit pathologischer Fraktur
M80.58	Idiopathische Osteoporose mit pathologischer Fraktur
M80.88	Sonstige Osteoporose mit pathologischer Fraktur

Kodierung bei Tumor

Bei Tumoren ist die Wirbelfraktur als Nebendiagnose und der Tumor als Hauptdiagnose zu verschlüsseln (Kreuz-Stern-Symptomatik).

Nebendiagnose ICD-10-GM 2004	Beschreibung
M49.5-*	Wirbelkörperkompression bei anderenorts klassifizierten Krankheiten
M49.5-4*	Thorakalbereich
M49.5-5*	Thorakolumbalbereich
M49.5-6*	Lumbalbereich
M49.5-7*	Lumbosakralbereich

Kodierung bei Trauma

Bei mehreren Frakturen wird jede einzelne Höhe kodiert.

Hauptdiagnose ICD-10-GM 2004	Beschreibung
S22.0-	Fraktur eines Brustwirbels
S22.01	Th1 und Th2
S22.02	Th3 und Th4
S22.03	Th5und Th6
S22.04	Th7 und Th8
S22.05	Th9 und Th10
S22.06	Th11 und Th12
S32.0-	Fraktur eines Lendenwirbels
S32.01	L1
S32.02	L2
S32.03	L3
S32.04	L4
S32.05	L5

Abrechnungsziffern

Österreich

MEL	Beschreibung
1271	Stabilisierung der Wirbelsäule, ventral ohne Metallfixation
1296	Operation bei Wirbelsäulenverkrümmung (Kyphose, Skoliose etc.)

Es ist geplant, 2006 in Österreich eine neue MEL einzuführen:

MEL 1255: Aufrichtung und Füllung des Wirbelkörpers durch CT-gezielte Punktion mit Ballonkatheter (Kyphoplastie). LE = 1 Sitzung

Folgende Bedingungen sind an diese MEL geknüpft: „Für die Abrechenbarkeit der MEL 1255 müssen die Einheiten von der Landeskommission genehmigt werden. Grundvoraussetzung für die Einstufung ist ein Zentrum für Wirbelsäulenchirurgie an der Krankenanstalt".

Zur Drucklegung des Buches war ein genauer Einführungszeitpunkt noch nicht bekannt.

Deutschland

DRGs G01Z-I79Z 2005	Beschreibung
5-839.a-	Implantation von Material in einen Wirbelkörper mit vorheriger Wirbelkörperaufrichtung, inkl. Kyphoplastie
5-839.a-0	1 Segment
5-839.a-1	2 Segmente
5-839.a-2	3 Segmente
5-839.a-3	Mehr als 3 Segmente
Zusatzcode 5-986	Anwendung von minimalinvasiver Technik

DRG Zuordnung

In der G-DRG Version 2005 sind die o.g. Codes 5-839.a-0 bis 5-839.a-3 den DRGs I06Z, I09Z, I019Z oder I49Z zugeordnet.

Laut Definitionshandbuch erfolgt dabei die Zuordnung folgendermaßen:

Die I06Z wird zugeordnet: Hauptdiagnose in Tabelle TAB-I06-1 und Prozedur in Tabelle TAB-I06-2 oder Prozedur in Tabelle TAB-I06-3 und PCCL > 3 oder Prozedur in Tabelle TAB-I06-4. Dies betrifft die Versorgung von bis zu 2 Segmenten mit Hauptdiagnose aus der erwähnten Liste und PCCL > 3 und bei Versorgung von 3 und mehr Segmenten unabhängig vom PCCL.

Die I09Z wird zugeordnet: Prozedur in Tabelle TAB-I09-1 und PCCL > 2. Dies betrifft die Versorgung bis zu 2 Segmenten und PCCL > 2.

Die I19Z wir zugeordnet: Hauptdiagnose in Tabelle TAB-I19-1 und Prozedur in Tabelle TAB-I19-2 oder Prozedur in Tabelle TAB-I19-3. Dies betrifft die Versorgung bis zu 2 Segmenten mit Hauptdiagnose aus der erwähnten Liste und PCCL < 3.

Die I49Z wird zugeordnet: Prozedur in Tabelle TAB-I49-1. Dies betrifft die Versorgung bis zu 2 Segmenten und PCCL < 3.

Schweiz

Das Eidgenössische Department des Inneren hat die Kyphoplastie ab 1. 1. 2005 in den Rahmen der gesetzlichen Krankenkassen befristet bis 31. 12. 2007 aufgenommen. Dabei sind die folgenden Leistungen übernommen:

- frische schmerzhafte Wirbelkörperfrakturen, die nicht auf eine Behandlung mit Analgetika ansprechen und eine Deformität aufweisen, die korrigiert werden muss;
- die folgenden Indikationen gemäß den Leitlinien der Schweizerischen Gesellschaft für Spinale Chirurgie vom 23. 9. 2004 müssen erfüllt sein, um die Kyphoplastie kassenpflichtig zu machen:
  - Vorliegen einer thorakalen Kyphose von 15° oder einer lumbalen Kyphose von 10°;
  - Höhenreduktion des Wirbels um mindestens 1/3 der Wirbelkörperhöhe im Vergleich zum Nachbarwirbel;
  - Fraktur nicht älter als 8 Wochen oder persistierend schmerzhafte Fraktur (VAS persistierend > 5) älter als 8 Wochen;
  - Fraktur muss die Beschwerden bedingen.

Weiterhin ist eine Dokumentation des Eingriffs und Verlaufs über 2 Jahre mit Follow-up Untersuchungen notwendig.

Es gibt hier ein entsprechendes schweizerisches Ballon-Kyphoplastie-Register mit Untersuchungsbögen (MEMdoc vom 28. 4. 2005).

Der Eingriff darf nur durch einen durch die Schweizerische Gesellschaft für Spinale Chirurgie, die Schweizerische Gesellschaft für Orthopädie oder die Schweizerische Gesellschaft für Neurochirurgie zertifizierten Operateur durchgeführt werden.

Wie auch in Österreich gibt es zur Zeit keine spezifische Abrechnungsziffer im SLK (Spitalleistungskatalog) oder der KLV (Krankenpflegeleistungsverordnung) der Schweiz.

SpringerMedizin

Beat Hintermann

Endoprothetik des Sprunggelenks

Historischer Überblick,
aktuelle Therapiekonzepte und Entwicklungen

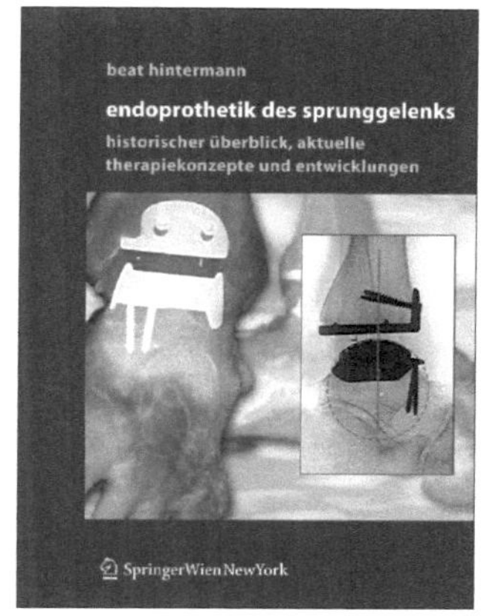

2005. XVIII, 214 Seiten. Zahlr., z. T. farb. Abb.
Gebunden **EUR 149,–**, sFr 235,50
ISBN 3-211-23586-8

Der Erfolg in der Hüft- und Kniegelenkprothetik und die ungünstigen Langzeitergebnisse nach Arthrodese des oberen Sprunggelenkes haben das Interesse für den Kunstgelenkersatz des oberen Sprunggelenkes neu geweckt.

Im Gegensatz zu den anfänglichen Lösungen berücksichtigen die neuen Implantate die Besonderheiten der Anatomie und Biomechanik des Sprunggelenkes, womit die Bandstrukturen die Führung und Stabilisierung des Gelenkes übernehmen können. Voraussetzung sind allerdings eine regelrechte mechanische Ausrichtung und Stabilität des Fußes.

Erstmalig in der Literatur vermittelt dieses Werk einen umfassenden Einblick in die physiologischen und mechanischen Besonderheiten des arthrotischen Sprunggelenks und die damit verbundenen Möglichkeiten und Gefahren des prothetischen Ersatzes. Wichtige Erkenntnisse aus den Anfängen der Sprunggelenkprothetik wurden aufbereitet und leiten über in einem Überblick zum heutigen Stand. Zahlreiche eindrucksvolle Grafiken, Fotos und Abbildungen illustrieren das gesamte Buch.

SpringerWienNewYork

P.O. Box 89, Sachsenplatz 4–6, 1201 Wien, Österreich, Fax +43.1.330 24 26, books@springer.at, **springer.at**
Haberstraße 7, 69126 Heidelberg, Deutschland, Fax +49.6221.345-4229, SDC-bookorder@springer-sbm.com, springeronline.com
P.O. Box 2485, Secaucus, NJ 07096-2485, USA, Fax +1.201.348-4505, orders@springer-ny.com, springeronline.com
Eastern Book Service, 3–13, Hongo 3-chome, Bunkyo-ku, Tokyo 113, Japan, Fax +81.3.38 18 08 64, orders@svt-ebs.co.jp
Preisänderungen und Irrtümer vorbehalten.

MIX
Papier aus verantwortungsvollen Quellen
Paper from responsible sources
FSC® C105338

If you have any concerns about our products,
you can contact us on
ProductSafety@springernature.com

In case Publisher is established outside the EU,
the EU authorized representative is:
Springer Nature Customer Service Center GmbH
Europaplatz 3, 69115 Heidelberg, Germany

Printed by Libri Plureos GmbH
in Hamburg, Germany